巻頭カラー

写真で学ぶ
微生物学

各写真の下にあるページ数は、最も関連のある参照箇所を示しています。

細菌	Ⅱ
真菌	Ⅴ
原虫	Ⅶ
ウイルス	Ⅻ
感染症	ⅩⅢ

写真提供（50音順・敬称略）

生方公子（北里大学北里生命科学研究所）
牛島廣治（東京大学大学院医学系研究科）
浦川豊彦（日ポリ化工株式会社温熱療法研究室）
江下優樹（大分大学大学院医学系研究科）
鹿島真人（聖マリアンナ医科大学）
原田　誠（厚生労働省名古屋検疫所）
蛭海啓行（国際獣疫研究所）
水田英生（厚生労働省大阪検疫所）
村山琮明（北里大学北里生命科学研究所）
柳　哲雄（長崎大学大学院熱帯医学研究所）
国立感染症研究所
WHO
写真提供の各先生方の所属は、2006年に株式会社医学芸術社から「新クイックマスター微生物学」として発行された当時の所属先です。

scio
Publishers Inc.

サイオ出版

細菌

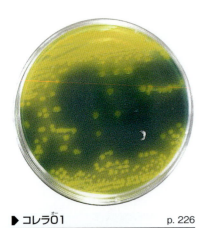

▶ コレラO1　　p. 226
TCBS寒天培地（原田誠提供）

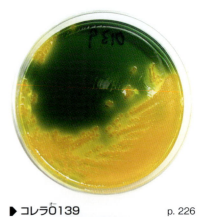

▶ コレラO139　　p. 226
TCBS寒天培地（原田誠提供）

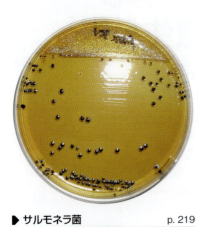

▶ サルモネラ菌　　p. 219
DHL寒天培地（原田誠提供）

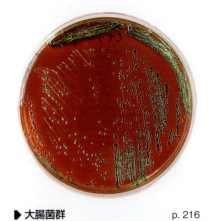

▶ 大腸菌群　　p. 216
EMB寒天培地（原田誠提供）

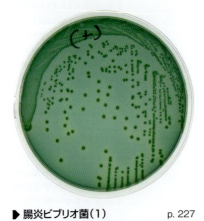

▶ 腸炎ビブリオ菌(1)　　p. 227
TCBS寒天培地（原田誠提供）

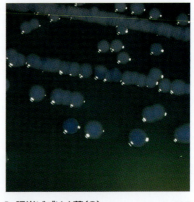

▶ 腸炎ビブリオ菌(2)　　p. 227
ビブリオ寒天培地（原田誠提供）

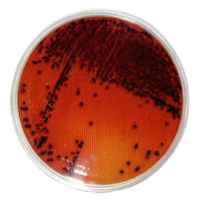
▶ 大腸菌O157(1)　　　p. 217
BCM O157（原田誠提供）

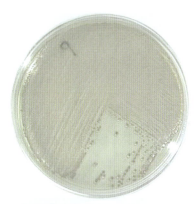
▶ 大腸菌O157(2)　　　p. 217
クロモアガー O157（原田誠提供）

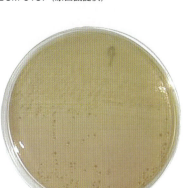
▶ 大腸菌O157(3)　　　p. 217
CT-SMAC（原田誠提供）

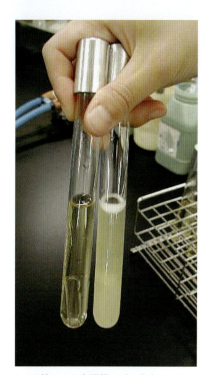
▶ EC管による大腸菌のガス産生　p. 216
EC培地（原田誠提供）

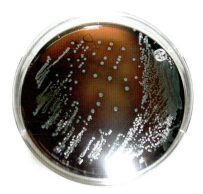
▶ リステリア　　　p. 235
バルカム・リステリア選択寒天培地
（原田誠提供）

●細菌　Ⅲ

細菌

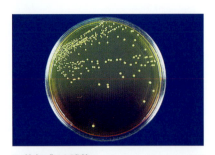
▶ 黄色ブドウ球菌　　　　　　p. 205
マンニット食塩培地（生方公子提供）

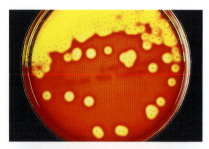
▶ A群レンサ球菌（*S. pyogenes*）　p. 207
羊血液寒天培地（生方公子提供）

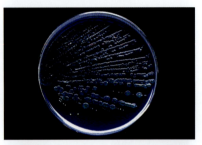
▶ 緑膿菌　　　　　　　　　　p. 210
BTB寒天培地（生方公子提供）

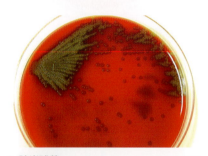
▶ 肺炎球菌　　　　　　　　　p. 209
TCBS寒天培地（原田誠提供）

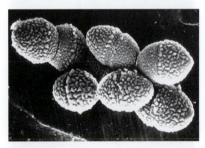
▶ 肺炎球菌　　　　　　　　　p. 209
（生方公子提供）

▶ B群レンサ球菌（*S. agalaciae*）　p. 207
羊血液寒天培地（生方公子提供）

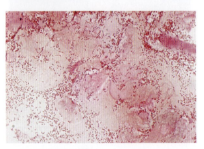
▶ インフルエンザ菌　　　　　p. 228
髄液のグラム染色後（生方公子提供）

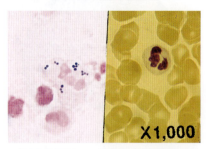
▶ 好中球に貪食された黄色ブドウ球菌
グラム染色（生方公子提供）　　p. 127

真菌

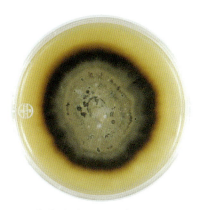

▶ スポロトリックス・シェンキィ　　p. 259
（村山琢明提供）

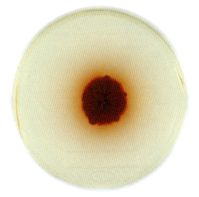

▶ ペニシリウム・マルネフェイ　　p. 263
（村山琢明提供）

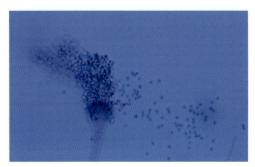

▶ アスペルギルス・フミガーツス　　p. 260
（村山琢明提供）

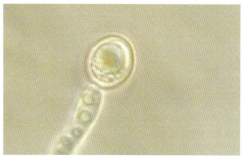

▶ カンジダ・アルビカンスの厚膜分生子　　p. 257
（村山琢明提供）

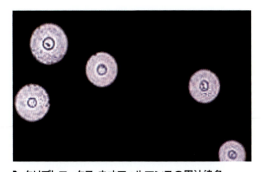

▶ クリプトコックス・ネオフォルマンスの墨汁染色
（村山琢明提供）　　p. 261

真菌

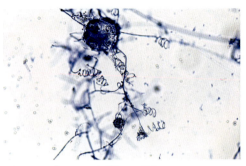

▶ トリコフィトン・メンタグロフィテス　　p. 256

ケルスス禿瘡から分離されたトリコフィトン・メンタグロフィテスをスライド培養し、コットンブルー染色したもの
（鹿島真人提供）

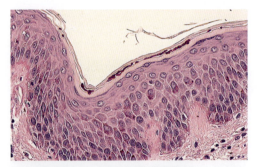

▶ 皮膚角層内のPAS染色（表在性真菌症）　　p. 256

表在性真菌症の皮膚のパラフィン切片をPAS染色したもの
（鹿島真人提供）

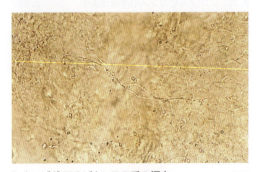

▶ カンジダ・アルビカンスの爪の標本　　p. 257

角層（カンジダ・アルビカンスに感染した爪）を20%KOHで溶解し、無染色でみたもの（鹿島真人提供）

原虫 リーシュマニア症

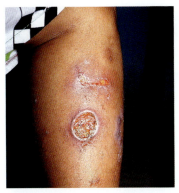

▶ **皮膚リーシュマニア症（下肢）** p. 273
リーシュマニア原虫に感染した皮膚リーシュマニア症患者の下肢。円形の周囲膨隆部に原虫に感染したマクロファージが多数検出される（江下優樹提供）

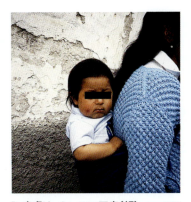

▶ **皮膚リーシュマニア症（頬）** p. 273
顔面頬にできた皮膚リーシュマニア症（頬の黒色部位）（江下優樹提供）

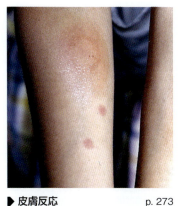

▶ **皮膚反応** p. 273
原虫粗抗原に対するヒト皮膚の反応。リーシュマニア原虫に対する抗体を持っている場合は、かゆみを伴った強い反応斑が現れる）（江下優樹提供）

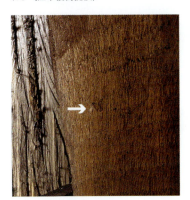

▶ **サシチョウバエ雌成虫** p. 273
リーシュマニア原虫を媒介するサシチョウバエ雌成虫。体長は蚊よりも短く、2mmほどの小形。写真では白い羽のみ観察（江下優樹提供）

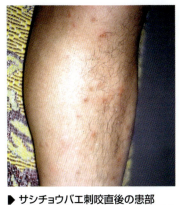

▶ **サシチョウバエ刺咬直後の患部** p. 273
サシチョウバエ刺咬直後のかゆみを伴った皮疹。原虫に感染していない日本人の例。蚊の刺咬に比較して、かゆみが1～2週間ほど持続する場合がある（江下優樹提供）

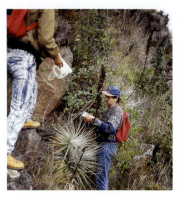

▶ **サシチョウバエの生息環境** p. 273
リーシュマニア原虫を媒介するサシチョウバエの生息環境。動物の巣穴の土に幼虫、さなぎ、成虫が潜んでいる（江下優樹提供）

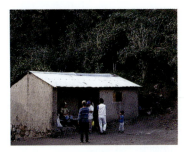

▶ **リーシュマニア症流行地（1）** p. 273
エクアドルのリーシュマニア症流行地の患者宅。サシチョウバエは小さな窓から屋内に侵入する（江下優樹提供）

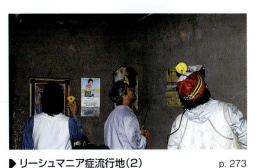

▶ **リーシュマニア症流行地（2）** p. 273
人家内に飛来したサシチョウバエの採集。流行地では、夕暮れ後30分ほどすると、サシチョウバエ成虫が人家内に侵入してヒトを刺す。その際に壁にも留まる（江下優樹提供）

原虫 マラリア

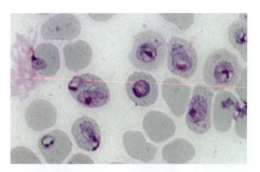

▶ ネズミマラリア原虫　　　　　　　　p. 274

赤血球に感染したネズミマラリア原虫 *Plasmodium berghei* のリング型（輪状体）、トロホゾイド（栄養体）。熱帯熱マラリア原虫のように異なる発育段階の原虫が観察される
（江下優樹提供）

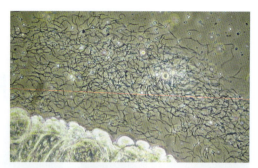

▶ ネズミマラリア原虫のスポロゾイト　　p. 274

ネズミマラリア原虫 *Plasmodium berghei* のスポロゾイド。原虫のガメトサイト（雌性・雄性生殖母体）を血液とともに吸血した蚊の中腸内で、ガメート（生殖体）、ザイゴート（接合体）、オキネート（虫様体）、そして蚊の中腸壁を貫いて成熟オーシストが中腸基底膜下につくられる。成熟オーシストから多数のスポロゾイトが放出されて、蚊の唾液腺に移行し、成熟スポロゾイトは次の吸血を待つ
（柳　哲雄提供）

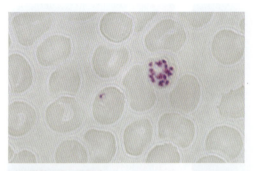

▶ 熱帯熱マラリア原虫　　　　　　　　p. 274

赤血球に感染した熱帯熱マラリア原虫*Plasmodium falciparum*のリング型（輪状体）、トロホゾイド（栄養体）。異なる発育段階の原虫が同時に観察される
（江下優樹提供）

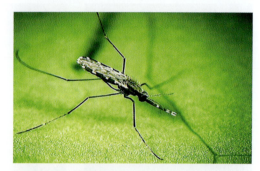

▶ コガタハマダラカ　　　　　　　　　p. 274

熱帯熱マラリア原虫、三日熱マラリア原虫、四日熱マラリア原虫を媒介するコガタハマダラカ *Anopheles minimus* 雌成虫。成虫の羽には白と黒の明瞭な斑紋がある。沖縄に現在も生棲
（水田英生提供）

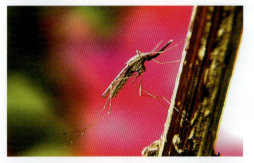

▶ シナハマダラカ　　　　　　　　　　p. 274

三日熱マラリア原虫を媒介するシナハマダラカ*Anopheles sinensis*雌成虫。約45度の角度で制止した成虫は後脚を高くあげる習性がある。日本国内に生息
（水田英生提供）

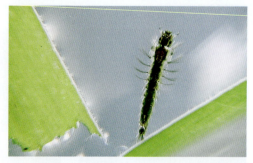

▶ シナハマダラカの幼虫　　　　　　　p. 274

シナハマダラカ *Anopheles sinensis* 幼虫。水面上に平行に浮いて呼吸する幼虫は、水面上の浮遊物を主に餌として摂食する。日本国内の水田や湿原に発生
（水田英生提供）

原虫 シャーガス病

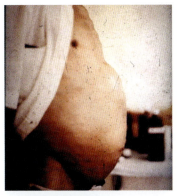

▶ 巨大結腸症の患者　p. 273
シャーガス病に感染後、巨大結腸症の患者。慢性期患者からクルーズトリパノソーマ原虫検出はときとして困難である
（江下優樹提供）

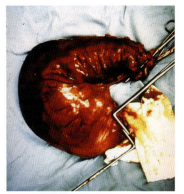

▶ 摘出された巨大結腸　p. 273
シャーガス病患者から摘出された巨大結腸。大腸の閉塞が生じている
（江下優樹提供）

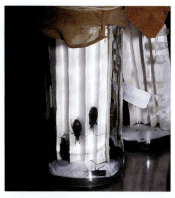

▶ サシガメ(1)　p. 273
クルーズトリパノソーマ原虫を媒介するサシガメの飼育。雌雄とも吸血。未感染のサシガメを患者から吸血させて、昆虫体内で原虫を増やして診断するキセノダイアグノシスに使用
（柳　哲雄提供）

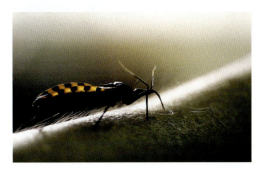

▶ サシガメ(2)　p. 273
クルーズトリパノソーマ原虫を媒介するサシガメ*Triatoma dimidiata*。ヒト皮膚に口吻を刺して吸血を始めた直後（柳　哲雄提供）

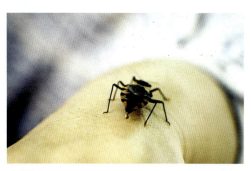

▶ サシガメ(3)　p. 273
クルーズトリパノソーマ原虫を媒介するサシガメ*Triatoma dimidiata*。原虫を含む糞をヒト皮膚上に落とす直前（柳　哲雄提供）

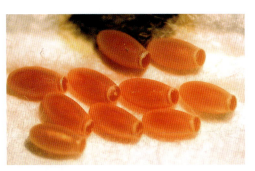

▶ サシガメの卵　p. 273
サシガメの卵。産卵直後は白色、その後に桃〜橙色になる
（江下優樹提供）

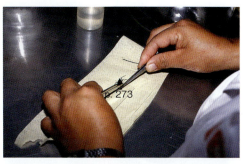

▶ クルーズトリパノソーマ原虫の検出　p. 273
クルーズトリパノソーマ原虫を媒介するサシガメ*Triatoma dimidiata*から原虫を検出。ピンセットでサシガメ腹部を押さえて、腸内の糞をスライドガラス上にとり、ギムザ染色して原虫を検出する
（江下優樹提供）

原虫 アフリカトリパノソーマ症

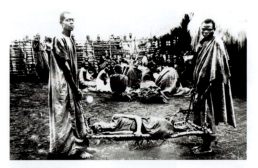

▶ 睡眠病患者　　　　　　　　　　　　p. 272
1892年、ロバート・コッホが睡眠病の大流行地ウガンダのビクトリア湖畔 Jinja で撮影した睡眠病患者（蛭海啓行提供）

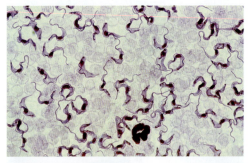

▶ 家畜トリパノソーマ症　　　　　　　　p. 272
家畜トリパノソーマ症の病原虫 Trypanosoma brucei の血流型。感染マウス血液塗抹標本、ギムザ染色（蛭海啓行提供）

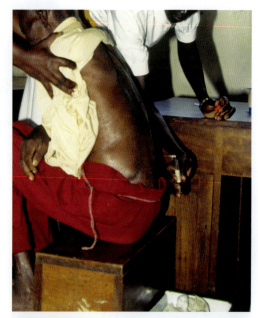

▶ 脊髄液採取　　　　　　　　　　　　p. 272
血液塗抹標本の検査で陽性と判定された患者の脊髄液採取（蛭海啓行提供）

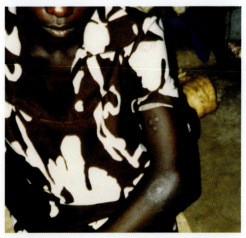

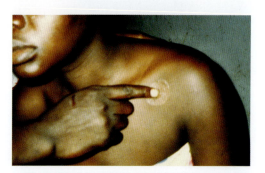

▶ 局部皮膚反応　　　　　　　　　　　p. 272
アフリカトリパノソーマ原虫感染のツェツェバエに刺された後、数日～1週間前後に現れる局部皮膚反応。この反応はその後1週間ほどで消失する（蛭海啓行提供）

x ●原虫/アフリカトリパノソーマ原虫

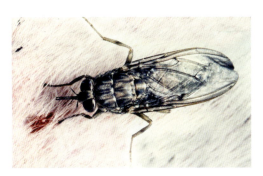

▶ ツェツェバエ（1） p. 272
睡眠病の病原虫トリパノソーマを媒介するツェツェバエ *Glossina morsitans centralis*（蛭海啓行提供）

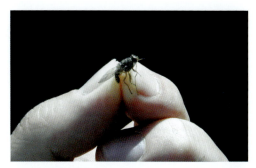

▶ ツェツェバエ（2） p. 272
ローデシアトリパノソーマ原虫を媒介するツェツェバエ *Glossina pallidipes*（浦川豊彦提供）

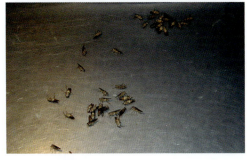

▶ ツェツェバエ（3） p. 272
仮死状態のツェツェバエ（実験室内の冷却プレート上）（浦川豊彦提供）

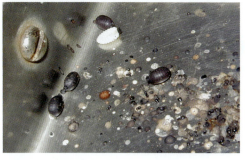

▶ ツェツェバエ（4） p. 272
ツェツェバエの幼虫（白色）とさなぎ（黒色）（実験室内での飼育）（浦川豊彦提供）

●原虫/アフリカトリパノソーマ原虫

ウイルス

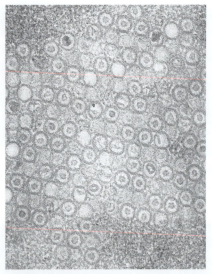

▶ 単純ヘルペスウイルス　　p. 281
（国立感染症研究所提供）

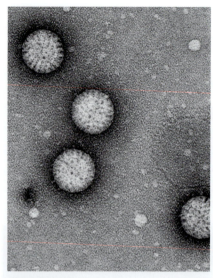

▶ ロタウイルス　　p. 290
（牛島廣治提供）

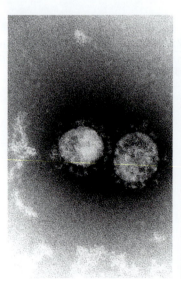

▶ SARSコロナウイルス1型　　p. 309
（国立感染症研究所提供）

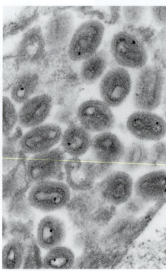

▶ 痘瘡ウイルス　　p. 278
（国立感染症研究所提供）

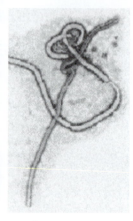

▶ エボラウイルス　　p. 313
（WHO提供）

感染症

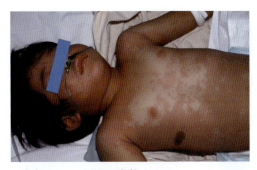
▶ 全身アナフィラキシー患者　　　p. 142
ハチに刺されたことにより発症した例

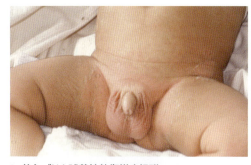
▶ 黄色ブドウ球菌性熱傷様症候群　　　p. 205

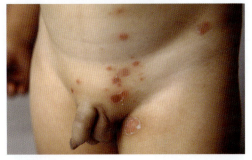
▶ 伝染性膿痂疹　　　p. 205

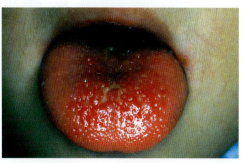
▶ イチゴ舌（A群レンサ球菌感染症）　　　p. 207

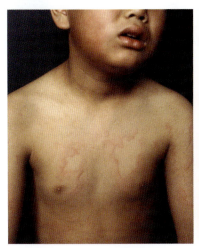
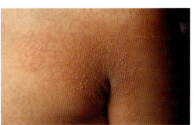
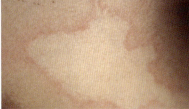
▶ 猩紅熱（A群レンサ球菌感染症）　　　p. 207

感染症

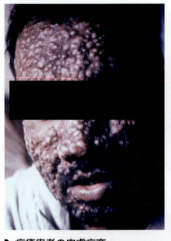
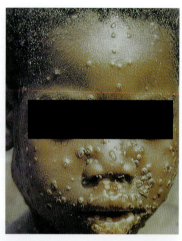

▶ 痘瘡患者の皮膚病変　p. 279
（国立感染症研究所提供）

▶ エムポックスウイルス感染症（エムポックス）
（旧）サル痘ウイルス感染症、[（旧）ヒトサル痘]
（WHO提供）　p. 279

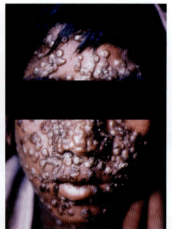
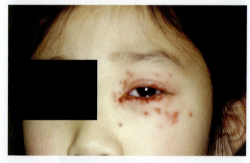

▶ 口唇ヘルペス　p. 281

▶ 眼瞼ヘルペス(1)　p. 281

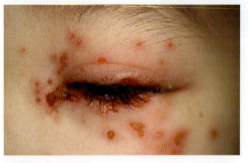
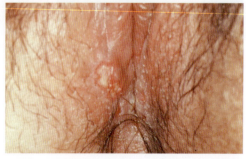

▶ 眼瞼ヘルペス(2)　p. 281

▶ 陰部ヘルペス　p. 282

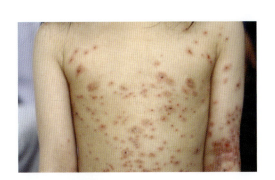
▶ カポジ水痘様発疹　　　　　p. 282
アトピー性皮膚に合併することの多いHSV-1の全身性皮膚感染症である

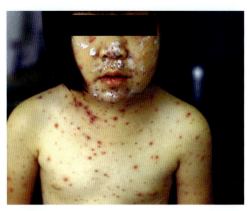
▶ 水痘　　　　　p. 282

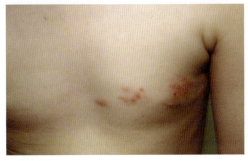
▶ 帯状疱疹　　　　　p. 283

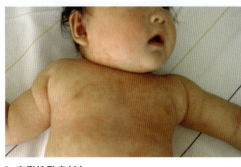
▶ 突発性発疹(1)　　　　　p. 284

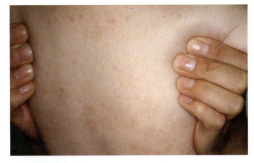
▶ 突発性発疹(2)　　　　　p. 284

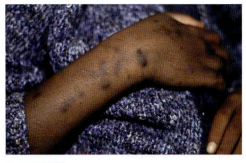
▶ カポジ肉腫　　　　　p. 284

感染症

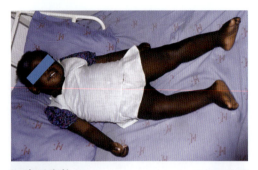
▶ ポリオ患者　　p. 288
下肢の弛緩性麻痺が認められる（ザンビア大学教育病院）

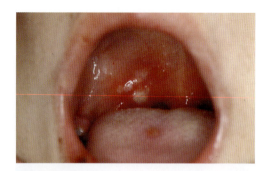
▶ ヘルパンギーナ　　p. 289

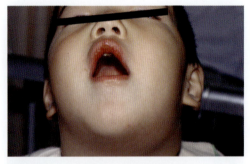
▶ ムンプス　　p. 305

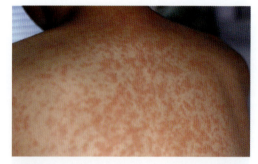
▶ 麻疹　　p. 306

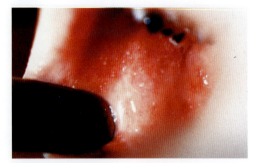
▶ コプリック斑（麻疹）　　p. 306

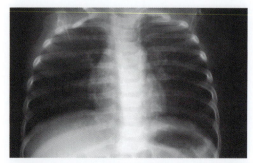
▶ 細気管支炎患者の胸部X線写真　　p. 307
呼気の障害により、肺の透過性の亢進、横隔膜の低下が認められる

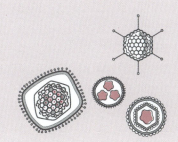

新訂版

クイックマスター
微生物学
第2版

西條　政幸
札幌市保健福祉局　医務・保健衛生担当局長
国立感染症研究所　名誉所員

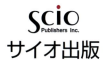
サイオ出版

巻 頭 言

　この度、本書クイックマスター微生物学を、最近流行した新型コロナウイルス感染症（COVID-19）に対する私たちの経験を踏まえ、微生物学における新規知見を含めることを目的として改訂することにしました。

　私はこれまで感染症研究と対策を、特にウイルス感染症学について研究してきました。この10年間を振り返ってみても、西アフリカにおけるエボラウイルス病の大規模流行、アメリカ大陸におけるジカウイルス病の大規模流行、2019年12月から中国・武漢市から始まり、世界規模の流行に発展したCOVID-19、2022年のヒトサル痘（エムポックスウイルス感染症）の世界規模の流行が発生しています。また、HIV感染症（エイズ）や肝炎（B型肝炎やC型肝炎）に対する治療薬の開発とその発展により、今ではこれらの感染症は治療可能な疾患になりました。日本国内に目を向けてみても新規のウイルス感染症の発見が相次いでいます。

　医療・医学にかかわる人は、感染症やその原因となる微生物について詳しく学ぶ必要があります。

　本書は医療にかかわる方々（医師、看護師、コメディカル）やその職種の資格を得るべく勉学に励む学生等を対象にしています。COVID-19流行を経験して、私たちの感染症対策に関する考え方が、劇的に変わったのではないかと思います。感染症を正しく理解することなく、感染症対策を行うことはできません。医療機関等の現場での医療行為、看護、介護についても同様です。医療にかかわろうと考えている学生を含む読者の皆さんが、感染症を理解するための基盤となる微生物学を学びやすいように、文章を読みやすくし、また、新規知見を追加して、また、現在学ぶべき最新の情報を加えるなど、本書を大幅に改訂しました。特に、私自身が研究の領域としている、COVID-19を含む新興・再興感染症の記述を充実させました。本書は、姉妹書であるパワーアップ問題演習微生物学とステップアップ微生物学ノート（ともに改訂済み）と合わせて読むことによって、理解がより深まると考えています。

　最後に、初版のときから微生物学の理解に必要な写真を提供してくださった方々、初版の監修者である牛島廣治先生にお礼と感謝の気持ちを申し上げます。また、この改訂作業を辛抱強く支援してくださったサイオ出版・平山雅嗣氏にも感謝します。

2024年12月

西條　政幸

CONTENTS

巻頭カラー 写真で学ぶ微生物学 ・・・・・・・・・・・・・・・・・・・・・・ Ⅰ〜ⅩⅥ

Ⅰ 微生物と微生物学

第1章 微生物学のあゆみ

■1■ 微生物とは ――――――――――――――――――――――― 16
A 微生物の種類と大きさ　16
B 微生物の分類　17

■2■ 微生物学とは ――――――――――――――――――――――― 19
A 微生物学の範囲　19
B 医科微生物学　20

■3■ 微生物の発見 ――――――――――――――――――――――― 22
A 微生物の発見以前　22
B 微生物の発見　22

■4■ 病原細菌、ウイルスの発見 ――――――――――――――――― 23
A 微生物学の始まり　23
B 病原細菌の発見　25
C ウイルスの発見　25
D ウイルスの培養　26
E 電子顕微鏡　26

■5■ 免疫学の始まり ―――――――――――――――――――――― 27
A ワクチン　27
B 免疫血清　28
C 貪食細胞　28
D 自然免疫　29
E 獲得免疫　29

■6■ 消毒法、抗菌薬の発見 ――――――――――――――――――― 30
A 消毒の始まり　30
B 抗菌薬の発見　30

■7■ 医科微生物学の発展 ―――――――――――――――――――― 32
A 検査方法の発展　32
B ワクチン開発　33
C 遺伝子治療・細菌毒素の応用　34

第2章 細菌学

■1■ 細菌の形態と構造 ――――――――――――――――――――― 36
A 大きさと形　36
B 染色と観察　37

C　構造　38

■2■ 細菌の増殖 ——————————————————— 44

A　栄養　44

B　分裂・増殖　44

C　培養　46

■3■ 細菌の代謝 ——————————————————— 48

A　代謝経路　48

B　異化作用　48

C　細菌の同化作用　49

■4■ 細菌の遺伝 ——————————————————— 50

A　形質遺伝　50

B　突然変異　50

C　形質転換　51

D　接合　51

E　形質導入　52

■5■ 細菌の病原性 ——————————————————— 53

A　病原因子　53

B　細菌毒素　55

■6■ 細菌の分類 ——————————————————— 58

A　学名　58

B　分類　58

第3章　真菌学

■1■ 真菌の生態 ——————————————————— 64

A　真菌と人間生活とのかかわり　64

B　病原真菌　64

■2■ 真菌の形態と構造 ——————————————————— 65

A　形態　65

B　細胞構造　66

■3■ 真菌の発育・増殖 ——————————————————— 68

A　菌糸の発育　68

B　菌糸の分化　68

C　出芽による増殖　69

D　真菌の生殖　69

■4■ 真菌の栄養と代謝 ——————————————————— 71

A　栄養　71

B　代謝　71

C　培養　71

CONTENTS

■5■ **真菌の分類と病原性** ——————————————————— 72

A　真菌の分類　72

B　真菌の病原性　72

第4章　原虫学

■1■ **原虫の特徴** ——————————————————————— 76

A　原虫と寄生虫　76

B　形態　76

C　構造　77

D　分裂・増殖　78

■2■ **原虫の種類と病原性** ——————————————————— 80

A　種類　80

B　感染経路　80

C　寄生部位　81

D　原虫感染による疾患　81

第5章　ウイルス学

■1■ **ウイルスの特徴** ————————————————————— 84

A　ウイルスの特徴　84

■2■ **ウイルスの形態と構造** —————————————————— 85

A　大きさと形　85

B　基本構造　86

■3■ **ウイルスの増殖** ————————————————————— 88

A　増殖過程　88

B　増殖速度　91

■4■ **ウイルスの遺伝** ————————————————————— 92

A　突然変異　92

B　遺伝子組換え　93

C　遺伝的再活性化　94

D　相補　94

■5■ **ウイルスの分類** ————————————————————— 95

A　国際的な分類法　95

B　性質による分類　95

■6■ **ウイルスの病原性** ———————————————————— 101

A　ウイルス感染細胞の変化　101

B　感染の拡がり　101

C　腫瘍ウイルス　102

Ⅱ 感染と感染症

第6章 感染

■1■ 感染の成立 ———————————————————— 106
- A 感染とは　106
- B 感染の成立と要因　107
- C 顕性感染と不顕性感染　108

■2■ 感染後の経過 ———————————————————— 109

■3■ 感染源と感染経路 ———————————————— 110
- A 感染源　110
- B 感染経路　111

■4■ 病原因子と感染防御機構 —————————— 117
- A 侵入門戸　117
- B 細菌と感染防御機構　118
- C ウイルスと感染防御機構　119

第7章 免疫学

■1■ 免疫とは何か ——————————————————— 122
- A 免疫の定義　122
- B 自然免疫と獲得免疫　122
- C 抗原　123

■2■ 免疫担当細胞 ——————————————————— 124
- A 免疫担当器官　124
- B リンパ球　125
- C 単球・マクロファージ　127
- D 樹状細胞　127
- E 顆粒球　127
- F NK（ナチュラルキラー）細胞　128
- G NKT細胞　128

■3■ 抗体と補体 ————————————————————— 129
- A 抗体　129
- B 補体　131

■4■ サイトカイン ——————————————————— 133
- A 種類と機能　133
- B 代表的なサイトカインの特徴　136

■5■ 免疫応答 —————————————————————— 138
- A 免疫成立の過程　138
- B 抗原認識　139

C Th$_1$ リンパ球と Th$_2$ リンパ球　139

D 液性免疫と細胞性免疫　140

■6■ アレルギー ——————————————————————— 142

第8章 感染症

■1■ 感染症のいま ————————————————————— 146

A 新興・再興感染症　146

B 日和見感染と院内感染　152

C 薬剤耐性菌　153

■2■ 感染症対策 ——————————————————————— 155

A 感染症サーベイランス　155

B 感染源、感染経路対策　155

C 感受性宿主対策　159

D 院内感染対策　159

■3■ 流行抑制 ———————————————————————— 165

A 感受性宿主　165

B ワクチン　165

C 免疫血清とヒト免疫グロブリン製剤　169

D 滅菌と消毒　169

■4■ 感染症の診断 ————————————————————— 175

A 感染徴候　175

B 診断　178

C 検体採取　178

D 検査　178

■5■ 感染症の治療 ————————————————————— 184

A 化学療法薬の特徴　184

B 薬剤感受性と薬剤耐性　185

C 化学療法薬の副作用　186

D 抗菌薬　186

E 抗真菌薬　191

F 抗原虫薬　193

G 抗ウイルス薬　194

目次

Ⅲ 病原微生物と感染症

第9章 主な病原細菌と細菌感染症

■1■ グラム陽性球菌 ————————————————— 204

A ブドウ球菌属　204

　　黄色ブドウ球菌／表皮ブドウ球菌

B レンサ球菌属　207

　　A群レンサ球菌／B群レンサ球菌／肺炎球菌

C 腸球菌属　209

■2■ グラム陰性好気性桿菌および球菌 ————————— 210

A シュードモナス属　210

　　緑膿菌

B ボルデテラ属　210

　　百日咳菌

C ブルセラ属　211

D フランシセラ属　212

E レジオネラ属　212

　　レジオネラ・ニューモフィラ

F ナイセリア属　213

　　淋菌／髄膜炎菌

G モラクセラ属　215

■3■ グラム陰性通性嫌気性桿菌 ———————————— 216

1 腸内細菌科　216

　A エシェリキア属　217

　　　大腸菌

　B シゲラ属　218

　　　赤痢菌

　C サルモネラ属　220

　　　チフス菌、パラチフスA菌／非チフス性サルモネラ菌

　D エルシニア属　222

　　　ペスト菌／エルシニア・エンテロコリチカ

　E クレブシェラ属　223

　　　肺炎桿菌

　F その他の腸内細菌　224

　　　セラチア属／エンテロバクター属／シトロバクター属／プ

　　　ロテウス属

2 ビブリオ科　224

　A ビブリオ属　224

　　　コレラ菌／腸炎ビブリオ

B　エロモナス属　　227

C　プレジオモナス属　　227

3　その他のグラム陰性通性嫌気性桿菌　　227

A　ヘモフィルス属　　227

インフルエンザ菌／軟性下疳菌

■4■　グラム陰性嫌気性桿菌および球菌 ———— 229

A　バクテロイデス属　　229

B　その他のグラム陰性嫌気性桿菌　　229

プレボテラ属／ポルフィロモナス属／フソバクテリウム属

C　ベイヨネラ属　　230

■5■　グラム陽性桿菌 ———————————— 231

1　有芽胞桿菌　　231

A　バシラス属　　231

炭疽菌／セレウス菌

B　クロストリジウム属　　232

破傷風菌／ボツリヌス菌／ウェルシュ菌／ディフィシル菌

2　無芽胞桿菌　　235

A　リステリア属　　235

■6■　らせん菌 ————————————————— 237

1　スピリルム科　　237

A　スピリルム属　　237

B　カンピロバクター属　　237

C　ヘリコバクター属　　238

2　スピロヘータ科　　239

A　トレポネーマ属　　239

梅毒トレポネーマ

B　ボレリア属　　240

C　レプトスピラ属　　241

■7■　放線菌と関連細菌 ——————————— 242

A　コリネバクテリウム属　　242

ジフテリア菌

B　マイコバクテリウム属　　243

結核菌／らい菌

C　放線菌類　　248

放線菌属／ノカルジア属

■8■　マイコプラズマ、リケッチア、クラミジア ——— 249

A　マイコプラズマ　　249

肺炎マイコプラズマ

B　リケッチア　　250

発疹チフスリケッチア／発疹熱リケッチア／日本紅斑熱リケッチア／ツツガムシ病リケッチア／腺熱リケッチア症

C　クラミジア　252

トラコーマ・性器クラミジア／肺炎クラミジア／オウム病クラミジア

第10章　主な病原真菌と真菌症

■1■　表在性真菌症を起こす真菌 ———————————— 256

皮膚糸状菌／カンジダ属／マラセチア属

■2■　深部皮膚真菌症を起こす真菌 ———————————— 259

スポロトリックス属／黒色真菌／その他の真菌

■3■　深在性真菌症を起こす真菌 ———————————— 260

カンジダ属／アスペルギルス属／クリプトコックス属／接合菌類／トリコスポロン属／ニューモシスチス属

■4■　輸入真菌症の病原菌 ———————————————— 263

第11章　主な病原原虫と原虫症

■1■　腸管寄生性原虫類 ———————————————— 266

赤痢アメーバ原虫／ランブル鞭毛虫／クリプトスポリジウム・パルブム原虫／大腸バランチジウム原虫

■2■　性・泌尿器寄生性原虫類 ——————————————— 270

腟トリコモナス原虫

■3■　血液・組織寄生性原虫類 ——————————————— 271

トキソプラズマ・ゴンディ／トリパノソーマ原虫／リーシュマニア原虫／アカントアメーバ・カルバートソニ原虫／プラスモジウム原虫（マラリア原虫）

第12章　主な病原ウイルスとウイルス感染症

■1■　DNA ウイルス ————————————————— 278

ポックスウイルス科／ヘルペスウイルス科／アデノウイルス科／ポリオーマウイルス科／パピローマウイルス科／パルボウイルス科／ヘパドナウイルス科

■2■　RNA ウイルス ————————————————— 288

ピコルナウイルス科／レオウイルス科／カリシウイルス科／トガウイルス科／マトナウイルス科／フラビウイルス科／オルソミクソウイルス科／パラミクソウイルス科／ラブドウイルス科／コロナウイルス科／フィロウイルス科／ブニヤウイルス目／レトロウイルス科

CONTENTS

■**3**■ **肝炎ウイルス** ──────────────────── **322**

ヘパトウイルス A（旧A型肝炎ウイルス）／B型肝炎ウイルス／ヘパシウイルス C（旧C型肝炎ウイルス）／オルソヘペウイルス A（旧E型肝炎ウイルス）

第13章 プリオンとプリオン病

■**1**■ **プリオンとプリオン病** ──────────── **330**

A　プリオン　330

B　プリオン病　330

参考文献 ──────────────────────── 333

索　引 ──────────────────────── 334

I 微生物と微生物学

第 1 章	微生物学のあゆみ	15
第 2 章	細菌学	35
第 3 章	真菌学	63
第 4 章	原虫学	75
第 5 章	ウイルス学	83

第1章
微生物学のあゆみ

本章の内容　　1．微生物とは
　　　　　　　　　2．微生物学とは
　　　　　　　　　3．微生物の発見
　　　　　　　　　4．病原細菌、ウイルスの発見
　　　　　　　　　5．免疫学の始まり
　　　　　　　　　6．消毒法、抗菌薬の発見
　　　　　　　　　7．医科微生物学の発展

学習目標　　・微生物の4つの種類とおおよその大きさを理解する。
　　　　　　　・生物界における微生物の位置づけを理解する。
　　　　　　　・原核生物と真核生物の違いを説明できる。
　　　　　　　・医科微生物学の目標を理解する。
　　　　　　　・パスツールの功績を説明できる。
　　　　　　　・コッホが発見した細菌名、コッホの4原則を説明できる。
　　　　　　　・北里柴三郎、志賀潔が発見した細菌名を説明できる。
　　　　　　　・濾過病原体について説明できる。
　　　　　　　・ワクチン、免疫血清の始まりについて説明できる。
　　　　　　　・消毒法の始まりについて説明できる。
　　　　　　　・ペニシリンの発見についておおまかな説明ができる。
　　　　　　　・現在の微生物学は、いわゆる古典的微生物学に加えて、分子生物
　　　　　　　　学、分子遺伝学に支えられていることを理解する。

第1章 微生物学のあゆみ

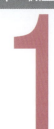

微生物とは

Note

A. 微生物の種類と大きさ

　微生物 microorganism は、肉眼では識別することができない程微小な生物の総称で、一般的に細菌 bacterium、真菌 fungus、原虫 protozoa、ウイルス virus からなる。

　その大きさは原虫が10〜100μm、真菌（酵母）が5〜12μm、一般細菌が0.5〜10μm、ウイルスが20〜300nm程度である。ただし、細菌に分類されるマイコプラズマ、リケッチア、クラミジアの大きさはそれぞれ300nm、0.3〜1μm、0.2〜5μmと、細菌であっても比較的小型のものもある。

　ヒトの赤血球の大きさが直径7μmであるから、小さいサイズのウイルスや細菌は赤血球よりもさらに小さいことがわかる（図1-1）。

　微生物の観察には顕微鏡が必要となる。光線を用いる光学顕微鏡の解像力は最大で0.2μm程度で、電子線を用いる電子顕微鏡の解像力は最大0.2nm程度である。細菌の全体像の観察は光学顕微鏡でも可能であるが、細菌内部構造やウイルスの形態を観察するには電子顕微鏡が必要である（図1-2）。

マイクロメートル（μm）
$1\mu m = 1/1000mm = 1/10^6 m = 1\times 10^{-6} m$

ナノメートル（nm）
$1 nm = 1/1000\mu m = 1/10^9 m = 1\times 10^{-9} m$

顕微鏡の解像力
識別できる2点間の距離

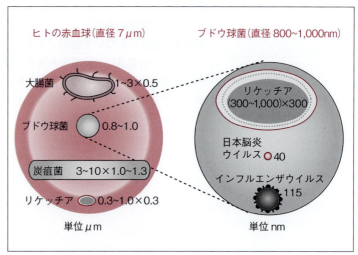

▲図1-1　微生物の大きさの比較

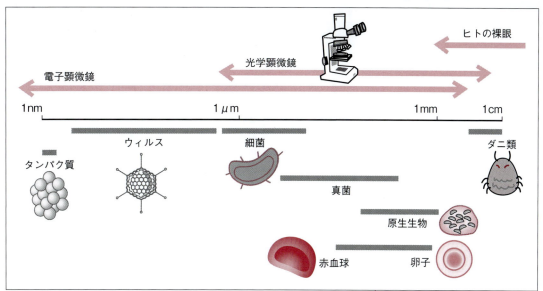

▲図1-2 顕微鏡の解像力と微生物などの大きさ

B. 微生物の分類

　すべての生物は細胞で構成され、その構造や性質の違いにより真核細胞からなる真核生物 eucaryote と原核細胞からなる原核生物 procaryote の2つに分けられる（図1-3）。

　「核」とは細胞にあって、生命を維持するのに必要なタンパク質を合成する設計図〔遺伝子、deoxyribonucleic acid（DNA）、ゲノム〕が収められている生命維持のための中心部分である。

　原核細胞と真核細胞の構造を図1-3 に、また、その性質の比較を表1-1 に示した。両者では核膜の有無、染色体数、リボソームの大きさ、細胞壁の組成などが異なる。核膜は核質と細胞質を仕切る膜で、真核生物の基礎となる真核細胞はこ

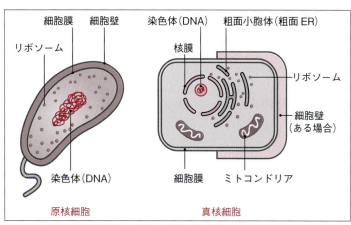

▲図1-3　原核細胞（左）と真核細胞（右）

Note

分子系統分類

細菌、高等生物の細胞に共通するリボソーム RNA（rRNA）の遺伝子配列により発生の歴史の順に系統的に分類する。

真性細菌

病原細菌のすべてを含む。

古細菌

リボソーム RNA の構造、細胞膜の組成などが真性細菌と大きく異なる。絶対嫌気性のメタン産生菌などが含まれる。

無機物からの作製

2002年、ポリオウイルス（p. 288参照）が無機物だけをもとに試験管内で作製された。生物（生命）を無機物から作り出すことが可能であるはずはなく、その意味においてもウイルスは生物と言い難い。

プリオン

タンパク質のみからなる病原体。タンパク質性感染粒子 proteinaceous infectious particle を略して prion と名づけられた（p. 330参照）。

▼表1-1　原核細胞と真核細胞の比較

	原核細胞	真核細胞
核膜	ない	ある
染色体数	1	複数
有糸分裂	ない	ある
ミトコンドリア	ない	ある
小胞体	ない	ある
リボソーム	ある（70S）	ある（80S）
細胞壁	ある （マイコプラズマ：ない）	原虫：ない 真菌：ある
細胞壁組成	ペプチドグリカン	キチン、グルカン、マンナン

の核膜を有するが、原核生物の細胞は核膜を有しない。真核細胞には核膜があり、ミトコンドリア、小胞体など細胞内小器官が豊富に存在するのに対し、原核細胞には核膜がなく、ミトコンドリアや小胞体などの細胞内小器官はほとんどない。原核細胞には核膜は存在しないので、染色体（DNA）は細胞質の中に存在する。なお、染色体は DNA（遺伝情報をコードする塩基配列）がのっている構造物、リボソームは DNA の遺伝情報に基づいてタンパク質を合成する装置、小胞体はそのタンパク質に糖や脂質を加えながら細胞内を運搬する装置である。

　ヒトを含む動物、植物は真核細胞からなる真核生物である。微生物（ウイルスを除く）には真核生物と原核細胞からなる原核生物が存在する。真核生物としての微生物は原虫、真菌であり、原核生物としての微生物は細菌（マイコプラズマ、リケッチア、クラミジアを含む）である。

　なお、現代の分子系統分類では細菌は真性細菌 Eubacteria と古細菌 Archaebacteria に分類される。真菌や原虫はヒトを含む動物や植物と同様に真核生物であるが、単細胞か、多細胞でも細胞数が少なく、細胞構造も単純であり、下等真核生物と呼ばれる。

　ウイルスは細胞からなっていない。この意味においては生物とは言い難い。しかし、ウイルスは核酸（DNA または RNA）という遺伝子（ゲノム）を有し、動物、植物、細菌の細胞に寄生して増殖するので、「遺伝子を有する」、「増殖する」という性質を踏えて一般的に微生物に分類される。ウイルスはウイルス自らタンパク質を合成する装置を有していないが、増殖に必要なタンパク質を合成するための設計図（遺伝情報）を有し、寄生した細胞の装置を利用してウイルスのタンパク質を合成させ、増殖する。核酸を持たないプリオン prion は非生物の範疇に分類されるが、特殊な条件下でヒトからヒト、動物からヒトへの伝播性があることから、微生物学で扱われる。

2 微生物学とは

A. 微生物学の範囲

　地球上には多くの種類の生物が生息し、共生して生態系を形成している。微生物もその一員である。あるものは腐生菌として環境の浄化、自然の循環に重要な役割を果たしている。あるものはヒトや動植物に病気を起こし、あるものは病気からヒトや動植物を守っている。

　たとえば、ヒトの皮膚、口腔、鼻腔、咽頭、腸管などに常在する細菌は、病気を起こす細菌が体内に侵入しても、それが増殖するのを抑えている。また、ある細菌は自らの増殖を優利にするために、他の細菌の増殖を抑える物質を産生する。その物質の一部は抗生物質として種々の感染症の治療に用いられている。

　さらに、ある種の微生物に特有の"発酵"という代謝作用が食品（みそ、酒など）の生産に利用されている。こうした微生物を対象とした学問が **微生物学** microbiology であり、**細菌学** bacteriology、**真菌学** mycology、**原虫学** protozoology、**ウイルス学** virology が含まれる（**図1-4**）。

　多くの微生物は私たちの生活に深くかかわっている。私たちに病気を起こす、あるいは私たちの食糧となる家畜や魚に病気を起こす、野菜や果物に病気を起こす微生物があり、それによって私たちの生命や生活が負の影響を受ける。一方で、各種微生物に感染していることで、私たちの健康が維持

Note

腐生菌
saprobic fungi

死亡した生物体や老廃物などの有機物を栄養源として生存する菌類のことをいう。

応用微生物学
applied microbiology

微生物の有効利用を研究する（抗生物質の発見・開発、発酵産物を食品・飲料などとして利用）。

獣医微生物学
veterinary microbiology

家畜、魚類など動物感染症を対象とする。

植物微生物学
plant microbiology

農産物などの植物感染症を対象とする。

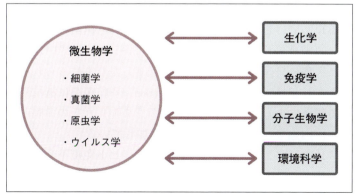

▲図1-4　微生物学とは

■ Note

新興・再興感染症

その原因として、人口の増加、都市化による自然環境の変化、居住地域の拡大によるヒトと野生動物の接触、交通機関の発達によるヒトと物品の大量・短時間の移動、生活習慣の急速な変化などがあげられている。

SARS コロナウイルス 1 型と SARS コロナウイルス 2 型

2002 年暮れから 2003 年に中国・広東省を源に SARS と呼ばれる致命率が約 10％の新規コロナウイルスによる感染症が流行した。SARS の原因ウイルスは SARS コロナウイルスと命名された。2019 年 12 月から COVID-19 と呼ばれる新規コロナウイルスによる感染症の流行が中国・武漢市で発生し、それは世界規模の流行へと拡大した。原因として明らかにされた新規コロナウイルスの特徴が、SARS コロナウイルスのそれと類似していることから、現在では SARS コロナウイルスは SARS コロナウイルス 1 型に変更され、COVID-19 の原因ウイルスは SARS コロナウイルス 2 型と命名された。

されている。また、各微生物が自然界に存在していることが、私たちが生活する環境の維持に貢献している。そのため各微生物の性質を知るだけでなく、各微生物と他の生物とのかかわりを知る必要がある。

したがって、微生物学はその微生物の形態、構造、増殖と代謝、遺伝といった基礎から、微生物の自然界における生態、ヒトを含めて他の生物との関係までの範囲を対象とする（基礎微生物学 basic microbiology）。また、これらを学ぶうえで分子生物学 molecular biology、免疫学 immunology、生化学 biochemistry、環境科学 environmental science などの知識も必要となる（図 1-4）。

B. 医科微生物学

ヒトに病気を起こす微生物は、自然界に存在する微生物全体のなかのほんの一部である。ヒト、動物、植物が、ある微生物に感染して引き起こされる病気の特徴や重症度のことを、その病原体の病原性 pathogenicity と言う。病原性のある微生物（病原微生物 pathogenic microbes）を対象とする学問が病原微生物学 pathogenic microbiology であり、なかでもヒトに感染する微生物を対象とするのが医科微生物学 medical microbiology である。各病原微生物の性質、性状、病原性、伝播性、ヒトへの感染経路、媒介動物、感染の予防・制御、感染・発病した場合の病態、診断・治療などが学びの対象となる。

すなわち医科微生物学は、どのような微生物が、どのような経路、機序で、どのような病気を引き起こすのか、その病気をどのように予防し、診断し、治療するのかを学び、臨床に生かして感染症の克服をめざす学問である。

人類には種々の感染症と共存し、一方で闘ってきた長い歴史があり、その状況は現在も続いている。昨今、新たな病原微生物による感染症（新興感染症 emerging infectious diseases）が出現している。また、流行が治まっている感染症が再び流行（再興感染症 re-emerging infectious diseases）している。さらに医療の発達に伴い、抵抗力の低下したヒトにみられる感染症（日和見感染 opportunistic infection）や抗菌薬に抵抗性のある細菌による感染症（薬剤耐性菌感染症）とその病院内感染（院内感染 hospital infection）が増加している。

具体的にいえば、新興感染症として、**ヒト免疫不全ウイルス（HIV）**による後天性免疫不全症候群（エイズ、AIDS）の蔓延、**新規のコロナウイルス**（SARS コロナウイルス 1

型）による**重症急性呼吸器症候群（SARS）**やSARSコロナウイルス2型による**新型コロナウイルス感染症（COVID-19）**の出現、再興感染症として**結核**、**ペスト**などの再流行がある。

　エイズは1981年に米国で初めてその存在が確認されて以来、全世界規模で蔓延し、WHOによる推計（2019年の時点）では累計感染者は7,500万人、累計死亡者は3,200万人に達している。SARSは2002年末に中国南部に突如出現し、2003年7月にWHOが「終息」を宣言するまでの約8か月の間に、約8,000人の患者が報告され、約800人の患者が死亡した。更に2019年12月に中国・武漢市でSARSコロナウイルス2型による重篤な症状を引き起こす感染症（新型コロナウイルス感染症、COVID-19）の流行が発生し、瞬く間に世界規模の流行へと発展した。ヒトにおいて致命率の高い感染症を引き起こす**高病原性鳥インフルエンザA（H5N1）ウイルス**による感染症も新興感染症に含まれる。一方、2009年の**A型インフルエンザウイルスH1N1**による世界的な流行は、1918年から流行したスペイン風邪や1977年から流行しはじめたソ連風邪［ともにA型インフルエンザウイルス（H1N1）による］の再来とも言え、再興感染症の代表例としてあげられる。

　感染・発病は微生物の病原性と**宿主** host の感染防御機能の相互関係に依存している。つまり、微生物の病気を起こす力とヒトの病気を防ぐ力との相対的関係によって発病したり、発病を免れたりする。近年、高齢化や病気により感染症を防ぐ力（**感染防御機構**）が低下している宿主、いわゆる**易感染性宿主** immunocompromised host が増加し、そのような患者では本来病気を起こさないような微生物でも病気を引き起こされる。つまり**日和見感染症患者**が増加している。この日和見感染症は免疫が低下するエイズ患者や抗腫瘍薬を投与されている患者、臓器移植患者で多くみられる。日和見感染症は易感染性宿主患者が入院している病院内で院内感染として流行することも多い。

　このように医科微生物学は、常に新たな課題をつきつけられており、その課題を克服するためには、微生物学、感染症学はもちろん、免疫学、生化学、薬学、疫学、公衆衛生学などを結集して対応する必要があり、医師・看護師などの医療従事者には相応の知識が要求される。

Note

SARSとCOVID-19

SARSという病名は、重症急性呼吸器症候群 severe acute respiratory syndrome の各単語の頭文字からなる。COVID-19という病名は、2019年12月に出現した新規のコロナウイルス coronavirus による病気 disease（coronavirus disease 2019）の一部を連ねた略語である。

3 微生物の発見

A. 微生物の発見以前

　ギリシャ時代の医学者、**ヒポクラテス**（Hippocrates, B.C.460〜377）は、古代より神罰によるものとされてきた疫病を、それらが地震、洪水などの天災の後に発生することから、空気の汚れ（miasma、瘴気）によるものと考えた（**ミアズマ説**）。この説は中世まで信じられてきたが、14〜15世紀に至って、ヨーロッパで天然痘、ペスト（黒死病）が大流行し、さらに梅毒が広がると、**伝染説**が唱えられるようになった。

　フラカストロ（Girolamo Fracastoron, 1478〜1553）は『伝染説 De Contagione』のなかで、それぞれの伝染病には「生きた伝染源」が存在し、直接接触による伝染、媒介物を介した伝染、空気を介した伝染があると述べた。しかし、病原微生物は、このときまだ発見されていない。

B. 微生物の発見

　はじめて微生物を見たのはオランダの一市民、**レーウェンフック**（Antonie van Leeuwenhoek, 1632〜1723）である。レーウェンフックは、レンズを磨いて最大266倍の倍率を持つ顕微鏡を作製し、身のまわりのものを手あたり次第に観察した。その過程で多くの微生物を発見、記録しており、藻類、かび、桿菌、スピロヘータなどのスケッチと観察記録を、当時の最高学府、英国王立協会 The Royal Society of London に送り続けた。

　その後、顕微鏡の改良が進み、さまざまな微生物の存在が明らかになった。1829年にハーレンバーグ（Christian G. Ehrenberg, 1795〜1829）はレーウェンフックが **animalcule**（微小動物）と呼んだ微生物を **bacterium**（ギリシャ語で棍棒の意）と呼んだ。しかし、その微生物が伝染病の原因であることは、そのときにはまだ明らかにされていなかった。

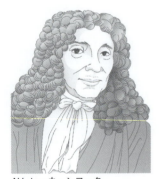

AV. レーウェンフック

第1章 微生物学のあゆみ

4 病原細菌、ウイルスの発見

A. 微生物学の始まり

　現在の微生物学の基礎を築いたのはフランスのパスツール（Louis Pasteur, 1822〜1895）とドイツのコッホ（Robert Koch, 1843〜1910）である。

❶白鳥の首フラスコの実験

　パスツールは特殊な形状のフラスコを用いて、「生物は無生物から発生する」という自然発生説を否定し、「生物は生物からのみ発生する」ことを証明した。

　そのフラスコは白鳥の首のようなS字状の細長い管を有しており、フラスコ内に肉汁を入れて煮沸滅菌すると、首の部分に水滴が溜まり、フラスコ内と外界が遮断されるようになっている。この仕組みにより、煮沸された肉汁は外気に触れることがなければ腐敗しない（微生物は発生しない、パスツールはこの実験以前に腐敗が微生物の汚染によることを発見している）こと、また、それとは反対に、フラスコを振って肉汁を首の部分（つまり外界）に触れさせると、腐敗する（微生物が増殖する）ことを示した。目に見えない微生物の存在を間接的な方法によって証明したのである（図1-5）。

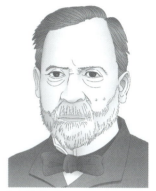

L. パスツール

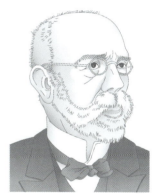

R. コッホ

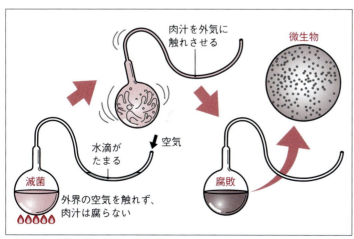

▲図1-5　白鳥の首フラスコの実験

第1章　微生物学のあゆみ

Note

固形培地

コッホは最初にジャガイモで、次に肉汁にゼラチンを加えて固形培地をつくった。その後、1881年にヘッセ（Walther Hesse）がゼラチンを寒天に換え、今日の純粋培養を確立させた。

❷腐敗と低温殺菌

パスツールは牛乳やワインの酸敗（腐敗）が発酵を起こす微生物（酵母）以外の微生物によって起こり、その微生物は酵母より熱に弱いことを発見した。この性質を利用して、品質を保たせながら酸敗を防ぐための低温殺菌法が考案された。

❸純粋培養

コッホは**固形培地**を考案し、細菌の**純粋培養** pure culture に成功した。

固形培地に検体を塗布すると、細菌はそれぞれに増殖し、独立した**コロニー集落** colony を形成する。1個の集落は1個の細菌が増殖したものであり、このコロニーを別の培地に移して培養すると、一種類の細菌の集まりを得ること（**純粋分離**）ができる（図1-6）。

ある病気（感染症、伝染病）を起こす微生物を特定するには、まず、その病気の患者から病原体と思われる微生物の存在を証明する必要がある。しかし、たとえば皮膚病変の膿汁や滲出液などを採取し、これに含まれる細菌を取り出そうとしても、そこに含まれる細菌は、一種類の原因となる細菌だけとは限らず、別々に増殖させることができない（病原細菌が判明してない段階では、細菌を別々に増殖させて動物に接種してみないと、どの細菌が原因かどうか特定できない）。

それまでは患者からの採取物（検体）を肉汁などの液状の培地に入れ、細菌に栄養を与えて増殖（**培養**）させて研究していたので、検体に含まれる多種の微生物を別々に増殖させることができなかった。そこで、コッホは**培地**（微生物を培養する場）を液体から固形に変えて培養することによって、多種類の細菌を分離し、別々に増殖させることに成功したのである。

❹コッホの4原則

コッホはこの純粋培養法を利用して次々と病原細菌を発見した。

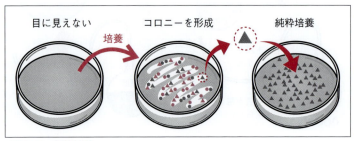

▲図1-6　純粋培養

炭疽病の動物から純粋培養した微生物（炭疽菌）を別の動物に接種して炭疽病を発病させ、炭疽菌が炭疽病の原因であることを証明した。そして、感染症の患者から分離された微生物が、その感染症の原因であることを証明するには、以下の4つの条件を満たさなければならないとした（**コッホの4原則**）。
①その病気の病変部から常に一定の微生物が検出されること
②検出されたその微生物は、その病気にのみ見られること
③その微生物を純粋培養し、感受性のある動物に接種すると、もとと同じ病気を起こすこと
④その動物の病変部から再びその微生物が検出されること

このコッホの4原則は感染症の病原細菌の発見に大きな影響を与えた。現在ではこの4原則を満たさない感染症が認められるが、コッホの4原則の重要性に変わりはない。

B. 病原細菌の発見

コッホは1876年に**炭疽菌**、1882年に**結核菌**、1883年に**コレラ菌**を発見した。

1889年にコッホの門弟、**北里柴三郎**（1852〜1931）が、嫌気性菌である**破傷風菌**の純粋培養に成功した。また、香港でペストが流行した1894年には、パスツール研究所の**エルサン**（Alexander E. J. Yersin, 1863〜1943）とほぼ同時に、別々に**ペスト菌**を発見した。実は、北里とエルサンはそれ以前からのライバルで、エルサンは**ジフテリア菌**の毒素を発見し、北里はジフテリアの血清療法を成功させている。2人は香港でしのぎを削ってペスト菌の発見を争ったのである。

北里の弟子、**志賀潔**（1870〜1957）は、1897年に**赤痢菌**を発見した。赤痢菌の属名 "*Shigella*" は志賀の名に由来し、赤痢菌が産生する毒素は**志賀毒素**と呼ばれている。

その後も日本人による微生物の発見は続き、1915年には稲田龍吉（1874〜1950）と井戸泰（1881〜1919）が**ワイル病レプトスピラ**を、二木謙三（1873〜1966）らが**鼠咬症スピリルム**（1917年）を、長與又郎（1878〜1941）が**ツツガムシ病リケッチア**（1930年）を、藤野恒三郎（1907〜1992）が**腸炎ビブリオ**（1950年）を発見した。

C. ウイルスの発見

病原細菌の発見が相次ぎ、細菌が産生する毒素の研究も進み、さらに細菌の培養液から細菌を取り除く「**細菌濾過器**」

Note

破傷風菌

1884年、ドイツのニコライエル（Arthur Nicolaier）によって発見された。

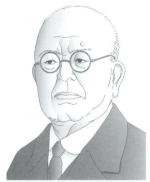

北里柴三郎

ペスト菌

北里はペスト菌をグラム陽性菌であると報告し、エルサンはグラム陰性桿菌であると報告した。北里はペスト菌を見ていたが、混入していたグラム陽性菌に気を取られてしまった。そのためペスト菌の学名はエルサンの名にちなんでエルシニア・ペスティス *Yersinia pestis*（エルサンのペスト菌）と命名された。

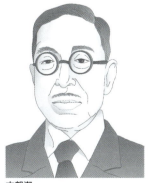

志賀潔

Note

が開発された。当初この濾過器を通過した後の液体は無菌であるとされたが、いくつかの感染症では光学顕微鏡で観察することも、寒天培地で培養、分離することもできず、細菌濾過器を通過してしまう病原体の存在が疑われるようになった。

ロシアのイワノフスキー（Dmitrii Iwanowski, 1864〜1920）は1892年、タバコモザイク病の病原体が細菌濾過器を通過することを示し、細菌よりも微小な粒子であることを発見した。その後、こうした病原体は濾過性病原体 filterable microorganism、後にウイルス virus と呼ばれるようになった。

ドイツのレフレル（Friedrich Loeffler, 1852〜1915）とフロッシュ（Paul Otto Max Frosch, 1860〜1928）は1898年、ウシの口蹄疫が濾過性病原体によることを発見した。米国のリード（Walter Reed）らは1901年、〔野口英世（1876〜1929）の最後の研究テーマだった〕黄熱が濾過性病原体によるものであることを発見した。

D. ウイルスの培養

ウイルスは細菌のように寒天培地では増殖しないため、同定（分離）が困難だった。タイラー（Max Theiler, 1899〜1972）は1930年、黄熱患者から採取した血液をマウスの脳内に接種し、黄熱ウイルスの分離に成功した。その後、ウッドラフ（Alice Woodruff）とグッドパスチャー（Ernest Goodpasture, 1886〜1960）は1931年、発育鶏卵を用いたウイルス増殖法を、エンダース（John F. Enders, 1897〜1985）は試験管内でウイルスを増殖させる細胞培養法を考案し、1949年にポリオウイルス、1950年に麻疹ウイルスの分離に成功した。以来、細胞培養法により、ウイルスが次々と分離されるようになった。

E. 電子顕微鏡

1939年に電子顕微鏡の使用により、ウイルスが初めて観察された。1964年、エプスタイン（Anthony Epstein）とバール（Yvonne M. Barr）は、電子顕微鏡によってバーキットリンパ腫と呼ばれる腫瘍性病変に罹患している患者のリンパ球からヘルペスウイルスを発見した。このヘルペスウイルスは、エプスタインとバールの名にちなんでEBウイルスと命名されている。

エプスタイン-バールウイルス

エプスタインとバールによって発見されたそのウイルスはエプスタイン-バールウイルス Epstein-Barr virus（EBウイルス）と名づけられている。EBウイルスはヘルペスウイルス科に分類される。バーキットリンパ腫や上咽頭がんの原因ウイルスである（p.283 参照）。

第1章　微生物学のあゆみ

5 免疫学の始まり

A. ワクチン

　かつて（1980年頃まで）致命率の高い痘瘡（天然痘とも呼ばれる）と呼ばれるウイルス性疾患が流行していた。英国のジェンナー（Edward Jenner、1749～1823）は、乳搾りの女性には痘瘡にかかる人が少ないことに気がついた。乳牛の乳房に痘瘡の皮膚病変に類似した病変（牛痘）がみられることがあった。ジェンナーは乳搾りの女性の手には似たような病変が認められることも確かめた。そこでジェンナーは1798年、ウシの牛痘病変の内容物を8歳の少年フィプス（James Phipps）に接種し、牛痘様皮膚病変を発症させた。その少年の皮膚病変は治癒し、その翌年、その少年に痘瘡患者から採取した皮膚膿症性病変の内容液を接種したが、その少年は痘瘡を発症しなかった。病原微生物やウイルスといった病原体の存在が発見されていない時代に、ジェンナーは痘瘡の発症を人為的に予防する方法を開発したのである。このように、人体にはある感染症に対する抵抗力を獲得する機序が存在する。その抵抗力を免疫 immunity と呼ぶ。

　1880年、パスツールは病原性の弱いニワトリコレラ菌の培養液をニワトリに接種すると、軽い症状が出現するものの回復し、その後は生のニワトリコレラ菌を接種しても発症しないことを発見した（図1-7）。この発見に基づき、病原体を弱毒化して接種すると、その病原体に対する抵抗力（免疫）が誘導され、その後は病原性のある当該病原体を感染さ

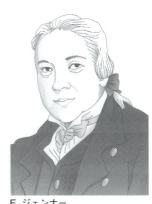

E. ジェンナー

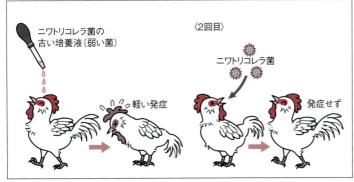

▲図1-7　ワクチン

> **Note**
>
> **ワクチン**
>
> ジェンナーが開発した痘瘡予防法のアイデアの源になった「牛痘」の「牛」はラテン語でワッカ（vacca）と呼ばれる。パスツールはジェンナーの業績に敬意を表して弱毒化または無毒化させた材料をワクチン（vaccine）と、ワクチンを接種することをワクチネーション（vaccination）と呼ぶことを提唱した。

Note

せても発症しないことを明らかにした。このようにしてニワトリコレラ菌や炭疽菌、狂犬病などの病原体を弱毒化、または不活化し、ワクチンをつくった。

B. 免疫血清

コッホの門弟、ベーリング（Emil von Behring, 1854～1917）と北里柴三郎はジフテリアや破傷風の毒素に対する抗毒素抗体を発見した。ジフテリア毒素をモルモットに注射し、生き残ったモルモットの血液を調べると、血清中に毒素と結合して毒素の活性を中和する物質（抗体 antibody）が産生されていることを発見した。この抗毒素抗体を含む血清を他の正常な動物に投与したうえでジフテリア毒素を与えても、その動物はジフテリアを発症しないことを確かめた。さらに、2人は、ジフテリア毒素で免疫されたヒツジやウマから抗毒素抗体が含まれる血清（抗毒素血清）を得て、それをジフテリア患者に投与して治療する方法（抗毒素血清療法 antitoxic serotherapy）を開発した。この成果は1890年、『ジフテリアと破傷風に対する動物の免疫機構』と題する共著論文として発表された。

以後、さまざまな研究者により、コレラ菌で免疫したモルモットの腹腔内にコレラ菌を注入しても、菌はやがて溶けてしまうこと（溶菌現象）、チフス菌で免疫したウサギの血清にチフス菌を加えると凝集すること（凝集反応）、菌体の抽出液とそれを用いてつくった免疫血清を混合すると、沈降物が生じること（沈降反応）などが明らかにされた。いずれも病原体やそれが産生する毒素とそれに対する抗体の結合に基づく現象（免疫反応）である。

こうした免疫反応は現在も感染症の検査に用いられている。

C. 貪食細胞

ロシアのメチニコフ（Elie Metchnikoff, 1845～1916）は1884年、細胞の食作用を研究し、「食菌作用が感染防御の根底をなすものである」と発表し、免疫の研究に先鞭をつけた。

今では、貪食細胞（好中球、マクロファージなど）の食作用について、あたり前のように語られているが、当時、メチニコフの理論はすぐには支持されなかった。細胞の中に細菌が入るという現象は、細胞が細菌を取り込むのか、細菌が細

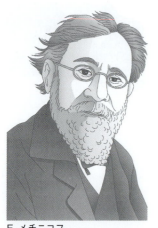

E. メチニコフ

細胞の食菌作用

メチニコフは、透明なヒトデの幼虫に赤い色素を注入し、ヒトデの「遊走細胞」が色素を取り込むのを見て、「この細胞は色素を摂食しているのではなく、自らが異物（色素）を取り込むことでヒトデを防衛しているのではないか」と考えた。そこで、病原性のあるカビの胞子を注入してみると、遊走細胞がたくさん集まり、カビの胞子が細胞内に取り込まれるのが確認できた。このことからメチニコフは、「遊走細胞＝食細胞が病原体を食し、感染を防御している」と主張するようになった。

胞に侵入するのかによって、意味が全く異なってくる。前者
ならば細胞が細菌の感染から身を守るための活動、後者なら
ば細菌が細胞に感染するための活動ということになる。実際
はメチニコフが主張したとおり前者であった。つまり、貪食
細胞は細菌を取り込み、殺菌して、感染防御を担っているの
である（もっとも、現在ではマクロファージに取り込まれた
後、殺菌されず、増殖するような性質の細菌が存在すること
も分かっている）。

　一方、ベーリングや北里によって抗毒素抗体が発見される
と、抗体に関する研究が盛んになった。抗体がかかわる感染
防御は液性免疫と呼ばれる。その後、1950年代に抗体がリ
ンパ球によって生産されることがわかり、その詳細が明らか
にされたのは近年になってからである。微生物学の研究から
派生した免疫学は飛躍的に発展し続けている。

D. 自然免疫

　特定の病原体に対する抵抗力（獲得免疫）だけでなく、病
原体の種類にかかわらず、ヒトを含む多くの生物には基盤と
なる抵抗力が備わっている。これを自然免疫と呼ぶ。自然免
疫にはリゾチーム、ラクトフェリン、トランスフェリンなど
の液体性因子や、補体、インターフェロン、サイトカイン、
食細胞（マクロファージなど）などの獲得免疫を誘導する因
子がかかわっている。

　例えばマクロファージは、自然免疫にかかわるだけでな
く、特異的獲得免疫への橋渡しをする機能を発揮する。

E. 獲得免疫

　一度、麻疹（はしか）にかかった人は、再び麻疹にはなら
ない。発病したとしても軽くすむ。このように一度感染した
病原体に特異的に発症予防に働く免疫機能を獲得免疫とい
う。

　獲得免疫には、B細胞からつくられる免疫グロブリンによ
る免疫（液性免疫）および、Tリンパ球による免疫の制御
と細胞障害作用（細胞性免疫）がある。これらの研究は20
世紀後半、とくに1970年代以降になって急速に進展した。

第1章　微生物学のあゆみ　29

6 消毒法、抗菌薬の発見

A. 消毒の始まり

イギリスの外科医、リスター（Joseph Lister, 1827～1912）は1867年、パスツールの自然発生説の否定にヒントを得て、石炭酸（フェノール）による病原微生物の消毒法を開発した。リスターは、外科手術の傷を石炭酸に浸した布でおおい、傷口の殺菌、外気との隔離によって化膿を防止し、手術に伴う感染症で死亡する割合を著しく低下させた。

滅菌・消毒は、病原微生物の制御および感染症予防の柱の1つである（p. 169参照）。滅菌・消毒法は進歩し、種々の消毒薬が開発され、病原微生物に応じて有効な薬剤が使用されているが、近年、その重要性はますます増している。

前述したように病院内には感染防御能の低下した患者（免疫不全患者）が多く、医療従事者や医療器具・用具などを介して発生する院内感染が増加している。感染源・感染経路となる患者の排泄物や寝具・リネン・衣類、周辺物品、患者の治療に使用した医療器具・用具の滅菌、消毒、患者と接触した医療従事者の手指の滅菌・消毒などがきわめて重要になっている。

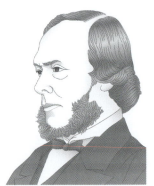

J. リスター

B. 抗菌薬の発見

エールリッヒ（Paul Ehrlich）は1904年、病原微生物に対して増殖抑制効果を示す色素に着目し、トリパン赤にアフリカ睡眠病を引き起こすトリパノソーマ原虫に対する抗菌作用があることを発見した。トリパン赤は動物のトリパノソーマ症に有効性を示す色素である。1910年、エールリッヒのもとに留学していた秦佐八郎（1873～1938）は、サルバルサンが梅毒に有効であることを発見した。これが内服抗菌薬の第1号となった。

イギリスのフレミング（Alexander Fleming, 1881～1955）は1929年、青カビ（*Penicillium*）が分泌する「細菌の増殖を抑制する物質」を発見し、抗菌薬としての使用を試みた。このときは、精製が不十分で毒性が強く、実用化に至らなかっ

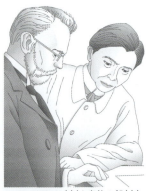

P. エールリッヒ（左）と秦佐八郎（右）

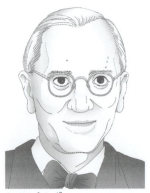

A. フレミング

たが、1941年、チェイン（Ernst B. Chain）とフローリー（Howard W. Florey）がこの物質を抽出・分離し、ペニシリンとして実用化した。

また、この少し前（1935年）、ドイツのドマク（Gehard Domagk）がプロントジル（スルホンアミドの一種）の抗菌効果を発見し、サルファ剤として合成しており、化学療法の発展に寄与した。

ペニシリンの発見と実用化が抗菌薬による化学療法の幕開けとなり、その後多くの抗菌薬の発見が相次いだ。1944年にストレプトマイシン、1947年にクロラムフェニコール、1948年にテトラサイクリン、1950年にエリスロマイシン、1957年にカナマイシンが発見、実用化されて、感染症による致命率は急速に低下した。

しかし、これらの抗菌薬にも弱点がある。抗菌薬のなかでも細菌、真菌が産生し、他の微生物に作用する物質を抗生物質と呼ぶ。作用を受ける側の微生物も、この物質に対応し、作用から逃れる手段を身につける。つまり、抗菌薬を使い続けると、はじめは効果があっても、やがて効果がなくなる場合がしばしばある。細菌が効果のあった抗菌薬に抵抗性を示すようになることを薬剤耐性の獲得といい、その細菌を薬剤耐性菌という。

抗菌薬の多用は薬剤耐性菌の出現をもたらした。1941年にペニシリンの使用が始まると、1940年代後半には早くもペニシリン耐性菌（ペニシリナーゼというペニシリンを分解する酵素を持つ細菌）が出現し、次に、ペニシリン耐性菌に効果のある抗菌薬、メチシリンが開発、使用されると、今度はメチシリン耐性菌（メチシリン耐性黄色ブドウ球菌、MRSA）が出現した。現在、実に多くの薬剤耐性菌が存在し、厄介な問題となっている。

Note

抗ウイルス薬

長野泰一と小島保彦が1954年にウイルスを抑制する物質を発見し、アイザックス（Alick Isaacs）とリンデンマン（Jean Lindenmann）がそれをインターフェロン interferon（IFN）と名づけた。IFNは自然免疫を強力に誘導する因子の1つで、抗ウイルス薬としてはB型肝炎、C型肝炎などの治療に用いられている。

エリオン（Gertrude Belle Elion）は、1970年代にヘルペスウイルス感染症に有効なアシクロビルと呼ばれる「抗ウイルス薬」を開発した。アシクロビルは細胞に毒性を示さず、単純ヘルペスウイルスと水痘・帯状疱疹ウイルスの増殖を特異的に抑制する抗ウイルス薬で、画期的なものである。現在では、ヘルペスウイルス感染症以外に、インフルエンザ、HIV感染症、B型およびC型肝炎、新型コロナウイルス感染症（COVID-19）に対する抗ウイルス薬が開発され、臨床応用されている。

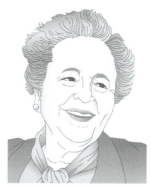

GB. エリオン

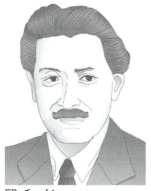

EB. チェイン

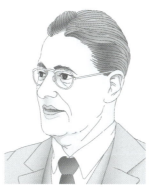

HW. フローリー

第1章 微生物学のあゆみ

7 医科微生物学の発展

　パスツールとコッホの業績を基礎として医科微生物学は急速に発展した。病原細菌の発見はコッホによる炭疽菌に始まり、次々と発見されて現在では1,000種を数える。病原ウイルスの発見はイワノフスキーによるタバコモザイク病濾過性病原体、タイラーによる黄熱ウイルスの分離に始まり、現在ではヒトから分離されたものだけで数百種を数える。電子顕微鏡の性能の高まりにより細菌の内部、およびウイルスの構造を詳細に観察できるようになって、現在では細菌の微細構造からウイルスの遺伝情報であるDNA、RNAの塩基配列まで解明され、微生物は分子、遺伝子レベルで明らかにされつつある。

　微生物学から派生した免疫学、分子生物学が独立、発展し、フィードバックされて微生物学の発展に寄与し、とくに分子生物学、分子遺伝学が今日の微生物学の発展を支えている。

　つまり、現代の医科微生物学では、微生物の構造物、その組成、機能、代謝、産生タンパク質などを分子レベルで解析し、各微生物の性質や病原性などを研究する。また、微生物の遺伝情報をコードするDNA、RNAの塩基配列を明らかにし、これを微生物の分類や感染症の診断に利用し、微生物の生態や病原因子（微生物が病気を引き起こす因子）などの解明に遺伝子レベルで取り組み、感染症の制御をめざしている。

A. 検査方法の発展

　感染症の診断は、従来から、患者から採取された検体に含まれる微生物を培養し、分離・増殖させて、病原体の存在を確認する（病原体の検出によって）のが基本である。しかし、微生物によっては培養に時間がかかる場合や、現在の技術では増殖させることがむずかしい場合がある。近年、微生物の遺伝子レベルでの解析が進み、分離培養法によらず、患者検体からそれぞれの微生物に特異的な（その病原体にのみ存在する）遺伝子（DNA、RNA）を検出することによって、病原の微生物を同定する方法が用いられるようになった（p.59参照）。

病気を引き起こしている病原体を増殖させることなく、サンプル（検体）の中の遺伝子を複製させる方法が広く検査法として用いられるようになった。この遺伝子増殖法はpolymerase chain reaction（PCR）法と呼ばれる（p. 183参照）。PCR法によって得られたDNAを、すでに登録されている既知の微生物のDNA、RNAと照らし合わせ、検体に含まれている病原微生物を同定することができる。登録されている既知の微生物のDNA、RNAと異なるDNA、RNAを発見し、それが新たな病原微生物の発見につながった例もある。

B. ワクチン開発

痘瘡（天然痘）ワクチンを開発したジェンナーがワクチンによる感染予防法開発に先鞭をつけ、パスツールがそれを確立した。ワクチン開発の技術の発展と集団接種の浸透が、多くの人々を感染症から守ることに貢献している。その代表例が1977年の「痘瘡の根絶」の成功である。現在、ポリオ根絶運動が世界保健機構（WHO）を中心として進行中である。さらに多くの細菌やウイルスに対するワクチンが開発されて、感染予防効果を発揮している。

これまで小児感染症の代表例である麻疹、風疹、ムンプスなどのウイルス性疾患や百日咳、破傷風、ジフテリアといった細菌感染症に対するワクチンが開発されてきた。最近では新しい技術に基づいて、ロタウイルスによる下痢症、b型インフルエンザ菌感染症、肺炎球菌感染症に対するワクチンも開発され、臨床応用されている。また、子宮頸がんの原因となるヒトパピローマウイルスに対するワクチンも開発され、子宮頸がん患者が減少する時代になってきた。

ワクチンには病原体の感染性をなくした病原体（不活化ワクチン）、病原性を低下させた病原体（弱毒生ワクチン）、または病原体の成分で抗原となるタンパク質（成分ワクチン、コンポーネントワクチン）がある。さらに、最近では組換え技術を用いて組換え抗原ワクチンも開発されている。抗原となるタンパク質をコードする遺伝子を直接体内に注射し、そのタンパク質を体内の細胞につくらせれば、ワクチンと同じ効果が得られるのではないかという新しい考え方に基づいて、研究が進められている（DNAワクチン、メッセンジャーRNAワクチン）。

Note

痘瘡根絶

1979年にジュネーブで開かれた世界痘瘡根絶確認評議会が根絶確認宣言書に署名し、1980年にWHOが世界痘瘡根絶を宣言した。

ポリオ根絶運動

WHOは1988年にポリオ根絶計画を打ち出した。2002年までにアメリカ大陸、日本を含む西太平洋地区、ヨーロッパ地区でポリオ根絶宣言が出されたが、パキスタン、アフガニスタンではまだ少数の患者が発生している（2024年の時点）。WHOは2005年までに患者発生をなくし、2008年に根絶宣言を出したいとしていたが、いまだに実現していない。ポリオの根絶は大変難しい。しかし、これまでの国際的協働の中で行われている根絶活動により、根絶の最終段階に到達しているともいえる。現在のポリオ流行地は、社会情勢が不安定でワクチン接種が行きわたっていない国である。ポリオの根絶には、国際社会が連携して安全で安心した社会を築くことが必要である。

第1章　微生物学のあゆみ　33

C. 遺伝子治療・細菌毒素の応用

　微生物学の新しい分野として、ウイルスや細菌毒素の治療薬としての医療応用が進んでいる。その1つが、宿主細胞の遺伝子に侵入することのできるウイルスの性質を利用して開発された遺伝子治療である。遺伝子治療とは、治療用ウイルス（ウイルスベクターvector）に遺伝子疾患の原因である遺伝子（正常型）が挿入された治療用ウイルスを患者に感染させて、患者の体内で正常な遺伝子を補う治療法である。

　また、細菌毒素を利用した例では、ボツリヌス菌の病原であるボツリヌス毒素が、顔面神経けいれんなどの神経性疾患の治療に用いられている。これは、神経性疾患に対し、ボツリヌス毒素を投与し、その神経麻痺作用を利用してけいれんを改善させるという治療法である。

第2章
細菌学

本章の内容
1. 細菌の形態と構造
2. 細菌の増殖
3. 細菌の代謝
4. 細菌の遺伝
5. 細菌の病原性
6. 細菌の分類

学習目標
- 細菌の形状、配列の種類を理解する。
- 細菌の構造を図示できる。
- グラム陽性菌とグラム陰性菌の細胞壁の違いを理解する。
- 細菌の莢膜、鞭毛、線毛、芽胞の機能について説明できる。
- 細菌の増殖に必要な条件を列挙できる。
- 酸素要求性の違いによる細菌の分類を理解する。
- 細菌の異化代謝と同化代謝について説明できる。
- 細菌のプラスミドとその機能を理解する。
- 細菌の突然変異、形質転換、接合、形質導入について簡単に説明できる。
- 細菌の主な病原因子（定着因子、侵入因子、毒性因子）について説明できる。
- 細菌の主な外毒素とその作用を説明できる。
- 細菌の命名法を理解する。

第2章 細菌学

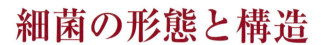
細菌の形態と構造

A. 大きさと形

　細菌の大部分は直径1μmから4〜5μmの大きさである（表2-1）。たとえば、ブドウ球菌は直径0.8〜1.0μm、大腸菌は（0.4〜0.7）×（1〜3）μmであり、光学顕微鏡で1,000倍に拡大してもそのままでは明確に観察できないので、菌体を特別な方法を用いて染色することで観察可能となる（後述）。
　細菌の形は球状（球菌 coccus）、桿状（桿菌 bacillus）、らせん状（らせん菌 spirillum）の3つに大別される（表2-2）。

❶球菌
　球形の細菌で、大きさは直径約1μmである。球形といっても、半球形、ランセット形（三角形）、腎臓形など、さまざまである。種類によって独特の配列をとり、2つ並ぶ配列の双球菌 diplococcus、4つ並ぶ四連球菌 tetragena、鎖状のレンサ球菌 streptococcus、ぶどうの房状のブドウ球菌 staphylococcus などがある。

❷桿菌
　桿状、棒状の細菌で、大きさは短径が約0.3〜1μm、長径が0.5〜10μm。両端が直角のもの、丸いもの、先の細いもの、レンサ状のものとさまざまである。

▼表2-1　主な細菌の大きさ

菌の種類	径の長さ（μm）
ブドウ球菌	（0.8〜1.0）×（0.8〜1.0）
大腸菌	（0.4〜0.7）×（1〜3）
コレラ菌	0.5×（1.5〜3）
結核菌	（0.3〜0.6）×（1〜4）
ジフテリア菌	（0.3〜0.8）×（1〜8）
炭疽菌	（1.0〜1.2）×（3〜5）
梅毒トレポネーマ	（0.13〜0.15）×（10〜13）
レプトスピラ	0.1×（6〜20）

▼表2-2　細菌の形

形			主な細菌
球状	ブドウの房状		黄色ブドウ球菌など
	鎖状		化膿性レンサ球菌など
	双球状		肺炎球菌、淋菌、髄膜炎菌など
桿状	レンサ状		炭疽菌、セレウス菌など
	短い桿状		インフルエンザ菌など
	細長い桿状		大腸菌、緑膿菌など
	棍棒状		ジフテリア菌など
らせん状	短いらせん状		カンピロバクター、ヘリコバクターなど
	長いらせん状		梅毒トレポネーマ、回帰熱ボレリア、黄疸出血性レプトスピラ菌など

❸らせん菌

　らせん状の菌体を持つ細菌で、らせんが短い（2回転程度）ものに**カンピロバクター属** *Campylobactor*、**ヘリコバクター属** *Helicobactor* などがあり、長いもの（3回転以上）は**スピロヘータ** *Spirochaeta* と呼ばれ、**トレポネーマ属** *Toreponema*、**レプトスピラ属** *Leptospira* などを含む。らせん状でもらせんが1回転程度の**コレラ菌** *Vibrio cholerae*、**腸炎ビブリオ** *Vibrio parahaemolyticus* は桿菌に分類される。

B.　染色と観察

❶グラム染色法

　細菌を染色して観察し、染色性の違いと菌体の形状、配列

Note

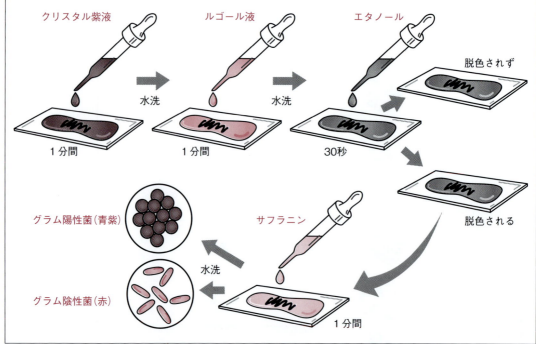

▲図2-1　グラム染色

から菌種を鑑別する。細菌の代表的な染色方法の1つが**グラム染色**で、ほとんどの細菌を2種類に染め分けることができる（図2-1）。

染色は以下の手順で行う。
① スライドグラスに固定した標本（細菌）をクリスタル紫液で青紫色に染める。
② ルゴール処理をしてエタノールで脱色する（脱色せず青紫色のままの細菌と脱色する細菌に分かれる）。
③ 脱色した細菌をサフラニンで赤色に染める。

青紫色に染まるものを**グラム陽性菌**、赤色に染まるものを**グラム陰性菌**に分類する。

❷観察

染色した標本（乾燥し、死んだ細菌）は通常、光学顕微鏡で約1,000倍に拡大して観察する。細菌を生きたまま（染色しないで）観察するには特殊な顕微鏡が必要になる。光源に数種類のレーザーを使って細菌を立体的に観察できる顕微鏡（共焦点レーザー蛍光顕微鏡）も用いられている。

C. 構造

細菌は**単細胞**の**原核生物**で、核膜、核小体、ミトコンドリ

抗酸性染色法

結核菌やらい菌など、グラム染色で染まりにくいが、いったん染まると酸性アルコールを用いても脱色されにくい性質を持つ細菌を総称して**抗酸菌**という。抗酸菌か否かを鑑別する方法が**抗酸性染色法**で、抗酸菌は**赤色**、他の細菌は**青色**に染め分けることができる。

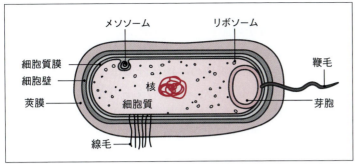

▲図2-2　細菌の構造

ア、小胞体などがなく、外側が固い**細胞壁**でおおわれている。細胞質には**核**、**リボソーム**、**メソソーム**があり、菌種により顆粒、**プラスミド**がある。また、菌種により表面に**莢膜**、**鞭毛**、**線毛**などがある（図2-2）。

❶細胞壁 cell wall

細胞質膜の外側をおおう固い細胞壁は細菌の形状を保ち、環境の変化から細菌を保護している。その構造はグラム陽性菌とグラム陰性菌とで異なるが、基本構造は両者とも**ペプチドグリカン**からなる（図2-3）。

グラム陽性菌の細胞壁は一層の厚いペプチドグリカン層（多糖、タイコ酸、ペプチドグリカン、タンパク質）からなる。グラム陰性菌の細胞壁には**外膜**があり、外膜と細胞質膜の間が薄いペプチドグリカン層になっている。外膜はリポ多糖体、リン脂質、リポタンパク質、タンパク質からなり、リ

Note

核小体
リボソームRNAの合成とリボソームの組み立てを行う。

ミトコンドリア
真核生物のエネルギー産生をする。

小胞体
タンパク質や脂質の合成、輸送に関与している。

リボソーム
タンパク質の合成を行う。

メソソーム
細胞脂質と連続して細胞質内に陥入した構造物で、機能は不明。

顆粒
ボルチン顆粒、グリコーゲン顆粒など。

プラスミド
（p. 51 参照）

ペプチドグリカン
多糖類とペプチドの化合物。

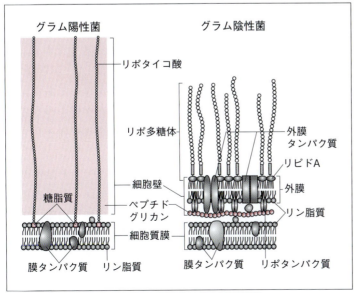

▲図2-3　細菌の細胞壁（グラム陽性菌、グラム陰性菌）

第2章　細菌学

Note

透過酵素

細胞質膜に存在するタンパク質の中で、糖やアミノ酸などの細胞機能維持に必要な物質を、それぞれ選択的に細胞内に取り込む活性を有するタンパク質のことをいう。

菌体外毒素、菌体外酵素

細菌外に分泌される毒素、酵素。細菌が周囲を増殖に適した環境にしたり、栄養を取り込みやすくしたりするために分泌する。これが病原因子（病気を起こすもと）の1つとなる（p. 53参照）。

ポ多糖体はリピドA lipidA と多糖体が結合したものである。リピドA は高分子の脂質で、内毒素（エンドトキシン endotoxin）として発熱、血管拡張、血液凝固作用などを誘発する（p. 55 参照）。一部の細菌の多糖体は菌体抗原（O抗原）としての性質を有する。また、外膜のタンパク質の一部は外部から物質を取り込むための構造（筒状の小さな孔を持つ構造、ポーリンと呼ばれる）が存在する。

❷細胞質膜 cytoplasmic membrane

細胞質膜は細胞壁の内側にあり、細胞質を包んでいる。リン脂質の二重層からなり、各種のタンパク質（透過酵素、呼吸酵素、栄養を加水分解する酵素など）が組み込まれている。物質の取り込み、代謝産物の排出、エネルギー産生、タンパク質合成などの機能を有する。また、細胞質内で合成されたタンパク質を菌体外に分泌する分泌装置 secretion system が存在する。そのタンパク質には病気を引き起こす（病原因子の）菌体外毒素（エクソトキシン）、菌体外酵素が含まれる。

分泌装置は菌種によって異なり、グラム陰性菌の場合、①タンパク質などの物質が細胞質内から細胞外に直接分泌される、②細胞質内でタンパク質ペプチド鎖と結合し、細胞質膜を通過した後、ペプチド鎖を切り離し、タンパク質のみが分泌される、③分泌装置が注射針のようになっていて、毒素、酵素などのタンパク質が他の細胞に直接注入される、④タンパク質とDNAの両方が宿主細胞に直接送り込まれる、これらの4タイプがある。

❸細胞質 cytoplasm

細胞質はコロイド（混ざり合った液体）状で、核 nucleus、プラスミド plasmid、リボソーム ribosome なども含まれる。

核は2本鎖の環状構造のDNA（染色体DNA）からなる。核は文字どおり細胞の中心、コントロールタワーであり、細胞（細菌自身）の維持・増殖に必要なタンパク質をつくるための遺伝情報（いわば設計図）がDNAの塩基配列として収まっている。

多くの細菌が有するプラスミドは染色体DNAとは別の小さな環状DNAである。プラスミドDNAがコードする遺伝情報により発現されるタンパク質は、菌の維持・増殖に必ずしも必要なものばかりではなく、薬剤耐性、病原性などに関するものがある。たとえば、Rプラスミドと呼ばれるものは薬剤耐性にかかわる。またFプラスミドと呼ばれるものは接合によって他の細菌に伝達され、Fプラスミドの有する遺

伝情報が伝達される（p. 51 参照）。

リボソームは RNA（DNA の遺伝情報に基づいてタンパク質をつくる作業を受け持つ）を含むタンパク質粒子で、いわばタンパク質合成装置である。

❹莢膜 capsule

多くの細菌は細胞壁の外側に莢膜を形成する。いわばバリアである。細菌が分泌する粘液による莢膜様構造を粘液層 slime layer、粘液層のうち線維様のものをグリコカリックス glycocalyx と呼ぶ。莢膜や粘液層は、多くの場合、多糖体からなる。

莢膜は食細胞（好中球、マクロファージ）に抵抗性を示し、莢膜のおかげで細菌は食細胞の貪食から逃れることができる。

また、莢膜は補体や抗体の攻撃から細菌を守り、同時に病原因子としての性質を有する。つまり、莢膜を持つ細菌は生体に侵入しても感染防御能に抵抗し、病原性（病気を引き起こす力）が高い。

粘液層は物表面への付着（たとえば、感染の足がかりとなる上皮細胞などへの接着）に関与している。グリコカリックスが生体内成分と混じってバイオフィルム biofilm を形成すると、そのなかの細菌は食細胞の貪食や抗菌薬に対して強い抵抗性を示すようになる。

❺鞭毛 flagella

鞭毛はらせん状の構造物で、運動器官である。直径 12〜30nm、長さ 1〜70μm で、フラジェリン flagellin と呼ばれるタンパク質からなり、抗原性を有する（H 抗原という）。

鞭毛の数や付着部位は菌種によって異なる。鞭毛を持たない無毛菌、一端に 1 本を持つ単毛菌、両端に 1 本ずつ持つ両毛菌、一端に数本を持つ叢毛菌、全周囲に数多く持つ周毛菌がある（表 2-3）。

❻線毛 pili、fimbriae

線毛は鞭毛より細く短い線維状の構造物で、付着線毛 adhevence pili と性線毛 sex pili がある。付着線毛は感染の初期段階である宿主細胞への付着に、性線毛は細菌同士の接合に関与している（p. 51 参照）。性線毛を持つ細菌は性線毛を介して他の細菌に接合し、遺伝情報を伝達するプラスミドを接合対象の細菌に移行させる。

Note

グリコカリックス

細胞膜の外側に結合している糖鎖で、日本語では糖衣と呼ばれる。

バイオフィルム

アルギネートと呼ばれる粘稠な多糖体からなる。

鞭毛と運動性

鞭毛の数と運動性は一致しない。大腸菌、チフス菌は周毛菌で 25〜330μm/ 秒、コレラ菌は単毛菌で 55μm/ 秒。コレラ菌の運動速度は車なら 60〜120km/ 時に相当する。

第 2 章 細菌学 41

Note

▼表2-3　鞭毛と主な細菌

無毛菌		赤痢菌、肺炎球菌など
単毛菌		コレラ菌、腸炎ビブリオ、エロモナス、緑膿菌、レジオネラなど
両毛菌		カンピロバクター
叢毛菌		スピルリム、プレジオモナスセラチアなど
周毛菌		サルモネラ菌、チフス菌、大腸菌クロストリジウム属、バシラス属など

❼芽胞 spore

　グラム陽性菌の**バシラス属** Bacillus と**クロストリジウム属** Clostridium の細菌、つまり**炭疽菌**や**セレウス菌**、**破傷風菌**、**ボツリヌス菌**などは栄養不足、乾燥など環境の変化によって増殖ができなくなると、代謝を止め、菌体中に芽胞を形成する。

　芽胞の外側は厚い殻でおおわれており、菌は内部に生命を維持する。芽胞の状態になると、染色体 DNA などが二重膜に包まれ、いわば殻にこもった状態となり、まわりの菌体が溶けると、遊離芽胞となって生き延びる。芽胞は加熱、乾燥、消毒薬に強い抵抗を示し、菌を保護する。たとえば、破傷風菌は芽胞を形成していなければ、煮沸消毒（100℃、数分間）で死滅させることができるが、芽胞を形成していると 100℃、1 時間の煮沸でもかなり生き残る。芽胞を熱で死滅させるには 121℃、20 分間の高圧蒸気滅菌が必要である。

　増殖している細菌を栄養型、芽胞を形成した細菌を休眠型という。芽胞を形成した細菌は、増殖に適した環境に変わると、休眠から醒めて発芽 germination し、再び栄養型に戻って増殖する。芽胞がヒトの体内に入ると、増殖に適した環境になるので、発芽して増殖し始めてヒトに病気を起こす（図2-4）。

　芽胞の形、大きさ、位置は菌種によって異なる。菌体の中

芽胞の熱抵抗性

芽胞は 100℃の加熱（煮沸）にも耐えるので、完全に殺菌するには 121℃で 20 分間の高圧蒸気滅菌が必要。

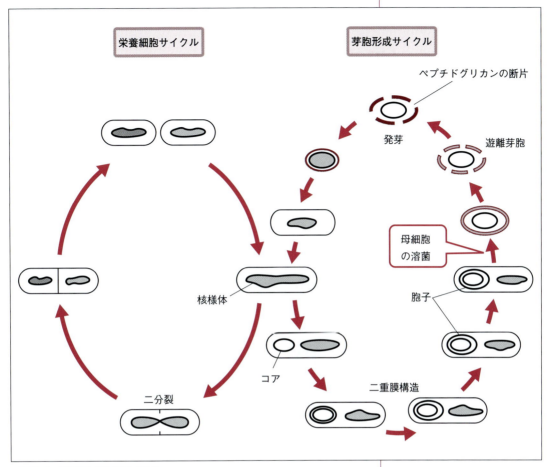

▲図2-4　芽胞形成菌のサイクル

▼表2-4　芽胞の位置、形、大きさと細菌

	芽胞	①位置②形③大きさ	主な細菌
中心性芽胞		①中央部、②円形、③菌幅より小さい	セレウス菌
中心性芽胞		①中央部、②楕円形、③菌幅より小さい	炭疽菌
偏在性芽胞		①中間、②楕円形、③菌幅より小さい	ウェルシュ菌など
端在性芽胞		①先端、②円形、③菌幅より大きい	破傷風菌など
端在性芽胞		①先端、②楕円形、③菌幅より大きい	ボツリヌス菌など

央部に形成されるものを中心型芽胞、片側に寄って形成されるものを偏在性芽胞、先端に形成されるものを端在性芽胞という（表2-4）。

2 細菌の増殖

Note

A. 栄養 nutrition

　細菌が増殖するためには栄養（すなわち菌体の構成成分とエネルギー）の摂取が欠かせない。細菌には有機物質を必要とせず、無機物質のみの摂取で発育、増殖できる独立栄養細菌 autotrophic bacteria と、無機物質の他、有機物質を摂取しないと発育、増殖できない従属栄養細菌 heterotrophic bacteria がある。病原細菌の大部分は従属栄養細菌である。

B. 分裂・増殖

　細菌は2分裂 binary fission により増殖する。つまり、発育して一定の大きさに達すると、母細胞が同一の染色体DNAを持つ2個の娘細胞に分裂し、この繰り返しによって細胞数（細菌数）が増加していく。増殖に必要な条件として、次のものがある。

❶水分と栄養
　細菌の生存には水は必須であり、菌体成分の約80％が水分である。他の生物と同様、炭素源、窒素源、無機塩類、ビタミン、必須アミノ酸などを栄養源として、水溶液状態の栄養素を摂取する。

❷温度
　増殖に最も適した温度域を増殖至適温度域 optimal temperature という。増殖可能な温度域はかなり広いが、増殖能は至適温度域から離れるにしたがって低下する。
　病原細菌のほとんどはヒトの体温（37℃前後）を至適温度域とする中温細菌 mesophilic bacteria である。つまり、ヒトに病気を起こす中温細菌にとって体内は増殖環境に適している。

至適温度域

低温細菌 psychrophilic bacteria
　至適温度域 10〜20℃
　増殖可能温度域 0〜25℃
中温細菌 mesophilic bacteria
　至適温度域 30〜37℃
　増殖可能温度域 10〜45℃
高温細菌 thermophilic bacteria
　至適温度域 50〜60℃
　増殖可能温度域 25〜80℃

❸酸素

酸素の要求性によって、酸素がないと増殖できない偏性好気性菌 obligate aerobic bacteria、酸素があると増殖できない偏性嫌気性菌 obligate anaerobic bacteria、酸素があってもなくても増殖できる通性嫌気性菌 facultative anaerobic bacteria、酸素分圧が低い状態でよく増殖する微好気性菌 microaerophilic bacteria に大別できる。

偏性好気性菌は、呼吸 respiration によってエネルギー代謝を行う細菌で、緑膿菌、結核菌、ジフテリア菌、レジオネラ菌などが含まれる。

偏性嫌気性菌は、発酵 fermentation によってエネルギー代謝を行う細菌で、破傷風菌、ボツリヌス菌、バクテロイデス属などが含まれる。

通性嫌気性菌は、酸素があるときは呼吸、酸素がないときは発酵によってエネルギー代謝を行う。ただし、酸素があるときのほうが増殖は活発である。ブドウ球菌、大腸菌、赤痢菌など多くの病原細菌が含まれる。

微好気性菌は、酸素濃度が大気より低い状態（3～15％）でよく増殖する細菌で、カンピロバクター属、ヘリコバクター属などが含まれる。

❹二酸化炭素

細菌の増殖に二酸化炭素は欠かせないが、細菌自身が代謝によって二酸化炭素を産生し、大部分の細菌にはそれで十分である。しかし、高濃度（5～10％）の二酸化炭素を必要とする細菌（淋菌、髄膜炎菌、カンピロバクター属など）が存在する。こうした細菌を培養するときは二酸化炭素濃度を高める必要がある。

❺水素イオン濃度（pH）

増殖に最も適した pH 域を増殖至適 pH optimal pH という。その上下のかなり広い pH 域まで増殖が可能である。増殖が可能な pH 域、至適 pH 域は細菌によって異なる。大部分の病原細菌はヒトの体液の pH（7.35～7.45）とほぼ同じ 7.2～7.6 が至適 pH 域である。ただし、結核菌の増殖には 6.8～7.2 の低い pH が、逆にコレラ菌の増殖には 7.6～8.4 と高い pH が適している。

❻浸透圧

多くの細菌は塩分濃度 0.9％前後の環境を好み、3％以上の環境では増殖できない。しかし、腸炎ビブリオなどのように

Note

酸素耐性嫌気性菌
aerotolerant anaerobic bacteria
....
酸素のない状態でのみ増殖するが、偏性嫌気性菌と異なり、酸素があっても死滅しない細菌で、レンサ球菌、乳酸菌などが含まれる。

塩分濃度が3～5%と高くないと増殖できない細菌もあり、逆にブドウ球菌のように塩分濃度0.5～10%と塩分濃度が高くても増殖できる細菌もある。前者を**好塩性菌** halophilic bacteria、後者を**耐塩性菌** salt tolerant bacteria という。

C. 培養

増殖に必要な栄養素と環境条件を細菌に与えて、人工的に増殖させることを**培養** culture という。細菌性病原体の同定、その感染症の診断に欠かせない技術である。

❶培地

細菌を培養する場を**培地** culture medium という。**液体培地** liquid medium と**固形培地** solid medium があり、固形培地は液体培地に寒天を1.5%程度加えて熱し、冷ましてゲル化したもので、一般に**寒天培地**と呼ぶ。

固形培地に複数の細菌を含む**検体**（病気によって異なるが、病原細菌が含まれていると思われる組織、血液、咽頭ぬぐい液、痰、便、尿、膿汁など）を塗布して培養すると、各細菌は分裂、増殖を繰り返し、細菌ごとに独立した集落（**コロニー** colony）を形成する。これを**分離培養** isolation culture という。さらに1種類のコロニー形成する細菌だけを液体培地などで純粋に増殖させるのを**純粋培養** pure culture という。

細菌によって増殖の条件が異なるので、細菌によって使い分けできるよう種々の培地が開発されている。

❷培養法

増殖に必要な条件が細菌の種類によって異なるので、培養法もそれぞれの細菌によって異なる。酸素を利用できる偏性好気性菌と通性嫌気性菌の培養には、通常の培養装置である恒温器（孵卵器）が用いられる。微好気性菌には培地を入れた容器内の酸素、二酸化炭素濃度を一定に保つ培養装置が用いられる。酸素があると増殖できない偏性嫌気性菌には無酸素状態を保つ培養装置（嫌気培養器）が用いられる。

❸世代時間

1つの細菌が2つの細菌に分裂するのに要する時間（**世代時間** generation time）は、菌種や培養条件によって異なる。最適の条件で培養したとしても、大腸菌で約20分間、結核菌で約18時間と差がある。ちなみに、1個の大腸菌は10時間培養すると約 1×10^8 個にもなる。

固形培地の形状

平板、斜面、半斜面、高層がある。

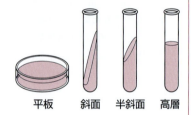

平板　斜面　半斜面　高層

主な細菌の世代時間

細菌の種類	世代時間（分）
大腸菌	20
ブドウ球菌	30
赤痢菌	25
サルモネラ属	20
腸炎ビブリオ	10
結核菌	1080（18時間）

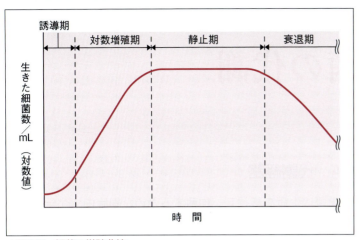

▲図2-5　細菌の増殖曲線

❹増殖曲線

　液体培地に細菌を入れて培養したときの培養時間と細菌数の関係を表したのが増殖曲線 growth curve である。細菌を培地に入れると、しばらく増殖しない時期（誘導期 lag phase）を経て増殖し始め、細菌数が急速に増加する（対数増殖期 exponential phase）。増殖が進むと増殖速度が低下し、増加する細菌数と死滅減少する細菌数が等しくなり（静止期 stationary phase）、やがて死滅減少する細菌数が多くなり、生きた細菌数が減っていく（衰退期 decline phase）（図 2-5）。

第2章 細菌学

3 細菌の代謝

A. 代謝経路

細菌は生命を維持し、増殖するため、細胞内で化学反応を起こして必要な物質を産生している。この化学反応を**代謝** metabolism というが、細菌でも動物細胞でも代謝の基本は変わらない。

代謝には、高分子物質を低分子物質に分解することによってエネルギーを産生する**異化作用**と、低分子物質を高分子物質に合成する**同化作用**とがある。その代謝経路は非常に複雑であり、さまざまな経路が知られているが、一般に細菌は図2-6のような経路を持っている。

B. 異化作用 catabolism

エネルギー産生は主として**グルコース**（ブドウ糖）を酵素分解し、エネルギー源となる **ATP**（アデノシン三リン酸）を生成することで行われる。この代謝経路に**呼吸**と**発酵**がある。

❶呼吸 respiration

グルコースを分解、ATPを生成する経路は2段階の過程で行われる。第1段階はグルコースが無酸素状態で分解されてピルビン酸になる過程で、**解糖** glycolysis という。この過

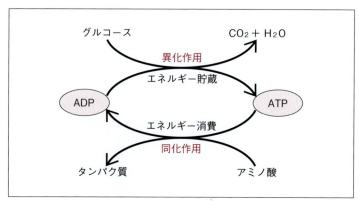

▲図2-6　細菌の代謝経路

程で1分子のグルコースから2分子のATPが生成される。第2段階はピルビン酸が分解されてATPが生成される過程で、これには酸素を必要とする経路と必要としない経路があり、前者が**呼吸**、後者が**発酵**である。

呼吸経路ではピルビン酸がアセチルCoAとなり、**クエン酸回路（TCA回路）** に入り、酸素存在下で酸化分解を受けて最終的に二酸化炭素と水になる（図2-7）。この呼吸によってATPを生成するのは増殖に酸素が必要な**偏性好気性菌、微好気性菌**で、酸素存在下では呼吸を、無酸素状態では発酵を行うのが**通性嫌気性菌**である。

❷発酵 fermentation

発酵は**無酸素状態**でピルビン酸を分解し、ATPを生成する経路で、その過程でアルコール、有機酸などの分解産物ができる。その分解産物は菌種によって異なる。

この発酵によってATPを生成するのは無酸素状態のみで発育、増殖する**偏性嫌気性菌**と、酸素存在下では呼吸を、無酸素状態では発酵を行う**通性嫌気性菌**である。

C. 細菌の同化作用 anabolism

菌体の構成成分は核酸、タンパク質、脂質、糖質などで、細菌はこれらの有機化合物を合成するため外界から低分子物質を取り込む。また、増殖に必要なアンモニア、ナトリウム、カリウムなどの無機塩類、発育に必要なビタミン類も外界から取り込む。

取り込まれた物質からTCA回路などの代謝経路を経てα-ケトグルタル酸、コハク酸、オキサロ酢酸などが生じる。α-ケトグルタル酸はグルタミン酸からプロリン、アルギニン、グルタミン、コハク酸はポルフィリン、オキサロ酢酸はアスパラギン酸からリジン、アスパラギン、メチオニンなどのアミノ酸となり菌体の構成に利用される。

呼吸・発酵の過程で生じたATPなどのエネルギー源を用いて、細菌（細胞）内で合成または外界から取り込まれた各物質をもとに、細胞壁、細胞質膜、DNAやRNAの核酸、各種タンパク質が合成される。これらは細菌が生存するための基本的な営みである。

Note

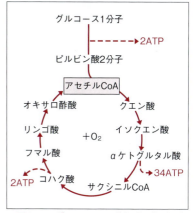

▲図2-7　グルコースの分解（細胞呼吸）

発酵による産物

[細菌名] 発酵による主な産物
[ブドウ球菌、レンサ球菌など]
　乳酸
[腸内細菌の多く]
　乳酸、酢酸、ギ酸、コハク酸、エタノール
[肺炎桿菌、セラチア、バシラス属など]
　ブチレングリコール、アセトイン、エタノール、酢酸
[クロストリジウム属など]
　酪酸、ブタノール、アセトイン、イソプロパノール、酢酸、エタノール
[プロピオバクテリウム属、ベイヨネラ属など]
　プロピオン酸、酢酸、コハク酸

4 細菌の遺伝

A. 形質遺伝

　母細胞から生じた娘細胞が、その個体が持つ特有の形質を受け継ぎ、次の世代に伝えていくという遺伝の仕組みは、すべての生物で同じである。つまり、大腸菌は分裂を繰り返しても大腸菌である。その個体が持つ特有の形質はDNA（デオキシリボ核酸）の遺伝情報（塩基配列によって表現される）として組み込まれている。個々の遺伝情報を担う単位を遺伝子、遺伝子をまとめたものをゲノムと呼ぶ。

　細菌のゲノムは染色体とプラスミド plasmid の2つの形態で存在している。染色体には2本鎖DNAとして、生存にかかわる基本的な遺伝情報がのっている。プラスミドは染色体DNAより小さい環状DNAで、生存するためには必ずしも必要ないが、薬剤耐性や病原性など細菌の性質にかかわる重要な遺伝情報を含んでいる。しばしば他の細菌に伝播して、伝播された細菌の性質を変化させる。

　細菌の分裂に際して、これらのDNAは複製されて2つになり、2つの娘細胞が1つずつ持つ。細菌は無性的に増殖するので、DNAの複製が正しく行われれば、遺伝情報はそのまま受け継がれて遺伝的形質は変化しない。しかし、突然変異が生じたり、接合（後述）が起こったりして遺伝情報が変化し、細菌の性質が変化することがある。

B. 突然変異 mutation

　分裂（DNA複製）の途中で遺伝子（塩基配列）に変化が生じることを突然変異という。変異はDNA複製の誤り、DNAの損傷などを生じる。その確率は$1×10^{-8}〜1×10^{-6}$と低いが（$1×10^{6}〜1×10^{8}$塩基に1つの間違いしか起こさない）、化学物質（変異原物質）の作用、紫外線や放射線の照射などの影響が加わると著しく高くなる。

　突然変異の1つに「S-R変異」がある。この変異が肺炎球菌に起こると、莢膜多糖体発現遺伝子が欠失し、莢膜があり感染力の強いS型から、莢膜がなく感染力の弱いR型に変化する。

変異原物質 mutagens
塩基類似化合物、アルキル化剤、脱アミノ剤など。

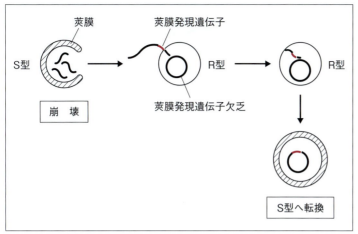

▲図2-8 形質転換

C. 形質転換 transformation

　細菌の DNA が他の細菌内に入り、その DNA に組み込まれることを形質転換という。肺炎球菌の生きている R 型菌（感染力を持たない）と死んでいる S 型菌（生きている菌なら感染力を持つ）を混合すると、死んでいる S 型菌の DNA が R 型菌の DNA に組み込まれて、R 型菌が S 型菌に変わり、感染力を持つようになることが知られている（**図 2-8**）。

D. 接合 conjugation

　細菌同士が接触し、一方の細菌からもう一方の細菌に遺伝子を伝達することを接合という。接合には F プラスミド fertility plasmid と呼ばれるプラスミドが関与している。

　たとえば、F プラスミドを持つ大腸菌（F⁺菌）は F プラスミドを持たない大腸菌（F⁻菌）を性線毛で引き寄せて接触して接合し、F⁻菌にプラスミド DNA を送り込む。その結果、両者とも F プラスミドを持つ大腸菌（F⁺菌）となる（**図 2-9**）。

　また、細菌内で F プラスミド DNA の一部が染色体 DNA に組み込まれることもあり、染色体 DNA の一部が F プラスミドに組み込まれることもある。

　つまり、F プラスミドがコードしていた遺伝情報が接合に際して染色体 DNA 遺伝情報を伝達したり、染色体 DNA がコードしていた遺伝情報がプラスミドの遺伝情報として発現する場合もある。

プラスミドの種類

接合の機能を持つプラスミドの他、抗菌薬を分解、不活性化する機能を持つプラスミド（R プラスミド resistance plasmid）、他の細菌を殺すタンパク質を産生する機能を持つプラスミド（コリシンプラスミド）、外毒素を産生する機能を持つプラスミド（ビルレンスプラスミド）などがある。

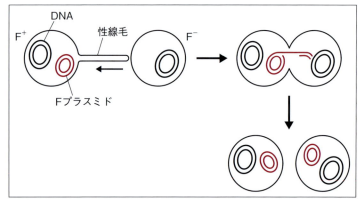

▲図2-9　接合

E. 形質導入 transduction

　バクテリオファージ bacteriophage（細菌を宿主とするウイルス）が細菌Aに感染すると、ファージDNAが染色体DNAに組み込まれる。細菌Aの細菌内でファージDNAの合成、増幅が起こると細菌Aが死滅し、染色体DNAが破壊される。すると細菌Aの染色体DNAを取り込んだファージDNAが合成されることがある。これがファージ粒子（ファージの感染型）となって細菌Bに感染し、その染色体DNAにファージDNAが組み込まれると、細菌Bは細菌Aの遺伝形質を伝達されることになる。このような遺伝子の伝達様式を形質導入という（図2-10）。

　たとえば、毒素を産生しないジフテリア菌が毒素遺伝子を持つファージに感染し、毒素を産生するジフテリア菌に変わることが知られている。

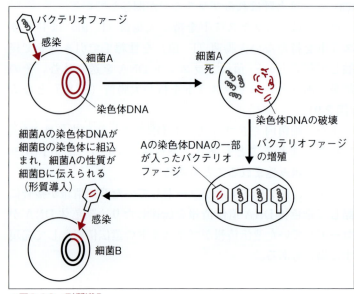

▲図2-10　形質導入

第2章　細菌学

5 細菌の病原性

A. 病原因子 virulence factor

　細菌は宿主に侵入後、組織に定着し、増殖して、組織・細胞の破壊あるいは毒素を産生して病原性を発揮する。その病原性に影響を及ぼす因子を病原因子という。

　病原性の高低や特徴（どのような病気を引き起こすかなど）は菌種によって異なる。引き起こされる病気の重症度による区分に合わせて病原微生物は、その病原性や伝播性の程度によりバイオセーフティレベル biosafety level（BSL）が決められている。BSL1 から BSL4 まである（BSL4 が最も病原性が高く厳重な管理が求められる）。病原性が比較的高い細菌はペスト菌、チフス菌、多剤耐性結核菌、炭疽菌などであり、感染症法では、これらの細菌はBSL3に分類されている。

　病原因子も菌種によって異なるが、定着因子、侵入因子、毒性因子などに大別することができる。

❶定着因子 colonization factor

　細菌は、気道、口腔・消化管、泌尿性殖器などの粘膜から侵入し、感染が成立する。まず侵入部位の粘膜上皮に付着する。そして、細菌表面の線毛や成分（粘液層、表層抗原タンパク質など）を介して宿主の粘膜上皮細胞表面の糖タンパク質、糖脂質など（受容体）に結合（定着という）する。この定着を担う因子（細菌表面の線毛や成分など）が定着因子である。

　細菌の定着因子が結合する細胞膜上の結合する構造（受容体）は、細菌の種類毎に決まっており、受容体のある部位にのみ定着する。赤痢菌と淋菌の定着因子はどちらも線毛であるが、赤痢菌の線毛に対する受容体は主に腸管細胞に、淋菌の定着因子である外膜タンパク質に対する受容体は主に尿管の粘膜上皮細胞にある。

　大腸菌が持つ線毛の種類はいくつかあり、どの種類の線毛を持つかによって、その大腸菌が定着する部位（受容体のある部位のことで、腸管、腎盂、膀胱などの尿路）が異なる。

> **Note**
>
> 感染症法（p. 155 参照）
> 日本で制定されている「感染症の予防及び感染症の患者に対する医療に関する法律」のこと。感染症の発生を予防し、及びそのまん延の防止を図り、それにより公衆衛生及び増進を図ることを目的としている。この感染症法では、病原体を病原性の高い順に一種病原体（BSL4）から四種病原体（BSL1）に分類されている。

第2章　細菌学　53

Note

食細胞に貪食された病原体の細胞内増殖

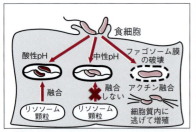

▲図2-11
(山西弘一監：標準微生物学. p.112、医学書院、2005より改変)

①リソソームが融合してもその作用を受けずに増殖する。
②ファゴソーム内を中性に変えてリソソームの融合を阻止する。
③リソソームが融合する前にファゴソームの膜を破って細胞質内に逃げる。赤痢菌、リステリア属菌など。

これによって、赤痢菌は主に腸管に、淋菌は主に泌尿・生殖器に、大腸菌は菌種によって消化管や泌尿器（腎盂、尿管、膀胱、尿道）などに病変を起こす。

❷増殖因子 growth factor および侵入因子 invasive factor

粘膜上皮に定着した細菌は増殖し始め、粘膜上皮にとどまるか、粘膜下に侵入するかして増殖し続ける。

粘膜上皮にとどまる細菌の病原因子は外毒素と粘膜上皮細胞への細胞侵入因子などである。たとえば、コレラ菌は腸管の粘膜上皮に定着し、そこで増殖しながら外毒素を産生して粘膜上皮細胞を破壊する。粘膜上皮細胞に侵入することはない。

一方、赤痢菌は腸管の粘膜上皮細胞の受容体に結合すると、粘膜上皮細胞内に侵入し、増殖して細胞を破壊する。ただし、粘膜上皮細胞より先には侵入しない。

粘膜下の深部まで侵入する細菌は、血液、リンパ液にのって遠隔臓器に移動し、そこでも病巣を形成する。

このような細菌は宿主の細胞外で増殖する群（細胞外寄生菌）と細胞内で増殖する群（細胞内寄生菌）に大別することができる。前者に含まれる代表的細菌は化膿性レンサ球菌、肺炎球菌、ブドウ球菌、淋菌などで、その病原因子は外毒素、菌体外酵素 extracellular enzyme などであり、後者のそれは結核菌、チフス菌、レジオネラ菌などである（マクロファージに取り込まれても殺菌されず、逆に増殖する）。

つまり、細胞内寄生菌は宿主の食細胞に殺菌されることなく増殖する能力を有するが、それも病原因子となる。細菌は増殖に必要な栄養素やエネルギー源を確保するために、菌体外に分泌する酵素（菌体外酵素）を産生する（表2-5）。細菌は高分子物質を取り込むことができないので、タンパク質分解酵素などを分泌して高分子物質を分解し（宿主の組織を破壊し）、低分子物質に変えてから取り込み、代謝に用いる。これらの酵素は増殖因子 growth factor であり、同時に侵入因子でもある。したがって、これらの酵素も組織破壊、起こす

▼表2-5　主な菌体外酵素

コラゲナーゼ	コラーゲンを分解する
コアグラーゼ	血液を凝固させ、菌の周囲にフィブリン膜を形成する
ヒアルロニダーゼ	ヒアルロン酸を分解する
ストレプトキナーゼ	線維素を溶解する
タンパク質分解酵素	タンパク質を分解する
DNA分解酵素	DNAを分解する

病気の特徴にかかわることから、病原性にかかわる病原因子でもある。

B. 細菌毒素

細菌が産生する毒素は内毒素と外毒素に分類される。内毒素は細菌が壊れたときに放出される細胞壁の構成成分であり、外毒素は菌体外に分泌される毒素（タンパク質）である。

❶内毒素 endotoxin

グラム陰性菌の細胞壁の外膜を構成する成分の1つ、リポ多糖体 lipopolysaccharide（LPS）はリピドAと多糖体からなり、リピドAが毒性を示すため、内毒素（エンドトキシン）と呼ばれている（p. 39、図2-3参照）。細菌が壊れない限り大量に放出されることはないが、細菌の増殖過程で少量は放出される。内毒素は、外毒素に比べて熱に強く、発熱作用、血液凝固作用などを有する。

内毒素を動物に大量に投与するとショックを起こす（エンドトキシンショック）。内毒素を持つグラム陰性菌に感染すると、高熱、白血球増加、ショックなどの症状を呈し、播種性血管内凝固症候群（DIC）を引き起こし、多臓器不全に陥ることがある。これには内毒素の刺激によるサイトカインの過剰反応が関与していると考えられている（p. 133参照）。

❷外毒素 exotoxin

外毒素は細菌の増殖する過程で産生され、病原性を発揮するタンパク質のことをいう（表2-6）。単一のタンパク質からなる単純毒素と複数のタンパク質からなる複合毒素がある。複合毒素は毒性を持つ部分（active site）と細胞と結合する部分（binding site）からなり、A-B成分毒素とも呼ばれている。

Ⓐ細胞膜に作用する外毒素

ブドウ球菌が産生する毒素、レンサ球菌が産生するストレプトリジンOなどは細胞膜上のコレステロールと結合し、細胞膜に孔をあけて細胞を破壊する。ウェルシュ菌が産生する毒素、ブドウ球菌が産生する毒素などは細胞膜の構成成分であるリン脂質を分解して細胞を破壊する（リパーゼ活性による細胞膜の破壊）。

N o t e

トキソイド toxoid

無毒化毒素。ホルマリンを用いて、抗原性を損なわないように無毒化した毒素のことで、ワクチンとして用いられる。外毒素は抗原性が強く、トキソイド化できるが、内毒素は抗原性が弱く、トキソイド化できない。

播種性血管内凝固症候群（DIC）

DIC は disseminated intravascular coagulation の各単語の頭文字からなる略語。生体（血管）内で凝固系が過度に亢進し、微小血管内で血液凝固による血栓が形成される。これにより臓器機能が障害されたり、血液凝固にかかわる因子が消費され血液凝固能が低下する（出血傾向をきたす）病態をいう。

第2章 細菌学 55

ベロ毒素 Vero toxin

Vero細胞に作用し細胞を破壊することから**ベロ毒素**（VT）と呼ばれる。ベロ毒素はVT1とVT2に分けられる。VT1は赤痢菌も産生し、その場合、**志賀毒素**と呼ばれる。

Ⓑ タンパク質合成を阻害する毒素

　ジフテリア菌が産生する**ジフテリア毒素**、緑膿菌が産生する**エクソトキシンA**などはタンパク質の合成にかかわる物質（**ペプチド伸長因子**）の活性を阻害し、タンパク質合成を停止させて細胞を破壊する。赤痢菌、腸管出血性大腸菌O157:H7が産生する**ベロ毒素**などはタンパク質の合成にかかわるリボゾーマルRNA（rRNA）に作用し、タンパク質合成を停止させて細胞を破壊する。

Ⓒ 腸管に作用する毒素

　コレラ菌が産生する**コレラ毒素**、**毒素原性大腸菌**が産生する**易熱性毒素**などは腸管上皮細胞に作用し、水・電解質の分泌を促して**下痢**を起こす。**ベロ毒素**、**腸炎ビブリオ**が産生する**耐熱性溶血毒**などは腸管上皮細胞に作用し、下痢を起こす。黄色ブドウ球菌が産生する腸管毒素（**エンテロトキシン**）は嘔吐中枢を刺激して**嘔吐**を誘導し、消化管での水分の吸収を阻害して**下痢**を起こす。

Ⓓ 胃に作用する毒素

　ヘリコバクター・ピロリが産生する**空胞化致死毒素** vacuolating cytotoxin は胃の細胞などに空胞を形成させ、細胞死を起こす。

Ⓔ 心臓に作用する毒素

　腸炎ビブリオが産生する**耐熱性溶血毒**は、心臓組織に存在し、心臓の拍動を司る機能を有するペースメーカー細胞に作用し、**心拍動を停止**させる。ジフテリア毒素などは**心筋を麻痺**させる。

Ⓕ 神経に作用する毒素

　ボツリヌス毒素は神経・筋接合部の神経末端からのアセチルコリン放出を抑制し、**弛緩性麻痺**を起こす。**破傷風菌毒素**は抑制系の神経伝達物質の放出を抑制し、**痙性麻痺**(けいせい)を起こす。

Ⓖ スーパー抗原となる毒素

　黄色ブドウ球菌が産生する**腸管毒素**、**毒素性ショック症候群毒素-1**、レンサ球菌が産生する**発赤毒素**（**猩紅熱**(しょうこうねつ)を起こす）などはMHCクラスⅡ陽性細胞（マクロファージ、Bリンパ球、ランゲルハンス細胞、血管内皮細胞）に作用してTリンパ球を過剰に活性化する。その結果、大

▼表2-6　主な外毒素

毒素	産生細菌	作用（症状）
ジフテリア毒素	ジフテリア菌	細胞毒、タンパク質合成阻害（神経麻痺、心筋障害）
緑膿菌エクソトキシンA	緑膿菌	細胞毒、タンパク質合成阻害
破傷風毒素	破傷風菌	神経毒（痙性麻痺）
ボツリヌス毒素	ボツリヌス菌	神経毒（弛緩性麻痺）
ベロ毒素 志賀毒素	腸管出血性大腸菌O-157など 赤痢菌	細胞毒、タンパク質合成阻害、腸管毒（出血性下痢）
ブドウ球菌腸管毒素	黄色ブドウ球菌	腸管毒（下痢） 神経毒（嘔吐）
コレラ毒素	コレラ菌	細胞毒、腸管毒（下痢）
腸炎ビブリオ耐熱性毒素	腸炎ビブリオ	細胞毒、腸管毒（下痢）
腸炎ビブリオ耐熱性溶血毒	腸炎ビブリオ	細胞毒、腸管毒（下痢）、心臓毒
ストレプトリジンO	レンサ球菌	溶血毒
化膿性レンサ球菌発赤毒素	A群レンサ球菌	（発熱、発赤、ショック）
毒素性ショック症候群毒素-1	黄色ブドウ球菌	（発熱、発赤、ショック）

量のサイトカインが産生されて、発熱、発疹、ショックなどの症状を引き起こす。

第2章 細菌学

6 細菌の分類

A. 学名

　ここまで**黄色ブドウ球菌、大腸菌、コレラ菌、赤痢菌、破傷風菌**などの和名を主として使用してきた（和名がない場合は**サルモネラ属、カンピロバクター属**など属名を使用した）。他の生物と同様、細菌にも（真菌、原虫にも）**学名** scientific name がある。学名は2名法で、**属名** genus と **種名** species からなる。**黄色ブドウ球菌**は *Staphylococcus aureus*、**大腸菌**は *Escherichia coli* であり、**コレラ菌**は *Vibrio cholerae*、**腸炎ビブリオ**は *Vibrio parahaemolyticus* である。国際的に学名は**イタリック体**で表記される。

B. 分類

❶階層的分類

　近年、細菌の遺伝学的解析が進み、各細菌の発生の系統によって分類する方法が開発された（生物が持つ階級はすべて遺伝子、DNAの塩基配列に残されているので、これを解析することによって、各細菌がどのように発生してきたのか、どの細菌とどの細菌が類縁にあるのかなどがわかる）。

　最近の階層的分類体系では、**種**(しゅ) Species を基本とし、上位に向かって**属**(ぞく) Genus、**科**(か) Family、**目**(もく) Order、**網**(こう) Class、**門**(もん) Phylum と分類する。例えば、**黄色ブドウ球菌** *S. aureus* は**スタフィロコックス** *Staphylococcus* **属**、**スタフィロコックス** *Staphylococcaceae* **科**、*Caryophanales* **目**、**ファーミキューテス** *Firmicutes* **門**となり**大腸菌** *E. coli* は、**エシェリキア** *Escherichia* **属**、**腸内細菌** *Enterobacteraceae* **科**、*Enterobacterales* **目**、**プロテオバクテリア** *Protepbacteria* **門**となる。

　現在の系統分類では細菌はファーミキューテス門、アクチノバクテリア門、スピロヘータ門、テネリキューテス門、クラミジア門、プロテオバクテリア門、バクテロイデテス門、フソバクテリア門の細菌グループに大別される。グラム陰性菌はらせん菌、プロテオバクテリア、サイトファガ・バクテ

ロイデス、紡錘菌に分類され、らせん菌には**梅毒トレポネー**
マ、**レプトスピラ**などが分類される。プロテオバクテリアは
5つのサブグループに分けられ、*α*グループには**ツツガムシ**
病リケッチアなど、*β*グループには**淋菌**など、*γ*グループに
は**病原性大腸菌、赤痢菌、ペスト菌、コレラ菌、緑膿菌、レ**
ジオネラ菌など、*δ*グループには**デスルホトマクルム属菌**
（日和見感染を起こす）、*ε*グループには**ヘリコバクター属**
菌、カンピロバクター属菌などが分類されている。

サイトファガ・バクテロイデスには**バクテロイデス属菌**な
どの日和見感染を起こす細菌類、紡錘菌には**ストレプト・バ**
シラス属菌（鼠咬症を起こす）などが分類されている。

グラム陽性菌は high GC％と low GC％（DNA の塩基、
グアニンとシトシンの含有比率が高いグループのアクチノバ
クテリア *Actibacteria* 門と低いグループのファーミキューテ
ス *Firmicutes* 門）に分類される。グラム陽性菌の high
GC％には**結核菌、ジフテリア菌**など、low GC％には**マイコ**
プラズマ、破傷風菌、化膿性レンサ球菌、黄色ブドウ球菌、
炭疽菌などが分類される。

❷菌株

個レベルの細菌を菌株 strain という。検体として採取した
菌株の種をつきとめる作業を同定 identification という。新し
い種を決定した場合はその基準となる菌株（基準株 type
strain）を、新しい属を決定した場合はその基準となる種
（基準種 type species）を保存することになっている。

❸感染源・感染経路

感染源や感染経路を特定するには種のレベルだけを決定す
ればよいわけではなく、以下の性質を決定して分類する必要
がある。その方法として血清型 serovar（O 抗原、H 抗原な
ど）、病原型 pathover（病原性の違い）、ファージ型 phagovar
（バクテリオファージの特徴）、生物型 biovar（生化学的、生
理学的特徴）などがある。

たとえば、菌種が同じ病原菌による食中毒が A、B、C 地
域で同時期に発生し、A 地域と B 地域の病原菌は血清型が
同じ、C 地域の病原菌は血清型が異なる場合、A 地域と B
地域の食中毒は感染源が同一と推定できるので、共通する食
物などを検索して感染経路、感染源をつきとめることが可能
である。

しかし、C 地域の食中毒は A、B 地域と異なる感染源なの
で、別の食物などを検索しないと、感染経路、感染源をつき

第 2 章　細菌学　59

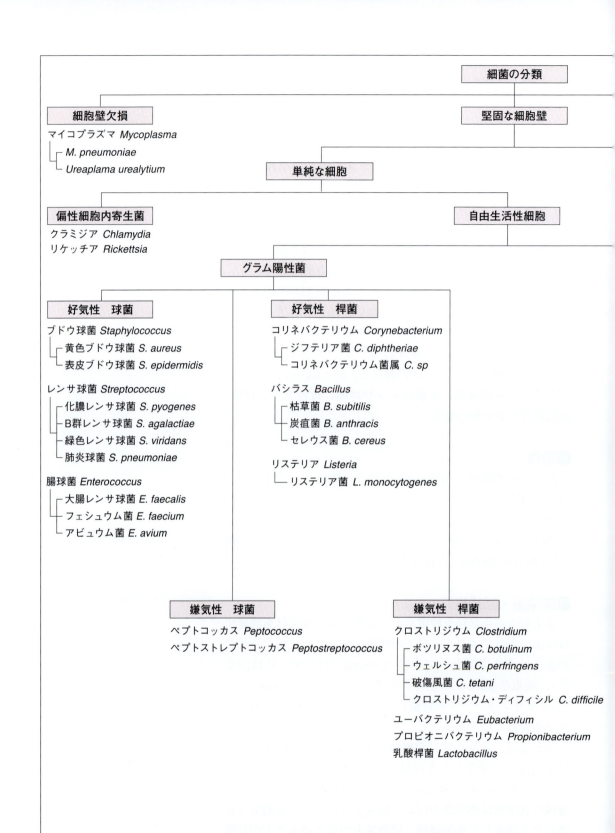

▲図2-12 細菌の分類

┌─細菌と真菌の中間に位置するもの─┐
結核菌 *Mycobacterium tuberculosis*
らい菌 *Mycobacterium leprae*
非定型抗酸菌 *Atypical mycobacterium*

柔軟な細胞壁（スピロヘータ）

梅毒トレポネーマ *Treponema pallidum*
レプトスピラ *Leptspira*

繊維状

ノカルジア *Nocardia*

グラム陰性菌

好気性　球菌

ナイセリア *Neisseria*
├ 淋菌 *N. gonorrhoeae*
└ 髄膜炎菌 *N. meningitidis*

ブランハメラ *Branhamella*
└ カタル球菌 *B. catarrhalis*

好気性　桿菌

ヘモフィルス *Haemophilus*
├ インフルエンザ菌 *H. influenzae*
├ パラインフルエンザ菌 *H. parainfluenzae*
└ 軟性下疳菌 *H. ducreyi*

ボルデテラ *Bordetella*
├ 百日咳菌 *B. pertussis*
├ パラ百日咳菌 *B. parapertussis*
└ 気管支敗血症菌 *B. bronchiseptica*

大腸菌 *Escherichia*
└ 大腸菌 *E. coli*

シトロバクター *Citrobacter*
└ シトロバクター・フロインディ *C. freundii*

サルモネラ *Salmonella*
├ チフス菌 *S. typhi*
├ パラチフスA菌 *S. paratyphi-A*
├ パラチフスB菌 *S. schottmuelleri*
├ ネズミチフス菌 *S. typhimurium*
└ 腸炎菌 *S. enteritidis*

赤痢菌 *Shigella*
├ 志賀赤痢菌 *S. dysenteriae*
├ フレクスナー赤痢菌 *S. frexneri*
└ ソンネ赤痢菌 *S. sonnei*

クレブシエラ菌 *Klebsiella*
├ 肺炎桿菌 *K. pneumoniae*
└ *K. oxytoca*

エンテロバクター *Enterobacter*
└ エンテロバクター・クロアカエ *E. cloacae*

セラチア *Serratia*
└ セラチア・マルケッセンス *S. marcescens*

（山口惠三、松本哲也監訳：イラストレイテッド微生物学. p. 4、丸善、2004 より改変）

とめることができない。近年、感染症にきめ細かく対応する
ため、血清型などによって菌種を細分化して診断すること
（型別診断）が重要になっている。

❹形状、性状による分類

　グラム染色で陽性か陰性かによりグラム陽性菌、グラム陰
性菌、形が球状か桿状またはらせん状かにより球菌、桿菌、
らせん菌、酸素要求性（好気性か嫌気性か）により好気性
菌、嫌気性菌、芽胞形成の有無により有芽胞菌、無芽胞菌な
どと分類され、これらを組み合わせてグラム陽性球菌、グラ
ム陰性好気性桿菌、グラム陰性通性嫌気性桿菌、グラム陽性
有芽胞桿菌などと分類される。こうした分類は従来のもので
あるが、本書9章の「主な病原細菌と細菌感染症」では、こ
の分類に沿って主な病原細菌を取りあげる。

第3章
真菌学

本章の内容　1．真菌の生態
　　　　　　　2．真菌の形態と構造
　　　　　　　3．真菌の発育・増殖
　　　　　　　4．真菌の栄養と代謝
　　　　　　　5．真菌の分類と病原性

学習目標　・菌糸と酵母のそれぞれの特徴を説明できる。
　　　　　　・真菌の細胞壁、細胞膜の特徴を説明できる。
　　　　　　・真菌の細胞内小器官とその働きを理解する。
　　　　　　・真菌と細菌の違いを列挙できる。
　　　　　　・出芽および胞子による増殖を説明できる。
　　　　　　・胞子の種類を理解する。
　　　　　　・病原真菌の4分類を理解する。
　　　　　　・表在真菌症と深在真菌症を説明できる。

第3章 真菌学

1 真菌の生態

A. 真菌と人間生活とのかかわり

　真菌 fungus（複数 fungi）は、いわゆるカビを主として、酵母、キノコを含む真核生物の1種で、自然環境中に広く生息する。その大部分は周囲の有機物、無機物を栄養源として繁殖する腐生菌 saprophyte で、自然界においては有機物分解者として重要な役割を果たす。たとえば樹木や植物の落葉、野生動物の死骸などが腐朽せずにいつまでも残ってしまっては、地球上の自然環境はまるで変わったものになってしまう。真菌がそれらを分解し、無機質に戻すことによって環境循環が生まれ、生態系が維持されている。

　また、大部分の真菌はヒトに病気をもたらすことはなく、むしろその一部はヒトの生活に利益をもたらしている。たとえば、アルコール飲料、パン、チーズ、味噌、醤油などの食品は、真菌による発酵を利用して製造されている。

B. 病原真菌 pathogenic fungi

　現在知られている真菌は約 100,000 種以上あり、細菌の約 15,000 種に比べてはるかに多い。病原真菌種は病原細菌、病原ウイルスのそれらより少ないが、それでも約 400 種あり、日本では 50 種ほどがヒトから分離されている。一部を除いてヒトが真菌に感染しても病状を呈することは少なく（不顕性感染）、基本的には病原性は比較的低い。しかし、免疫不全状態になると真菌による感染症の症状が出現するリスクが高まる（日和見感染症）。医療の発達に伴い、免疫不全宿主が増え日和見感染症としての真菌感染症患者が増加している。

2 真菌の形態と構造

A. 形態

　真菌は一般に、生理学的状態の違いで栄養形と休止形に分けられる。栄養形は栄養を摂取して発育している状態の真菌のことをいう。一方、休止形は分裂を停止し、代謝活性もほとんど検出されない真菌のことをいう。真菌では胞子 spore が休止形にあたる。真菌の栄養形には、糸状の菌糸 hypha と球形の酵母 yeasts の 2 つの形がある。前者は多細胞で糸状菌 filamentous fungi（菌糸状真菌 mycelial fungi）と総称されている。後者は単細胞で、酵母様（状）真菌 yeast-like fungi とも呼ばれている（図 3-1）。

❶菌糸

　菌糸は一定の幅を持つ細胞が一定の方向に連結し、先端から発育し（先端発育 apical growth という）、分岐して無数の枝を伸ばした形をとる。また、隣接する菌糸同士が絡み合ってかたまり（菌糸体 mycelium）をつくる。

❷酵母

　酵母は通常 5～6 μm の球形（円形）、楕円形を示す。大多数の酵母は「種」が発芽するように母細胞から出芽 budding して増殖する。いくつかの酵母は分裂という形式で増殖する

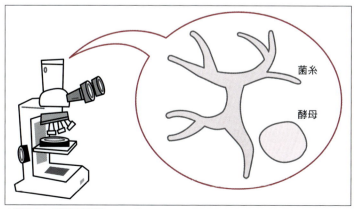

▲図3-1　真菌の形態

Note

(fission yeast)。菌種によっては仮性菌糸 pseudohypha（後述）と呼ばれる糸状の形をとる。

❸二形性真菌

　発育条件により菌糸、酵母の両者の形をとるものが存在し、これを二形性真菌 dimorphic fungi と呼ぶ。病原性を持つ二形性真菌の多くは腐生（環境や人工培地）条件下で菌糸、感染組織内で酵母の形をとる。代表的なものはコクシジオイデス・イミチス Coccidioides immitis、ヒストプラスマ・カプスラーツム Histoplasma capsulatum などである。カンジダ・アルビカンス Candida albicans は培養条件によって、また感染組織内でも酵母形、菌糸形両方の形をとるが、感染組織内では主として菌糸形で発育する。

B. 細胞構造

　真核生物である真菌の細胞構造は、原核生物である細菌のそれと明らかに異なる。細菌にはない核膜を有し、ミトコンドリア、小胞体などの細胞小器官を持ち、細胞壁の主成分も細菌と異なる（図3-2、表3-1）。

❶細胞壁

　細胞壁は網目構造を有し強靱で、その組成は多糖体が80～90％を占め、他にタンパク質、脂質、色素などを含む。網目構造をなす線維状多糖は、酵母では$(1{\rightarrow}3)\text{-}\beta\text{-}D\text{-}$グルカン、糸状菌ではキチンが主体である。網目構造の間を埋めるのは可溶性多糖とタンパク質との複合体（糖タンパク質という）である。その多糖部分は、酵母では主としてマンナンが、糸状菌および種々の二形性真菌では主にガラクトマンナ

$(1{\rightarrow}3)\text{-}\beta\text{-}D\text{-}$グルカン
グルコースの重合体。

キチン
N-アセチルグルコサミンの重合体。

マンナン
マンノースの重合体。

ガラクトマンナン
ガラクトースとマンノースの重合体。

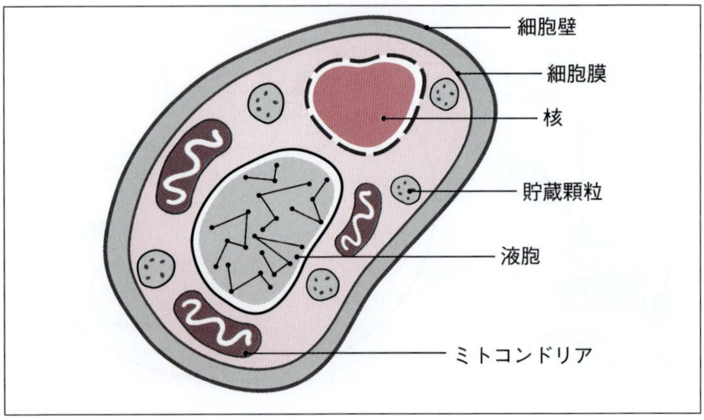

▲図3-2　細胞構造

▼表3-1　真菌と細菌の違い

	真　菌	細　菌
大きさ（μm）	3〜5以上	0.2〜5
核	核膜あり	核膜なし
	複数の染色体	1つの染色体
ミトコンドリア	あり	なし
小胞体	あり	なし
リボソームの大きさ	80S	70S
細胞壁成分	キチン、β-D-グルカン	ペプチドグリカン

ンが占めている。

　β-D-グルカン、マンナン、ガラクトマンナンは真菌細胞壁特有の成分で、ヒトの細胞には存在しない。これらの多糖体の検出が真菌感染症の診断に応用されている。

❷細胞膜

　細胞膜の組成は大半を脂質が占め、細菌の細胞膜には含まれていないステロールが含まれているのが特徴である。主要ステロールとしてエルゴステロールを含むのが特色である。細胞膜は細胞内外への物質輸送、細胞内浸透圧の調整などの機能を担い、そのため特殊な酵素（多糖合成酵素、多糖分解酵素など）が含まれている。これらの酵素によって多糖を合成し、また分解して細胞壁を合成し、発育・増殖する。これらの酵素は抗真菌薬の標的となる。

❸細胞質

　細胞質にはミトコンドリア、液胞、小胞体、リボソーム、ゴルジ装置などの細胞小器官がある。

　ミトコンドリアは酸素を利用してエネルギーを産生する装置である。液胞は動物の真核細胞にあるリソソームに相当する細胞小器官で、細胞内の廃物を取り込んで処理をする器官である。薬物が細胞内に入ってきた場合も、液胞に取り込まれて、薬物が作用しにくくなる（薬剤耐性）。

　リボソームはタンパク質合成装置、小胞体はそのタンパク質に糖や脂肪を付加し、細胞内で運搬する装置である。ゴルジ装置は分泌タンパク質の糖鎖修飾やリボソームで合成されるタンパク質のプロセシングを行う。

❹核

　二重膜によって細胞質から完全に仕切られている。核内には染色体と核小体が存在し、有糸分裂を行う。

N o t e

多糖合成酵素

β-D-グルカン合成酵素、キチン合成酵素など。

多糖分解酵素

β-グルカナーゼ、キチナーゼなど。

プロセシング

細胞質内に存在するリボソームで合成されたタンパク質は、種々の修飾を受けて、はじめて機能を発揮できるようになる（活性型）。このタンパク質の修飾の過程をプロセシングという。

有糸分裂

細胞分裂の過程で2つに分かれた染色体に紡錘体と呼ばれる糸状の構造物が付着し、染色体を両極に引き寄せて、細胞を2分裂する。

第3章　真菌学

第3章 真菌学

3 真菌の発育・増殖

📖 Note

A. 菌糸の発育(図 3-3)

真菌の増殖は胞子 spore の発芽 germination から始まる。胞子を適当な温度と水分のある条件下に置くと発芽し、発芽管を形成し、発芽管は分岐しながら伸長して菌糸となり、発育を続ける。菌糸は先端発育により伸長する。一定の伸長の後、隔壁 septum を形成して細胞間を仕切る。しかし、一部の真菌は隔壁を形成しない。隔壁を形成するタイプを有隔菌糸 septate hypha、形成しないタイプを無隔菌糸 aseptate hypha という。

隔壁
有隔菌糸は高等真菌(子嚢菌、担子菌など)に、無隔菌糸は下等真菌(接合菌など)に含まれる。

B. 菌糸の分化

菌糸は発育して栄養菌糸 vegetative hypha(基質菌糸 substrate hypha)と生殖菌糸 reproductive hypha の2つに分化する。栄養菌糸は栄養源(基質)に付着し、取り込んだ栄養素を菌糸の根元から先端に送る役割を担う。生殖菌糸は先端の細胞が生殖器官に分化し、胞子をつくる。

空中菌糸
生殖菌糸のように空中に向かって発育していく菌糸を空中菌糸 aerial hypha という。

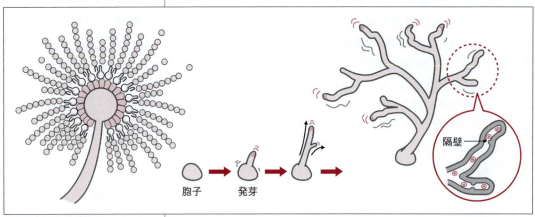

▲図3-3 菌糸の発育

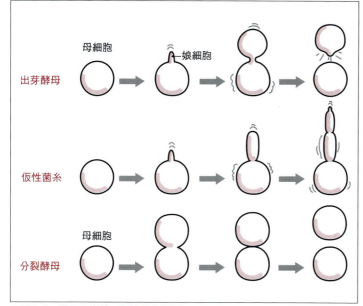

▲図3-4　酵母の出芽、仮性菌糸分裂

C. 出芽による増殖（図3-4）

　酵母は出芽という様式で増殖する。つまり、母細胞が突出して芽細胞を形成し（出芽）、芽細胞が成長して娘細胞となり、娘細胞が成熟して母細胞から分離し、増えていく。
　二形性真菌の酵母では、娘細胞の分離が遅れると、母細胞に付着したまま伸長し、その先端に出芽して娘細胞が生じるという過程を繰り返し、ウインナーソーセージのような形状になることもある（仮性菌糸）。
　少数の病原性酵母では母細胞が伸長し、有糸分裂が起こった後に、伸長細胞を分断する隔壁によって核が分けられ、隔壁が2つの娘細胞に分けられる分裂という様式をとる（分裂酵母）。

D. 真菌の生殖

　真菌には有性生殖 sexual reproduction と無性生殖 asexual reproduction がある。真菌には雌雄の区別があり、雄株と雌株の2つの細胞が接合し、核融合-減数分裂が起こり、胞子をつくるのが有性生殖で、この胞子を有性胞子 sexual spore という。
　雄株と雌株の接合がなく、胞子をつくるのが無性生殖で、この胞子を無性胞子 asexual spore という。有性生殖能を持つ真菌でも、通常は無性生殖によって増殖しており、通常みら

完全菌と不完全菌

真菌は基本的に無性生殖によって発育・増殖するが、多くの真菌は有性生殖能も有する。有性生殖能を持つ真菌を完全菌、有性生殖能を持つことが確認されていない真菌を不完全菌という。不完全菌は有性生殖能を持つことが確認され次第、完全菌に加えられる。

Note

有性胞子
①接合胞子

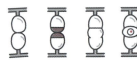

菌糸から伸びた配偶子が接合し、両配偶子の中間に配偶子嚢を形成し、そのなかに形成される胞子。

②子嚢胞子

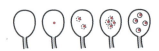

一方の配偶子の核が他方の配偶子内に移行し、分裂を繰り返して子嚢を形成する。生じた4つの新生核は胞子となる。

③担子胞子

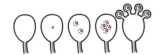

両配偶子が融合し、複合菌糸体として成長し、菌糸の末端部で両配偶子の核が融合し、分裂を経て4つの核が生じ、担子器と呼ばれる球状の母細胞から出る突出したフラスコ型構造体へ移行し、胞子を形成する。

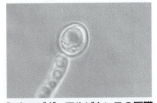

▶ カンジダ・アルビカンスの厚膜分生子

（村山琢明提供）

れる胞子はほとんどが無性胞子である。

❶有性胞子

真菌の多くは、栄養、環境などの条件が発育に適さなくなり、配偶子の交配が可能な場合には有性生殖に移行し、有性胞子を形成する。タイプには接合胞子、子嚢胞子、担子胞子などがある。

❷無性胞子

胞子の形状、大きさ、構造、形成のされ方などは菌種によって異なる。特定の生殖器官のなかに胞子嚢と呼ばれる袋状のなかに形成される内生胞子と栄養形菌体の外に形成される外生胞子があり、前者は胞子嚢胞子 sporangiospore、後者には分生子 conidium と呼ばれている（図3-5）。

Ⓐ 胞子嚢胞子

代表例は接合菌にみられるもので、菌糸から伸びた側枝（胞子嚢柄）に袋状の胞子嚢が生じ、そのなかに多数の胞子が形成されるもの。

Ⓑ 分生子

接合菌以外の真菌にみられる無性胞子はすべて分生子で、種々のタイプがある。以下に例を示す（図3-5）。

- 分芽型分生子：芽細胞が菌糸の先端または側壁が膨らんで胞子嚢が形成されるもの。
- 厚膜分生子：菌糸の先端、または中間に厚い膜に包まれた大型の胞子が形成されるもの。**カンジダ・アルビカンス** *Candida albicans* にみられる。
- 分節型分生子：菌糸が断裂し、細胞が一列に連鎖し、細胞の一部が胞子となったもの。

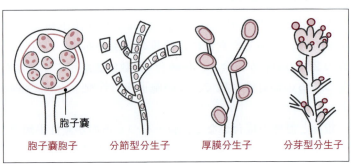

胞子嚢胞子　分節型分生子　厚膜分生子　分芽型分生子

▲図3-5　分生子

第3章 真菌学

4 真菌の栄養と代謝

A. 栄養

　真菌はすべて従属栄養性で、栄養源として有機物を必要とする。でんぷんなどの多糖から単糖、有機酸までの種々の炭水化物（有機炭素化合物）、アミノ酸、ペプチドなどの有機窒素化合物を栄養源として増殖する。

B. 代謝

　多くの糸状菌と一部の酵母は呼吸によって（酸素を利用して）エネルギーを産生する（好気性）。多くの酵母と一部の糸状菌は呼吸によってエネルギーを産生するのに加えて、発酵によっても（酸素を利用しなくても）エネルギーを産生することができる（通性嫌気性）。
　真菌は特殊な代謝経路を持ち、種々の代謝産物を産生する。ヒトに利益をもたらす代表的産物としてペニシリンなどの抗菌活性（細菌の増殖を抑える）抗生物質があり、ヒトや動物に病原性を示す代謝産物（毒素）もある。後者の代謝産物はマイコトキシン mycotoxin と総称される。

C. 培養

　真菌の栄養要求性は単純で、グルコースとペプトンのみからなる培地（サブロー・ブドウ糖〔グルコース〕培地）で増殖するものが多い。一般に好気的条件下で、比較的高い湿度、25〜30℃の温度域が発育・増殖に最も適している。

第3章 真菌学

5 真菌の分類と病原性

A. 真菌の分類

　糸状菌、酵母という分け方は発育型の違いで分類する方法で、真菌の生物学的分類法ではない。真菌の分類は従来より有性生殖によって生じる形態（テレオモルフ teleomorph）により分類されてきた。病原真菌は**接合菌門** Zygomycota、**子嚢菌門** Ascomycota、**担子菌門** Basidiomycota、**不完全菌門** Deuteromycota の4つの門に分類される（**表3-2**）。

B. 真菌の病原性

❶真菌感染症のカテゴリー

　分生子や菌糸（酵母）の吸入による経気道感染、接触による経皮膚感染などがある。また、消化管内や皮膚表面に常在する真菌が、宿主の感染防御能の低下に伴って増殖し、感染症に発展することがある（**日和見感染症**）。

　真菌感染症は感染部位により**表在性真菌症** superficial mycosis、**深部皮膚真菌症** subcutaneous mycosis と**深在性真菌症** deep-seated mycosis に大別される。

　表在性真菌症は皮膚の表層（毛、爪を含む）が侵される疾患で、深部皮膚真菌症は真皮、皮下組織および周辺の筋膜や骨が病巣であり、深在性真菌症は深部臓器が侵される疾患である。

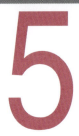

▶アスペルギルス・フミガーツス
（村山琮明提供）

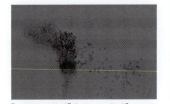

▶クリプトコックス・ネオフォルマンスの墨汁染色
菌体の周囲に莢膜が見られる。
（村山琮明提供）

▼表3-2　真菌の分類

分類（門）	有性胞子	無性胞子	菌糸形態	主な病原真菌
接合菌	接合胞子	内生胞子	無隔菌糸	ムーコル Mucor
子嚢菌	子嚢胞子	外生胞子	有隔菌糸	アスペルギルス Aspergillus
				ブラストミセス Blastomyces
				ヒストプラズマ Histoplasma
担子菌	担子胞子	外生胞子	有隔菌糸	クリプトコックス Cryptococcus
不完全菌		外生胞子	有隔菌糸	カンジダ Candida
				コクシジオイデス Coccidioides
				エピデルモフィトン Epidermophyton

❷真菌中毒症

真菌が産生する毒素（マイコトキシン mycotoxin）によって中毒症が起こる。主として非病原性真菌が産生する低分子毒素に汚染された食品を摂取することによって発症する。アスペルギルスが産生するアフラトキシン aflatoxin のように強い発がん性を示す物質もある。

❸真菌性アレルギー

真菌の胞子、あるいは真菌の代謝産物が抗原となる。アトピー性皮膚炎や喘息など種々のアレルギー性疾患の原因となる。

第**4**章
原 虫 学

本章の内容   1．原虫の特徴
                  2．原虫の種類と病原性

学 習 目 標   ・原虫の位置づけ(真核生物、寄生虫、単細胞など)を理解する。
                  ・原虫の運動器官を説明できる。
                  ・栄養型と嚢子(シスト)について説明できる。
                  ・原虫の無性生殖と有性生殖による増殖について説明できる。
                  ・オーシストについて説明できる。
                  ・原虫の種類を列挙できる。
                  ・原虫の感染経路を説明できる。
                  ・主な原虫の寄生部位を理解する。

第4章 原虫学

1 原虫の特徴

A. 原虫 protozoa と寄生虫 parasite

原虫は単細胞の真核生物で、運動器官（偽足、鞭毛など）を持つものが多く、原生動物とも呼ばれている。病原原虫はヒトや動物に寄生して病原性を示すので、寄生虫の仲間でもある（寄生虫を原虫と蠕虫に大別する分類もある）。

原虫は10～100μmの大きさで、虫体の観察に光学顕微鏡が必要であり、微生物に含まれる。寄生虫（蠕虫）は小さい線虫でも1mm程度の大きさで、肉眼で観察できるので、微生物には含まれない。

B. 形態

原虫の運動形態はさまざまで、偽足を出して移動するもの、鞭毛で運動するもの、細胞表面に密生した繊毛で運動するものなどがある。

たとえば、クルーズトリパノソーマ原虫 *Trypanosoma cruzi* は鞭毛と波動膜を持ち運動するが、細胞内に寄生するときは運動性のない無鞭毛型となる。

また、マラリア原虫 *Plasmodium* sp. は血球に寄生する時期は動けないが、蚊の中腸に取り込まれた雄生殖母体から鞭毛の放出が起こり、このときは運動性を持つ。なお、この鞭毛のみが離れて雌性生殖母体と接合して受精体となり、さらに虫様体となって中腸上皮細胞に侵入する。

リーシュマニア原虫 *Leishmania* sp. はサシチョウバエの媒介（吸血）によってヒトに感染するが、サシチョウバエに寄生するときは鞭毛のみを持つ前鞭毛型をとり、細胞（マクロファージ）に寄生するときは無鞭毛型をとる。

赤痢アメーバ原虫 *Entamoeba histolytica* やランブル鞭毛虫 *Giardia lamblia* は環境条件によって偽足または鞭毛を動かす栄養型 trophozoite と、運動性を欠く嚢子（シスト cyst）の2つの形態をとる。栄養型は分裂・増殖活動を行っている状態の虫体である。周囲の環境が虫体にとって不利になると被嚢して運動性のない嚢子となる。嚢子は糞便中や水中で長く生

Note

蠕虫

形態から線虫、吸虫、条虫に分けられる。多細胞である。
- **線虫**：ミミズのように線状で細長く、雌雄異体。
- **吸虫**：形状はさまざまで、口吸盤と腹吸盤という2つの吸盤を持つ。ほとんどが雌雄同体（例外：住血吸虫など）。
- **条虫**：長いテープ（真田紐）のような形状で、雌雄同体。

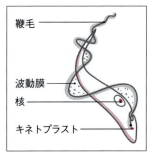

▲図4-1 アフリカトリパノソーマ原虫（トリポスマチゴート型）

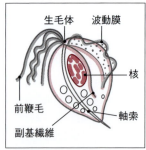

▲図4-2 腟トリコモナス原虫（栄養型）

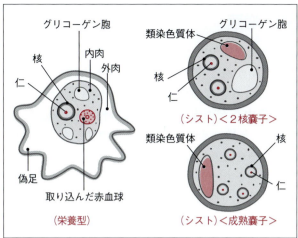

▲図4-3　赤痢アメーバ原虫
※栄養型が周囲の環境が自己にとって不利になると囊子になる。

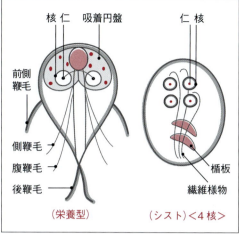

▲図4-4　ランブル鞭毛虫

き延び、消毒薬に対しても強い抵抗性を持つ。また、感染性を有する（図4-3、図4-4）。

トキソプラズマ原虫 *Toxoplasma* sp. の場合、栄養型は他の動物に感染しないが、栄養型の一部が抵抗性を持った囊子になると、他の動物に感染する。ヒトはブタ（**中間宿主**）からの囊子、ネコからの成熟オーシストによって感染する。

C. 構造

❶細胞外皮

細菌や真菌と異なり、細胞壁を持たない。細胞膜の外側は**細胞外皮**（グリコカリックス glycocalyx の層）でおおわれている。

❷細胞質

細胞質は**外肉** ectoplasm と**内肉** endoplasm に分かれる（**細胞外質**、**細胞内質**ともいわれる）。

外肉は細胞の保護、運動、摂食、排泄などを行う。運動を行う原虫は偽足、鞭毛、波動膜、繊毛などの運動器官を持つものが多い（運動性のない原虫も存在する）。

内肉は核、ミトコンドリア、ゴルジ装置、小胞体などの細胞小器官を持ち、栄養の貯蔵、消化、代謝、生殖などを行う。核は核膜に包まれている。有性生殖を行うものは雄が生じ、雌雄合体後に、異なる発育段階を経て、一定数のスポロゾイト（胞子小体）を内包する**オーシスト** oocyst（接合子囊、卵囊子）を形成する。また、他の増殖形式として、2虫体が接触して核を交換する**接合** conjugation を行うものもある。

> **Note**
>
> **中間宿主と終宿主**
>
> 寄生虫（原虫を含む）が生まれて発育し、成虫になり、次世代を産生するまでを生活史という。中間宿主は幼虫が寄生する宿主で、幼虫はこの宿主内で無性生殖にて増殖する。終宿主は成虫が寄生する宿主で、成虫はこの宿主内で有性生殖にて増殖する。マラリア原虫は蚊の体内で有性生殖を、ヒトの体内で無性生殖をするので、マラリア原虫にとってヒトは中間宿主、蚊は終宿主となる。トキソプラズマ原虫はネコの中腸上皮細胞内で有性生殖をし、オーシストが形成されるので、ヒトは中間宿主となるが、ネコも中間宿主になり得る。

D. 分裂・増殖

　原虫の増殖様式は種類によって異なる。原虫の生殖には無性生殖と有性生殖がある。**アメーバ類**や**鞭毛虫類**など無性生殖のみで分裂によって増殖するものと、**トキソプラズマ原虫**、**マラリア原虫**などの胞子虫類では無性生殖の他に、雌（雌性生殖母体）と雄（雄性生殖母体）が生じ、これらの合体による有性生殖を交互に繰り返すものとがある。

　原虫発見の歴史をたどると、まず病原体らしきものが発見され、それらの培養、動物接種試験、媒介昆虫介在の病原体は媒介能試験などを経て、原虫の生活史が次第に明らかになってきた。

　すべての原虫はまず無性生殖での増殖が観察された。一部の原虫では有性生殖も起こるのでないかと考えられたが、どこで、どのようにして起こるのか不明であった。それが少しずつ明らかになってきた。

　たとえば、**マラリア原虫**は蚊の中腸内で、しかも20℃以下で雄性生殖母体から鞭毛放出が起こる。蚊の体内では有性生殖、ヒトの体内では無性生殖が行われる。マラリア原虫は蚊の腸管内で有性生殖を行って接合体（ザイゴート）→虫様体（オーキネート）となって中腸上皮細胞を貫通し、その外側の細胞に接してオーシストとなり、たくさんのスポロゾイト sporozoite（胞子小体）がつくられる。このスポロゾイトが蚊の唾液腺に到達し、蚊の吸血時に人体内に入り、肝細胞内に入って分裂体に発育し、娘虫体（メロゾイト）となって放出されて赤血球内に侵入し、無性生殖によって増殖し（多数分裂）、多数の娘虫体に発育し、赤血球を破壊して飛び出し、新しい赤血球に侵入するという過程を繰り返す。有性生殖は娘虫体の一部が雌性生殖母体、雄性生殖母体となり、蚊の体内に入り、前述の発育期を経てスポロゾイトとなる（**図4-5**）。

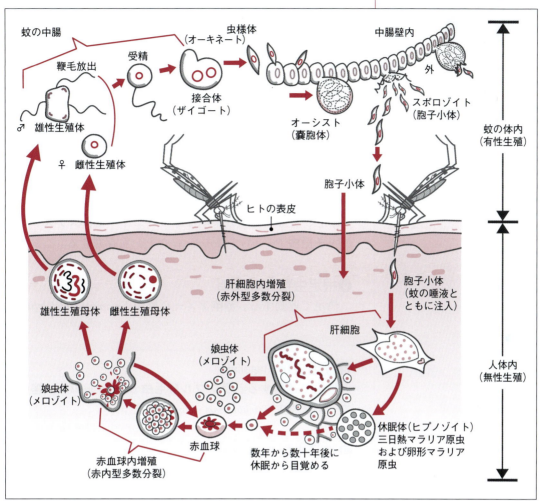

▲図4-5 マラリア原虫の生活史
（吉田真一他：微生物学．系統看護学講座専門基礎6疾病のなりたちと回復の促進〔3〕、p.290、医学書院、2005 より改変）

第4章 原虫学

第4章 原虫学

2 原虫の種類と病原性

A. 種類

病原原虫は形態と運動性などによって4つに分類される。しかし、分類の位置が不明な原虫（ニューモシスチス・イロベッチ原虫 *Pneumocystis jirovecci* など）も存在する。

❶根足虫類 Rhizopoda
偽足で運動する。**赤痢アメーバ原虫** *Entamoeba histolytica* など。

❷鞭毛虫類 Flagellata
鞭毛で運動する。**ランブル鞭毛虫** *Giardia lamblia*、**腟トリコモナス原虫** *Trichomonas vaginalis* など。

❸胞子虫類 Sporozoa
有性生殖と無性生殖を行う。運動性はない。**マラリア原虫** *Plasmodium* sp.、**クリプトスポリジウム原虫** *Cryptosporidium* sp. など。

❹繊毛虫類 Ciliata
繊毛で運動する。**大腸バランチジウム原虫** *Balantidium coli* など。

B. 感染経路

原虫の感染経路、感染様式は種類によって異なる。

❶経口感染
食物を介して感染するもの（**大腸バランチジウム原虫**など）、水を介して感染するもの（**赤痢アメーバ原虫、ランブル鞭毛虫、クリプトスポリジウム原虫**など）がある。たとえば、クリプトスポリジウム原虫はウシの腸管内で増殖し、感染性のあるオーシストを1日数十億個も糞便中に排出して水や食物を汚染し、感染が拡がる。

❷ 接触感染

宿主同士の接触によって感染するもの（腟トリコモナス原虫、赤痢アメーバ原虫）。

❸ 接種感染

節足動物の媒介によって感染するもの（マラリア原虫、リーシュマニア原虫、トリパノソーマなど）。

❹ 経胎盤感染

妊娠中に胎盤を通過して感染するもの（トキソプラズマ原虫、マラリア原虫など）。

C. 寄生部位

寄生部位により腸管寄生性原虫、泌尿・生殖器寄生原虫、血液・組織寄生原虫などに大別することができる。

腸管寄生性原虫は赤痢アメーバ原虫、ランブル鞭毛虫、クリプトスポリジウム原虫、大腸バランチジウム原虫などである。赤痢アメーバ原虫は主として大腸、転移して肝臓に、ランブル鞭毛虫は主として十二指腸から小腸上部、ときに胆管、胆嚢、クリプトスポリジウム原虫は主として小腸、ときに胃、胆管、胆嚢、膵管、呼吸器に、大腸バランチジウム原虫は大腸に寄生する。

泌尿・生殖器寄生原虫は腟トリコモナス原虫などである。腟トリコモナス原虫は性交により女性の腟、男性の尿道に感染する。

血液・組織寄生原虫はマラリア原虫、リーシュマニア原虫、トキソプラズマ原虫などである。マラリア原虫は肝臓から赤血球に、リーシュマニア原虫は皮膚・粘膜、トキソプラズマ原虫は内皮系、神経、筋などの細胞に寄生する。

D. 原虫感染による疾患

原虫の寄生による疾患には、感染・増殖による組織破壊に基づくものと、原虫が産生する物質に基づくものとがある。前者の例としては、マラリア原虫による赤血球の破壊による貧血、赤痢アメーバ原虫による腸管壁の破壊による下痢症があげられる。後者の例としては、赤痢アメーバ原虫や大腸バランチジウム原虫が分泌する組織溶解酵素による組織の破壊による下痢症があげられる。

クリプトスポリジウム原虫は小腸の粘膜上皮の微絨毛内に

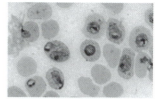

▶ ネズミマラリア原虫

赤血球に感染したネズミマラリア原虫 *Plasmodium berghei* のリング型（輪状体）、トロホゾイト（栄養体）（熱帯熱マラリア原虫のように異なる発育段階の原虫が観察される）（江下優樹提供）

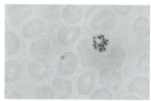

▶ 熱帯熱マラリア原虫

赤血球に感染した熱帯熱マラリア原虫 *Plasmodium falciparum* のリング型（輪状体）、シゾント（分裂体）（異なる発育段階の原虫が同時に観察される）（江下優樹提供）

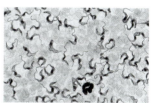

▶ 家畜トリパノソーマ症

家畜トリパノソーマ症の病原虫 *Trypanosoma brucei brucei* の血流型（感染マウス血液塗抹標本、ギムザ染色）（蛭海啓行提供）

寄生し、これを破壊する。健常者では無症状、ないし軽度の下痢を起こし、自然治癒するが、免疫不全者では激しい下痢、腹痛、嘔吐が続き、衰弱して死亡することもある。エイズ診断の指標疾患の1つにあげられている。

原虫症の現状

今日の日本で生活していると、原虫症の流行については細菌感染症やウイルス感染症に比較してあまり知る機会が少なく、注目されていない。

赤痢アメーバ原虫による腸管アメーバ症、つまりアメーバ赤痢の現状は、途上国を中心に全世界で、4,000万人が発症し、約5万人の患者が死亡している。マラリア原虫によるマラリアの現状は、WHOの推計によると、全世界で年間約2億人が罹患し、毎年約30万人の子どもが死亡している。リーシュマニア原虫によるリーシュマニア症は2種類あるが、全世界で両者合わせて約1,200万人の患者がおり、無治療では100％死亡するという疾患である。中南米では約1,500万人がシャーガス病の原因となるクルーズトリパノソーマ原虫に感染しており、致命率は成人で10％、小児でほぼ100％である。ランブル鞭毛虫によるジアルジア症は全世界で約2億人が感染し、約150万人が発症しているが、他の原虫症と異なり、アメリカ、カナダ、オーストラリアなどの先進国でもみられる。

日本ではアメーバ赤痢は年間500例程で、ジアルジア症は100例程である。マラリア、リーシュマニア症、シャーガス病は、輸入感染例が国内で報告されている。また、クリプトスポリジウム原虫によるクリプトスポリジウム症は、日本でもしばしば発生している。

クリプトスポリジウム症は水の処理施設に問題が生じると、集団発生する。1993年4月、アメリカミルウォーキー州で、浄水場がクリプトスポリジウム原虫で汚染されたため、その水道水の利用者、約40万人が重い下痢症を起こした。同年12月にはワシントンとバージニア州で、浄水場の水処理に問題が生じ、クリプトスポリジウム症を防ぐため、住民100万人に水道水を煮沸して利用するよう勧告が出された。日本では1996年に埼玉県のある町営水道が汚染されて約1万人が発症している。このように、原虫症は海外だけではなく、日本においても対策が求められる感染症といえる。

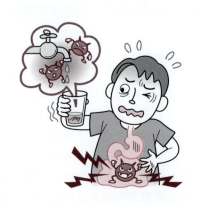

第5章
ウイルス学

本章の内容　1．ウイルスの特徴
　　　　　　　　2．ウイルスの形態と構造
　　　　　　　　3．ウイルスの増殖
　　　　　　　　4．ウイルスの遺伝
　　　　　　　　5．ウイルスの分類
　　　　　　　　6．ウイルスの病原性

学 習 目 標　・ウイルスの特徴を3〜4項目にまとめて説明できる。
　　　　　　　　・ウイルスの大きさの単位を理解する。
　　　　　　　　・ウイルスの構造各部の名称がいえる。
　　　　　　　　・ウイルスのゲノムの特徴(DNA、RNA、1本鎖、2本鎖、マイナス鎖、
　　　　　　　　　プラス鎖など)を説明できる。
　　　　　　　　・カプシド、エンベロープについて説明できる。
　　　　　　　　・ウイルス増殖過程(吸着、侵入、脱殻、ゲノム複製、組み立て、放出)
　　　　　　　　　を説明できる。
　　　　　　　　・バクテリオファージの種類、宿主細菌の容原化について説明でき
　　　　　　　　　る。
　　　　　　　　・ウイルスの突然変異の主なものを理解する。
　　　　　　　　・ウイルスの分類(科、亜科、属、種)とその表記法を理解する。
　　　　　　　　・ウイルス感染による細胞変性効果について説明できる。
　　　　　　　　・ウイルス感染の広がり(局所感染型、全身感染型)について説明で
　　　　　　　　　きる。
　　　　　　　　・主な腫瘍ウイルスを挙げることができる。

第5章　ウイルス学

1 ウイルスの特徴

A. ウイルスの特徴

　ウイルス virus はこれまで述べてきた原核生物の細菌、真核生物の真菌、原虫とは根本的に異なる。その主な特徴は以下のとおりである。

Ⓐ最小の微生物

　細菌、真菌、原虫の大きさがμm（mm の 1000 分の 1）単位であるのに対し、ウイルスの大きさは nm（μm の 1000 分の 1）単位ときわめて微小である。

Ⓑ細胞からなっていない

　生命体の基本単位である細胞からなっていない。しかし、生命の設計図である遺伝子（DNA または RNA のいずれか）が存在し、特殊な方法（細胞の生存のための機能を利用して）で増殖する。そのため生物には位置づけられないが、増殖するという特徴は微生物としての特徴といえる。

Ⓒ DNA 又は RNA の遺伝子情報を有する

　あらゆる生物は DNA、RNA の両方を有する。細胞は DNA → RNA →タンパク質という順に特異的遺伝情報に従って特定のタンパク質を産生し、生命を維持し、増殖する。しかし、ウイルスは RNA、DNA の一方しか有せず、単独ではタンパク質を合成することはできない。

Ⓓ細胞内でしか増殖できない

　ウイルスは生きている細胞内でしか増殖できない（偏性細胞寄生性）。ウイルスは、自前でタンパク質を合成することも、エネルギーを産生することもできない（増殖できない）が、細胞に寄生（感染）すると、その細胞の機能を利用することで増殖することができるようになる。ウイルスは細胞外にあっては単なる非生物的微粒子であるが、ひとたび生きた細胞内に寄生すると生物としての特徴（増殖・複製）を示すようになる。

第5章　ウイルス学

2 ウイルスの形態と構造

A. 大きさと形

ウイルスはウイルス粒子として細胞に侵入し、増殖する。感染性を持つ、成熟したウイルス粒子をビリオン virion という。

ウイルス粒子の大きさは、**パルボウイルス科** *Parvoviridae* で 18〜20nm、**ピコルナウイルス科** *Picornaviridae* で 28〜30nm、ウイルスのなかで最大級の**ポックスウイルス科** *Poxviridae* で 300〜350nm であり、光学顕微鏡では観察できない（表5-1）。観察するには電子顕微鏡が必要である。外形は大部分が球状で、砲弾状（**ラブドウイルス科** *Rhabdoviridae*）、紐状（**フィロウイルス科** *Filoviridae*）のものもある（図5-1）。

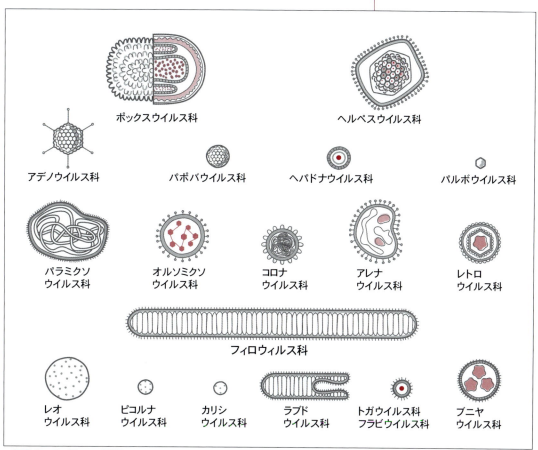

▲図5-1　ウイルスの種類　（David O White, Frank J Fenner 著、北村敬訳：医学ウイルス学. p.17、近代出版、1996 より改変）

▼表5-1　主なウイルスの大きさと形

ウイルス	形　状	大きさ　(nm)
ヒトパルボウイルスB19	球状	18〜20
ヒトアデノウイルス	球状	70〜90
単純ヘルペスウイルス	球状	150〜200
B型肝炎ウイルス	球状	42
痘瘡ウイルス	レンガ状	200×200×350
ノロウイルス	球状	27〜38
ロタウイルス	球状	60〜80
西ナイルウイルス	球状	40〜60
ヒト免疫不全ウイルス	球状	80〜100
インフルエンザウイルス	球状	80〜120
SARSコロナウイルス1型および同2型	球状	120〜160
狂犬病ウイルス	砲弾状	70×180
エボラウイルス	紐状	80×1000

B. 基本構造

　ウイルスは遺伝情報を伝える核酸（ゲノム）、それを包むタンパク質の殻（カプシド）、殻を取り囲む脂質の膜（エンベロープ）からなる。ゲノムとカプシドのみで、エンベロープがないもの（アデノウイルス科 *Adenoviridae* など）も存在する。

❶ゲノム

　ウイルスは DNA か RNA のどちらかのゲノムを有する。そのため、ウイルスは DNA ウイルスと RNA ウイルスに分けられる。DNA ウイルスの多くは2本鎖 DNA を、例外的に1本鎖 DNA を有するもの（パルボウイルス科）も存在する。RNA ウイルスの多くは線状の1本鎖 RNA を、例外的に2本鎖 RNA を有するもの（レオウイルス科 *Reoviridae*）も存在する。また、分節する（いくつかに分かれた）遺伝子を有するウイルスがある（オルソミクソウイルス科など）。

　ゲノムに存在する遺伝子数は、細菌に比べると少ない。その予想される数はアデノウイルスで6個、A型インフルエンザウイルスで10個、サイトメガロウイルスで約200個であり、数個から200個程度まで幅広い。細菌の遺伝子数は、結核菌で4,000個、大腸菌で4,300〜6,000個（菌株によって異なる）であり、細菌の遺伝子数に比べると、ウイルスのそれははるかに少ない。ウイルスもまたゲノムに存在する遺伝情報に基づいて増殖する。遺伝情報はゲノム、すなわち DNA または RNA の塩基配列（塩基の組み合わせ）としてコード

されており、その基本となる塩基はすべての生物に共通である。つまり、DNA は A（アデニン）、T（チミン）、G（グアニン）、C（シトシン）の 4 種類の塩基からなり、RNA は T が U（ウラシル）に置き換わって A、U、G、C の 4 種類の塩基からなる。

ウイルスの遺伝情報、つまり塩基配列の数は、細菌などに比べて極端に少ない。

❷カプシド capsid

カプシドはゲノムを包むタンパク質の殻で、カプソメア capsomer と呼ばれる構造単位からなる。カプソメアが一定の法則で配列してカプシドを構成しており、そのカプシドとゲノムを合わせてヌクレオカプシド nucleocapsid という。

ヌクレオカプシドの多くは立方対称形 cubic symmetry か、らせん対称形 helical symmetry である。立方対称形は正 20 面体で、核酸（DNA または RNA）を 20 面体のカプシドが取り囲んでいる。らせん対称形は、らせん状に配列するカプソメアの内側に核酸がらせん状に収まっている。

❸エンベロープ envelope

エンベロープはカプシドの外側を取り囲む、主にリン脂質からなる二重膜である。この二重膜は宿主の細胞膜に由来し、細胞内で生成された子ウイルス粒子が成熟する過程で形成される。表面にエンベロープを貫通する形で糖タンパク質（ウイルス糖タンパク質、スパイク spike）が存在する。このエンベロープ上に存在するスパイクが宿主細胞への吸着、侵入の足がかりとなる（p. 88 参照）。

Note

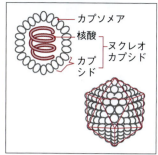

▲図5-2　立方対称形（正 20 面体）エンベロープなし

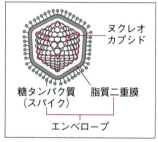

▲図5-3　立方対称形　エンベロープあり

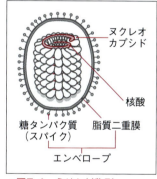

▲図5-4　らせん対称形　エンベロープあり

カプソメア

アデノウイルスのヌクレオカプシドは正 20 面体、カプシドの数は 252 個で、20 の正三角形と 12 の頂点からなる立方対称形である。12 の頂点に位置するカプソメアは 5 個のカプソメアに、辺および面に位置するカプソメアは 6 個のカプソメアに囲まれている。前者をペントン penton、後者をヘキソン hexon といい、ペントンは 12 個、ヘキソンは計 240 個ある。

第 5 章　ウイルス学

3 ウイルスの増殖

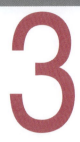

Note

宿主 host

あるウイルスは、そのウイルスにとって特異的な（限られた）動物種にしか感染しない。例えば小児の気道感染症の原因ウイルスであるRSウイルスは、ヒトにのみ感染して病気を引き起こす。そのウイルスが感染する動物種を、そのウイルスの宿主という。

A. 増殖過程

　ウイルス粒子（親）が宿主の細胞に侵入（感染）し、その細胞の増殖システム（代謝、タンパク質合成など）により自らのゲノムが複製され、ウイルス粒子の構成タンパク質（構造タンパク質 structural protein）や構成タンパク質ではないものの増殖に必要な機能を発現するタンパク質（非構造タンパク質 non-structural protein）が合成され、それらが材料となったり、それらの機能に基づいて多数のウイルス粒子（子）が産生される。そのウイルス粒子がそれぞれ（エンベロープを持つウイルスはエンベロープを被って）成熟し、細胞外に放出されて、新たな細胞に侵入し、同じ過程を経てウイルス粒子（子）が産生される。宿主（host）における増殖の繰り返しによってウイルスは存在し続ける。

　1つのウイルスが1つの細胞に感染して増殖した場合、1,000,000個の子ウイルスが産生されることもある。ウイルスの増殖は、細胞への吸着 adsorption、侵入 penetration、脱殻 uncoating、ゲノム複製 replication と遺伝子発現 transcription、組み立て assembly と放出 release の各ステップを経る（図5-5）。

❶吸着 adsorption

　ウイルスが細胞表面に接着する過程が吸着である。ウイルス表面のタンパク質（エンベロープを持つウイルスではエンベロープの糖タンパク質、エンベロープを持たないウイルスではカプシドのタンパク質）が細胞の細胞膜表面に存在する、それぞれのウイルスに特異的な因子（受容体、レセプター receptor）と結合（吸着）する。ウイルス毎により受容体の種類（因子）が決まっている。つまり、あるウイルスはそのウイルスに特異的な受容体を有する細胞に吸着することで、感染する細胞を選択している。吸着にかかわるウイルス表面のタンパク質と細胞の受容体は「鍵と鍵穴」の関係にある。

　たとえば、インフルエンザウイルスはエンベロープ表面に

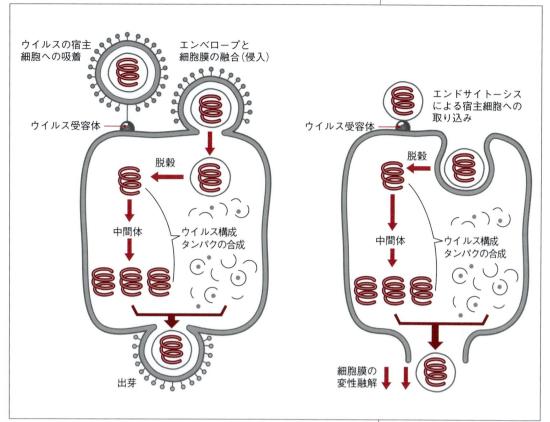

▲図5-5　ウイルスの増殖過程

突起状のスパイク（糖タンパク質）を持ち、気道粘膜上皮細胞の受容体に、ポリオウイルスはウイルス粒子表面に深い溝状の構造を持ち、咽頭粘膜あるいは腸管粘膜上皮細胞の表面に存在する受容体に結合し、吸着する。「鍵」が合う「鍵穴」の関係は厳密に決っており、それぞれのウイルスが吸着する細胞は決まっている。**インフルエンザウイルス**をはじめ**ライノウイルス**、**コロナウイルス**、**アデノウイルス**などは気道粘膜、**ロタウイルス**、**ノロウイルス**などは腸管粘膜、**単純ヘルペスウイルス**は口腔、結膜、性器・外陰部などの粘膜の細胞が有する、それぞれのウイルスに特異的な受容体に吸着する。

❷**侵入** penetration

　細胞表面に吸着したウイルスが細胞内に入り込む過程が侵入である。エンベロープがあるウイルスはエンベロープと細胞膜の融合が起こり、そのウイルス粒子内部に存在するヌクレオカプシドが細胞内に入る。あるいは細胞の食作用（エンドサイトーシス）によりウイルスが細胞内に取り込まれる。また、エンベロープがないウイルスは細胞膜に穴を開けた

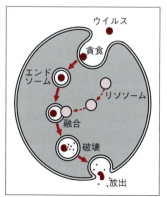

▲図5-6　食作用

第5章　ウイルス学　89

Ｎｏｔｅ

mRNA

メッセンジャーRNA。DNAの遺伝情報を伝える役割を担う。mRNAの情報をもとにタンパク質が合成される。

転写

ゲノムから遺伝情報がコピーされることで、DNAの転写の場合、以下のような過程を経る。①２本鎖DNAを分ける酵素が作用し、１本鎖DNAができる。②RNAを合成する酵素（RNAポリメラーゼ）が１本鎖DNAに結合すると、４種類の塩基が集まってきてDNA鎖の塩基と結びつく。③塩基同士が結びつくと、RNAポリメラーゼが作用してRNAができる。

り、細胞膜を分断したりして細胞内に侵入する（図5-6）。

ウイルスの多くは細胞のエンドサイトーシスによって細胞内に取り込まれる。細胞表面に吸着したウイルスは、細胞質膜の一部からできた小胞（エンドソーム）に包まれて細胞質内に入る。この小胞は細胞内にあって異物などを分解・処理する小胞（リソソーム）と融合する。リソソーム内でウイルス粒子の表面が分解され、ヌクレオカプシドの形が崩れてウイルスゲノムがカプシドからリソソーム外に放出される。RNAウイルスのゲノムは細胞質内に、DNAウイルスのゲノムは核膜まで運ばれ、核膜孔をとおして核内に入る。

❸脱殻 uncoating

前述したウイルスゲノムがカプシドから脱出する過程を脱殻という。脱殻後のカプシドは、ウイルスによっては完全に分解されてしまうこともあり、分解されずに残されて、そのなかでウイルスゲノムの転写が行われることもある。

❹ゲノム複製 replication と遺伝子発現 transcription

RNAウイルスの場合、ウイルスゲノムが脱殻により細胞質に放出されると、マイナス鎖のRNAウイルスの場合はウイルスゲノムから遺伝情報を写し取ったmRNAがつくられ（この過程を転写という）、プラス鎖RNAウイルスの場合はウイルスゲノムRNAがそのままmRNAとして機能してウイルスタンパク質が産生される（この過程を翻訳という）。はじめにウイルスゲノムを複製するために必要な酵素類などの非構造タンパク質がつくられ、次にウイルスゲノムが複製され、ウイルス粒子の構成成分である構造タンパク質がつくられる。これらの過程を経てウイルス粒子が組み立てられる。

DNAウイルスの場合、脱殻により細胞質内に放出されたウイルスゲノムは核膜を通って核内に入り、細胞のDNAに組み込まれた後、前述したような転写、翻訳が行われてウイルスの複製に必要な非構造タンパク質や構造タンパク質がつくられる。DNAウイルスはこの過程の大部分を細胞が有する機能、酵素類の活性を利用している。

ウイルスゲノムの転写、複製のメカニズムはDNAウイルスとRNAウイルスとで異なる。DNAウイルスは一般的に細胞の核内で、細胞の生存・増殖のための機能、各種酵素活性を利用して複製する。一般的にRNAウイルスも、細胞質内で細胞の代謝機能を利用して複製するものの、主要な過程は独自の機能、酵素活性を利用して複製する。

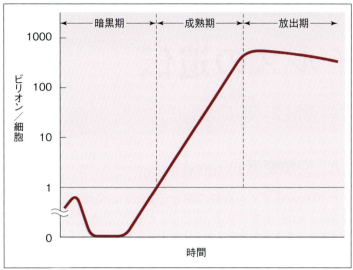

▲図5-7　ウイルスの一段増殖曲線

❺組み立て assembly と放出 release

　ウイルス粒子を構成するゲノムと構造タンパク質が揃うと、組み立てが始まる。たとえば、アデノウイルスの場合、ゲノム（DNA）とコアタンパク質が結合し、これを囲むようにカプソメアが組み立てられてヌクレオカプシドを形成し、ウイルス粒子となる（p.285参照）。

　エンベロープが形成される場所はウイルスによって異なる。細胞膜でエンベロープが形成されるウイルスの場合、ウイルスの糖タンパク質が細胞膜に突き刺さるようにして結合し、出芽 budding によって糖タンパク質が結合している細胞膜（エンベロープ）を被り、ウイルス粒子となって細胞外に放出される。エンベロープのないウイルスは細胞が崩壊して放出される。

B. 増殖速度

　細胞に感染したウイルスがその細胞内で増殖する過程を経時的に示したものを一段増殖曲線 (one-step growth curve) という。

　一般的なウイルスが細胞に吸着して、侵入・脱殻の過程で、ウイルス粒子の構造を失うために感染性のあるウイルス粒子がなくなる。この時期を暗黒期という。ゲノム複製、タンパク質合成が進み、それらが組み立てられて感染性ウイルスは指数関数的に増殖する。この時期を成熟期という。ビリオン数が最高値に達すると、その増殖は止まり、細胞も死に至る（放出期）（図5-7）。

第5章　ウイルス学

4 ウイルスの遺伝

Note

A. 突然変異 mutation

　ウイルスのゲノム複製に際して遺伝子の変化（塩基配列の変異）、つまり突然変異 mutation が起こる頻度は、DNA ウイルスに比べると RNA ウイルスでは比較的高い。突然変異で多いのは抗原性の変異、抗ウイルス薬に対する感受性の変異、条件致死性変異などである。

❶抗原性の変異

　宿主があるウイルスに対する感染性を阻害する抗体（中和抗体）を有する宿主の中で増殖が繰り返されていると、中和（細胞への感染性を失わせることをいう）されなくなる変異株（突然変異が起こったウイルス）が出現する。この変異株を中和抵抗性変異株 neutralization escape mutant という。細胞への吸着に働く膜タンパク質に変異が起っていることが多い。

　たとえば、インフルエンザウイルスに感染すると、そのウイルスに対する中和抗体が産生され、その後、同じ抗原性のインフルエンザウイルスが気道に侵入してきても、その抗体が働いて感染しないか、感染しても軽症ですむ。

　しかし、同じインフルエンザでも膜タンパク質（スパイク）に変異が生じて抗原性が変わると、変異株には既存の抗体が働かなくなる。

❷抗ウイルス薬に対する感受性の変異

　ウイルスに有効な抗ウイルス薬に対し、耐性変異株が生じることがある。この変異株を薬剤耐性変異株 drug-resistant mutant という。

　たとえば、単純ヘルペスウイルス感染症にはアシクロビルという抗ウイルス薬が用いられる。アシクロビルは、単純ヘルペスウイルスの発現するチミジンリン酸化酵素によって修飾（リン酸化）され、抗ウイルス活性を発揮する活性型になる。症状が反復して出現する患者にはアシクロビルの長期投与を必要とする場合があり、その経過でチミジンリン酸化酵素を産生する遺伝子に変異が生じて、アシクロビルをリン酸

薬剤耐性変異株の出現と臨床

HIV 感染症、B 型肝炎や C 型肝炎の患者の治療には、それぞれ有効な抗ウイルス薬の長期投与を必要とする。時に薬剤耐性変異株の出現により、治療が難しくなる場合がある。

化する活性が低下することによりアシクロビル耐性株が生じる（p. 196 参照）。

❸条件致死性変異

　ある条件の下では増殖できるが、ある条件の下では増殖できなくなる変異を条件致死性変異 conditional lethal mutant という。その代表として温度感受性変異 temperature-sensitive mutant が知られている。人為的に増殖に至適な温度よりも低い温度でウイルスを繰り返し増殖させていると、増殖機能にかかわるタンパク質を発現するゲノムの一部に変異が生じ、至適な温度でも増殖能が低下することがある。これを温度感受性変異といい、そのようなウイルスを温度感受性変異株という。一般的には温度感受性変異株の病原性は低下する。いくつかのワクチンはこの手法を用いて開発されている。

B. 遺伝子組換え genetic recombination

　2種類のウイルスが1つの細胞に同時に感染すると、それぞれの親ウイルス遺伝子の組換えが起こる。これにはヌクレオチドの一部が組み変わる分子内組換え intramolecular recombination と、分節化したゲノム同士が置き換わる遺伝子再集合 genetic reassortment がある（図5-8）。

C. 遺伝的再活性化 genetic reactivation

　活性（感染性）ウイルスと同種の不活性ウイルスをひとつの同じ細胞に混合感染させると、分子内組換の結果不活性ウイルスのゲノムの一部を持つ活性ウイルスが生じることがある。つまり、感染性のないウイルスAのゲノムが感染性のあるウイルスBのゲノムに組み込まれ、ウイルスAのゲノム、性質を持ち、感染性のあるウイルスBが生じる。あるウイルスの特徴を明らかにするための研究手法のひとつである。

Note

条件致死性変異のひとつとしての宿主依存性変異

ある細胞（例えばサルの腎臓から得られた Vero 細胞）でよく増殖するウイルスを、別な細胞、（例えばウサギ肝臓由来細胞）で繰り返し増殖させていると、ウサギ由来肝臓での高い増殖性を獲得し、逆に Vero 細胞での増殖能が著しく低下するようになる場合がある。この変異のことを宿主依存性変異といい、それは条件致死性変異のひとつである。宿主依存性変異株の病原性は低下することからワクチン開発手法のひとつでもある。この手法で開発された代表的ワクチンに水痘ワクチンがある。

遺伝的重複

複数のウイルスが1つの細胞に感染すると、1つのウイルス粒子内に2つ以上のゲノムを持つものが出現する現象。同種のウイルス間で起こるものを同種間遺伝的重複、異種のウイルス間で起こるものを異種間遺伝的重複という。

分子内組換えの例

ポリオワクチンは病原性の低下させたポリオウイルス（生ワクチン）である。近年ポリオワクチンとポリオウイルスが分類されるピコルナウイルス科の別のウイルスが1人の個体に同時に感染し、それらの組換え体が生じた。この組換え体は、野生型ポリオウイルス（強毒型）の性質を獲得し、これによるポリオの流行が確認されている。

遺伝子再集合の例

A型インフルエンザウイルスの遺伝子再集合の一例（p. 302 参照）

第5章　ウイルス学　93

D. 相補 complementation

　2種類のウイルスが1つの細胞に同時に感染したとき、一方または両方のウイルスの増殖が高まる現象がある。ウイルスゲノムの変化は伴わない。たとえば、これにより増殖能力を備えていない一方のウイルスが、増殖能力を備えている一方のウイルスの機能を借りて増殖できるようになる。このような現象を相補という。

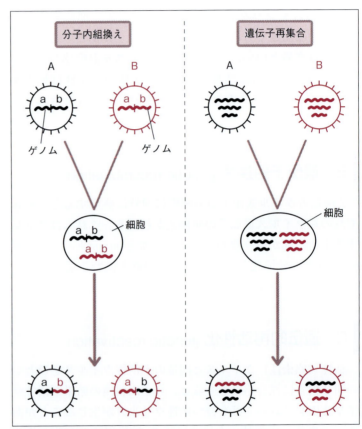

▲図5-8　遺伝子組換えの例

第5章　ウイルス学

5 ウイルスの分類

A. 国際的な分類法

　知られているウイルスの種類の数は研究手法の改良・開発により増加し続けている。ヒトから分離されるものだけで数百種にのぼる。この種 species を基本として上位に向かって属 genus、科 family と分類する。属と科の間に亜科 subfamily を設ける場合もある。科の上に目 order 設ける場合もある。ウイルスの分類および命名のあり方は、国際ウイルス分類委員（ICTV）により適宜改訂されている。
　たとえば、一般に口唇ヘルペスを引き起こす単純ヘルペスウイルス1型の正式名称には以下のようになる。
- ヘルペスウイルス目 order Herpesvirales
- ヘルペスウイルス科 family Herpesviridae
- アルファヘルペスウイルス亜科 subfamily Alphaherpesvirinae
- シンプレックスウイルス属 genus Simplexvirus
- ヒトヘルペスウイルス1型 human herpesvirus 1

耳下腺炎（いわゆるおたふくかぜ）を引き起こすムンプスウイルスの正式名称は、
- モノネガウイルス目 order Mononegavirales
- パラミクソウイルス科 family Paramyxoviridae
- パラミクソウイルス亜科 subfamily Paramyxovirinae
- ルブラウイルス属 genus Rubulavirus
- ムンプスウイルス mumps virus

B. 性質による分類

　一般にウイルスの形態、性質、ゲノムの性状などによる分類が広く用いられている。これには以下のような分類がある。
- 宿主により動物ウイルス、植物ウイルス、バクテリオファージなどに分類する。
- ウイルス粒子の形状により球形ウイルス、紐状ウイルス、砲弾型ウイルスなどに分類する。
- エンベロープがあるウイルスとエンベロープがないウイ

Note

ウイルスの命名法

接尾辞につけて目、科、属名を表記する。目は「……*virales*」、科は「……*viridae*」、亜科は「……*virinae*」、属は接尾辞が種と同じ「……*virus*」なので genus をつける。

ICTV

International Committee on Taxonomy of Viruses の略語。この委員会には、委員としてウイルス学研究者が名を連ねらねられている。本書が最初に出版された当時と現在とでは、多くのウイルス種においてウイルス名が変更されたり分類が変わったりしている。本書では一般的に用いられているウイルス名を用いることとする。

Note

アルボウイルス arbovirus
節足動物媒介ウイルス arthropod-borne virus のこと。節足動物（蚊やダニなど）を介してヒトに感染するウイルスの総称的表現。

ルスに分類する。
- **ヌクレオカプシドの形状**により立方対称形（正20面体）、らせん対称形などに分類する。
- **核酸の種類**により DNA ウイルスと RNA ウイルスに分類する。
- **ゲノムが1本鎖か2本鎖か**によって2本鎖 DNA ウイルス、1本鎖 DNA ウイルス、2本鎖 RNA ウイルス、1本鎖 RNA ウイルスに分類する。
- **ゲノム RNA が mRNA の機能を持つかどうか**によってプラス鎖 RNA ウイルス、マイナス鎖 RNA ウイルスに

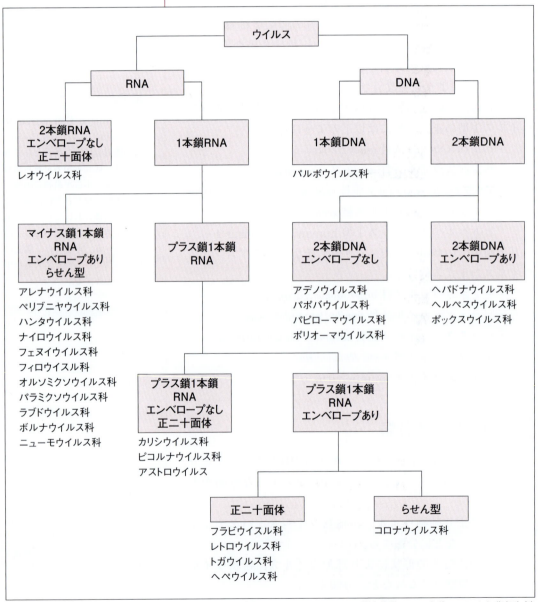

▲図5-9　ウイルスの分類　　（山口惠三、松本哲哉監訳：イラストレイテッド微生物学. p.5、丸善、2004 より著者改変）

▼表5-2　ヒトの病気（感染症）に関連のある主なウイルスの分類（国際ウイルス分類委員会、2023年著者改変）

第1群（Group I）－2本鎖DNA			疾患
オルソヘルペスウイルス科 （αヘルペスウイルス亜科）	シンプレックスウイルス属 （単純ウイルス属）	単純ヘルペスウイルス1型 （HHV-1、HSV-1） 単純ヘルペスウイルス2型 （HHV-2、HSV-2）	口唇ヘルペス 性器ヘルペス
	ワリセロウイルス属 （水痘ウイルス属）	水痘・帯状疱疹ウイルス （HHV-3、VZV）	水痘・帯状疱疹
ヘルペスウイルス科 （βヘルペスウイルス亜科）	サイトメガロウイルス属	ヒトサイトメガロウイルス（HHV-5、HCMV）	
	ロゼオロウイルス属	ヒトヘルペスウイルス6型（HHV-6） ヒトヘルペスウイルス7型（HHV-7）	突発性発疹 突発性発疹
ヘルペスウイルス科 （γヘルペスウイルス亜科）	リンホクリプトウイルス属	EBウイルス（HHV-4：EBV）	伝染性単核球症 バーキットリンパ腫
	ラディノウイルス属	カポジ肉腫関連ヘルペスウイルス （HHV-8：KSHV）	カポジ肉腫
ポックスウイルス科	オルソポックスウイルス属	痘瘡ウイルス ワクチニアウイルス 牛痘ウイルス エムポックスウイルス（旧サル痘ウイルス）	痘瘡（天然痘） エムポックス（旧ヒトサル痘）
	モルシポックスウイルス属	伝染性軟属腫ウイルス	伝染性軟属腫 （水いぼ）
アデノウイルス科	マストアデノウイルス属	ヒトアデノウイルス	気道感染症など
パピローマウイルス科	パピローマウイルス属	ヒトパピローマウイルス（HPV）	疣贅（いぼ）
ポリオーマウイルス科	ポリオーマウイルス属	JCポリオーマウイルス BKポリオーマウイルス シミアンウイルス40	進行性多巣性白質脳症 出血性膀胱炎

第2群（Group II）－1本鎖DNA			疾患
パルボウイルス科	エリスロウイルス属	パルボウイルスB19	伝染性紅斑
	ボカウイルス属	ヒトボカウイルス	
	ディペンドウイルス属	アデノ随伴ウイルス	
サーコウイルス科	アネロウイルス属	TTウイルス	

赤字表記のウイルス：ヒトのみに感染するウイルス（ヒトが宿主となるウイルス）

　分類する。
・**逆転写酵素**を持つものは逆転写ウイルスに分類する。
・**節足動物を媒介動物**とするウイルス（節足動物媒介ウイルス arthropod-borne virus）に分類する。

第5章　ウイルス学　97

第3群（Group Ⅲ）－2本鎖RNA			疾患
レオウイルス科	オルソレオウイルス属	レオウイルス	
	ロタウイルス属	ロタウイルス	下痢症
	オルビウイルス属		
	コルチウイルス属	コロラドダニ熱ウイルス	

第4群（Group Ⅳ）－1本鎖RNA プラス鎖（mRNAとして作用）			疾患
コロナウイルス科	コロナウイルス属	ヒトコロナウイルス（229E、OC43） SARS コロナウイルス 1 型 SARS コロナウイルス 2 型 MERS コロナウイルス	気道感染症 SARS COVID-19 中東呼吸器症候群 （MERS）
トガウイルス科	アルファウイルス属	東部ウマ脳炎ウイルス 西部ウマ脳炎ウイルス ベネズエラウマ脳炎ウイルス チクングニアウイルス シンドビスウイルス セムリキ森林ウイルス マヤロウイルス ロスリバーウイルス	発熱性疾患
マトナウイルス科	ルビウイルス属	風疹ウイルス	風疹
フラビウイルス科	フラビウイルス属	日本脳炎ウイルス 黄熱ウイルス デングウイルス 西ナイルウイルス クンジンウイルス セントルイス脳炎ウイルス マレーバレー脳炎ウイルス（オーストラリア脳炎） ロシア春夏脳炎ウイルス 中央ヨーロッパダニ媒介脳炎ウイルス オムスク出血熱ウイルス キャサヌール森林熱ウイルス	脳炎 黄熱 発熱性疾患 脳炎 脳炎 脳炎 脳炎 脳炎
	ヘパシウイルス属	C型肝炎ウイルス（HCV）	肝炎、肝硬変、肝細胞がん
ピコルナウイルス科	エンテロウイルス属	ポリオウイルス コクサッキーウイルス エコーウイルス エンテロウイルス	ポリオ（急性弛緩性四肢麻痺） 手足口病、ヘルパンギーナ、発熱性疾患
	ライノウイルス属	ライノウイルス	気道感染症
	ヘパトウイルス属	A型肝炎ウイルス	肝炎
	パレコウイルス属	ヒトパレコウイルス	新生児などにおける中枢神経感染症

カリシウイルス科	ノロウイルス属	ノロウイルス	下痢症
	サポウイルス属	サポウイルス	下痢症
アストロウイルス科	ママストロウイルス属	ヒトアストロウイルス	下痢症
ヘペウイルス科	ヘペウイルス属	E型肝炎ウイルス	肝炎

第5群（Group Ⅴ）－1本鎖RNA マイナス鎖（mRNAの相補鎖。鋳型として使用）			疾患
パラミクソウイルス科	レスピロウイルス属	ヒトパラインフルエンザウイルス 1型、3型	気道感染症
	ルブラウイルス属	ヒトパラインフルエンザウイルス 2型、4型 ムンプスウイルス	気道感染症 ムンプス
	モルビリウイルス属	麻疹ウイルス	麻疹
	ヘニパウイルス属	ヘンドラウイルス ニパウイルス	脳炎 脳炎
ニューモウイルス科	ニューモウイルス属	RSウイルス	気道感染症
	メタニューモウイルス属	ヒトメタニューモウイルス	
ラブドウイルス科	リッサウイルス属	狂犬病ウイルス	狂犬病
フィロウイルス科	マールブルグウイルス属	レイクビクトリアマールブルクウイルス	出血熱
	エボラウイルス属	エボラウイルス（スーダン型、ザイール型、タイフォレスト型、ブンディブギョ型、レストン型）	出血熱
ボルナウイルス科	ボルナウイルス属	ボルナウイルス	
オルトミクソウイルス科	A型インフルエンザウイルス属		気道感染症
	B型インフルエンザウイルス属		気道感染症
	C型インフルエンザウイルス属		気道感染症
	トゴトウイルス属	バーボンウイルス、オズウイルス[※1]	多臓器不全
アレナウイルス科	アレナウイルス属	ラッサウイルス リンパ球性脈絡髄膜炎ウイルス サビアウイルス グアナリトウイルス フニンウイルス マチュポウイルス	出血熱 髄膜炎、脳炎 出血熱 出血熱 出血熱 出血熱
ペリブニヤウイルス科	オルソブニヤウイルス属	ブニヤムウェラウイルス カリフォルニア脳炎ウイルス ラ・クロスウイルス	脳炎 脳炎 脳炎

赤字表記のウイルス：ヒトのみに感染するウイルス
※1　2023年に日本で初めてオズウイルス感染症患者が確認された。心筋炎等の多臓器不全患者がオズウイルスに感染していたことが明らかにされた。ダニ媒介性ウイルス感染症のひとつである。

フェヌイウイルス科	フレボウイルス属	リフトバレー熱ウイルス サシチョウバエ熱ウイルス（ナポリ型、シチリア型） トスカーナウイルス	発熱性疾患 発熱性疾患
	バンダウイルス属	SFTSウイルス	出血熱（重症熱性血小板減少症候群、SFTS）
ハンタウイルス科	オルソハンタウイルス属	ハンターンウイルス シンノンブレウイルス	腎症候性出血熱 ハンタウイルス肺症候群
ナイロウイルス科	オルソナイロウイルス属	クリミア・コンゴ出血熱オルソナイロウイルス	出血熱

第6群（Group Ⅵ）－1本鎖RNA プラス鎖（複製によるDNA中間体を含む）			疾患
レトロウイルス科 （レンチウイルス亜科）	レンチウイルス属	ヒト免疫不全ウイルス	エイズ
レトロウイルス科 〔オンコウイルス亜科〕	C型オンコウイルス属	ヒトT細胞白血病ウイルス1型	成人T細胞白血病

第7群（Group Ⅶ）－2本鎖DNA（複製によるRNA中間体を含む）		疾患
ヘパドナウイルス科	B型肝炎ウイルス	肝炎

赤字表記のウイルス：ヒトのみに感染するウイルス

6 ウイルスの病原性

A. ウイルス感染細胞の変化

　ウイルスの感染により、細胞に種々の変化が起こる。一般的に、ウイルスが増殖のために細胞の代謝機能が使われ、細胞自身の DNA 複製、タンパク質合成は抑制される。その結果細胞に形態の変化（円形化、狭小化、破壊など）が起こる。これを**細胞変性効果** cytopathic effect（CPE）と呼ぶ。また、ウイルスによっては**封入体形成**、隣接する細胞と細胞の融合（**細胞膜融合**、**多核巨細胞形成**）などの変化も起こる。

　ウイルスが増殖すると、細胞から多数のウイルス粒子が放出される。ウイルスが各組織の細胞で増殖することによって細胞が破壊され（殺細胞性）、組織・臓器の障害、つまり病気が引き起こされる。たとえば、ロタウイルスは小腸において粘膜上皮の絨毛細胞を破壊し、水分の吸収障害を起こし、下痢を起こす。

　逆に、ウイルスの感染により、細胞自身の DNA 複製、タンパク質合成が促進され、細胞が際限なく分裂するように性質が変化する場合がある。腫瘍ウイルスによって起こる悪性転換（**がん化**）という変化である。たとえば、ヘルペスウイルス科の一種、**EB ウイルス**は、リンパ球の異常増殖を起こすことによるバーキットリンパ腫の、**ヒトパピローマウイルス**は子宮頸がんの原因となる。

B. 感染の拡がり

　ウイルスの多くは呼吸器、消化管、泌尿・生殖器の粘膜、皮膚などから体内に侵入し、近くの組織の細胞に感染し、増殖する。その後、その場から周囲に感染が広がるウイルス（**局所感染型**）と、リンパ・血行性に遠隔臓器へと移行し、そこで感染、増殖するウイルス（**全身感染型**）に分かれる。前者の例としては**インフルエンザウイルス**、**ロタウイルス**などがあり、後者の例としては**ポリオウイルス**などがある。

Note

封入体
inclusion body

ウイルス感染細胞を染色すると見られる細胞内の酸好性あるいは塩基好性の領域。内容はウイルスの核酸やタンパク質の集合体、ビリオン（ウイルス粒子）の集合体など。

多核巨細胞

細胞融合により、1つの細胞内に複数の核が存在する細胞。

接触阻害
contact inhibition

培養細胞は、増殖して一層に密につまった状態になると、増殖を停止する。これを**接触阻害**という。しかし、腫瘍ウイルスに感染し、悪性転換した細胞は接触阻害が起こらず、際限なく増殖して何層にもなる。

Note

インフルエンザウイルスは呼吸器から侵入し、呼吸器で増殖し、咳・痰などの呼吸器症状を起こす。ロタウイルスは消化管から侵入し、消化管で増殖し、下痢などの消化器症状を起こす。一方、ポリオウイルスは経口的に侵入し、腸管膜リンパ節で増殖した後、血中に入って中枢神経に移行して、脊髄に存在する運動神経細胞（前角細胞と呼ばれる）を破壊して手足の麻痺を起こす。また、日本脳炎ウイルスは節足動物の媒介（ウイルスを保有する蚊の吸血）によって皮膚から侵入し、血行性に中枢神経へと移行し、脳炎を起こす。ただし、局所感染型も症例によってほかの臓器にも症状を示すことがあり、必ずしも局所感染症型か全身感染症型に明確に分けられるわけではない。

神経の軸索に沿って末梢神経側から中枢神経側に運ばれるウイルスも存在する。狂犬病ウイルス、単純ヘルペスウイルス、水痘・帯状疱疹ウイルスなどである（後述）。狂犬病ウイルスは主としてウイルスを保有するイヌの咬傷によって皮膚から侵入し、末梢神経の末端から中枢神経系の脊髄を経て脳に達し、幻覚、興奮などの精神症状、呼吸困難、嚥下困難などの症状を起こす。

C. 腫瘍ウイルス

ウイルスの感染によって宿主細胞が悪性転換（がん化）を起こすと、その細胞は腫瘍細胞としての性質を持つようになる。つまり、無秩序に際限なく増殖し、その組織・臓器の機能を障害する。宿主細胞に悪性転換を起こすウイルスを腫瘍ウイルス tumor virus という。

ヒトにがんを起こす腫瘍ウイルスとしては、RNA ウイルスのレトロウイルス、フラビウイルス、DNA ウイルスのヘルペスウイルス、パピローマウイルス、ヘパドナウイルスなどが知られている。

レトロウイルス科では、成人 T 細胞白血病を起こす human T-cell leukemia virus type 1（HTLV-1）などが腫瘍ウイルスである。同じレトロウイルス科でも、エイズを起こすヒト免疫不全ウイルスは腫瘍ウイルスではない。

ヘルペスウイルス科ではバーキットリンパ腫、上咽頭がんの原因となる EB ウイルス、カポジ肉腫の原因となるヒトヘルペスウイルス 8 型（カポジ肉腫関連ヘルペスウイルス）、パピローマウイルス科では子宮頸がんの原因となるヒトパピローマウイルス、ヘパドナウイルス科では肝細胞がんの原因となる B 型肝炎ウイルス、フラビウイルス科では肝細胞がんの原因となる C 型肝炎ウイルスなどが腫瘍ウイルスである。

ウイルスによる細胞のがん化

がんは細胞の無秩序無制限の増殖であり、それには細胞のがん化を促進するのは細胞増殖因子、抑制するのはがん抑制タンパク質が関わっている。腫瘍ウイルスはがん遺伝子によって細胞増殖因子に似たタンパク質を産生して細胞のがん化を導いたり、がん抑制タンパク質に結合し、その抑制機能を不活化するタンパク質を産生して細胞をがん化に導いたりする。

Ⅱ 感染と感染症

第6章　感染 ………………………………… 105

第7章　免疫学 ……………………………… 121

第8章　感染症 ……………………………… 145

第6章
感　染

本章の内容　　1．感染の成立
　　　　　　　　2．感染後の経過
　　　　　　　　3．感染源と感染経路
　　　　　　　　4．病原因子と感染防御機構

学習目標　　・感染成立の主な要因をあげることができる。
　　　　　　　・易感染性宿主、日和見感染について説明できる。
　　　　　　　・顕性感染と不顕性感染、急性感染と慢性感染について説明できる。
　　　　　　　・おもな感染源をあげることができる。
　　　　　　　・主な感染経路（水平伝播、垂直伝播、飛沫感染、飛沫核感染、媒介物
　　　　　　　　感染、接触感染、ベクター感染、動物由来感染）を説明できる。
　　　　　　　・主な人獣共通感染症を列挙できる。
　　　　　　　・侵入門戸における細菌と感染防御能の攻防を説明できる。
　　　　　　　・ウイルスと感染防御能の攻防を説明できる。

第6章 感染

1 感染の成立

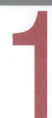

Note

流行の形態
・世界的流行 pandimia
　全世界的な流行。
・地域的流行 epidemia
　全国的、あるいは複数の都道府県にまたがる流行。
・地方的流行 endemia
　一都市内で散発的にみられる流行。
・散発的流行 sporadic outbreak
　少しずつ、継続的にみられる流行。

A. 感染とは

　微生物が宿主 host の体内に侵入し、特定の組織内や粘膜表面に付着して増殖し、宿主に何らかの影響を与える状態を感染 infection という。皮膚や粘膜表面などに単に付着した状態を汚染 contamination、付着し、増殖しても宿主に影響を与えない状態を定着 colonization と呼び、感染と区別する（図6-1）。

　感染が起こった場合を「感染の成立」という。感染に基づいて組織・臓器が障害を受け、症状が出現することを発症（発病）といい、そのような疾患を総じて感染症 infectious disease という。微生物が引き起こす疾患はほとんどが感染症であるが、毒キノコ（真菌の一種）を摂食することによる中毒などは感染症に含まれない。

　感染症のうち、ヒトからヒトへ伝播するものを伝染病 communicable disease と呼ぶ場合もある。伝播によって患者が多発することを流行 epidemia という。

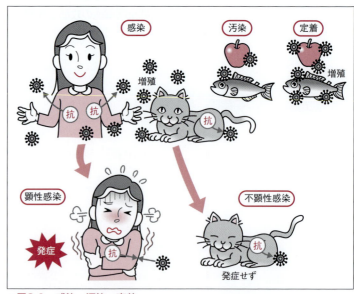

▲図6-1　感染・汚染・定着

B. 感染の成立の要因

感染が成立するかどうかは、微生物の病原性 virulence（病原体により引き起こされる疾患やその病態の軽重に関する特徴）と宿主の感染防御機構の相互関係によって決まる。

微生物の病原性を決める因子（病原因子 virulence factor）には、組織侵入性 invasiveness の因子と、毒素産生性 toxigenicity の因子がある。前者では莢膜 capsule、鞭毛、菌体外酵素 extracellular emzyme などが、後者では外毒素 exotoxin、内毒素 endotoxin（p. 55 参照）がその役割を担う。

宿主の感染防御能は微生物の侵入を阻む局所の物理的・化学的防御、微生物に対する白血球の食作用、常在細菌叢 normal bacterial flora による病原微生物の増殖阻害など（非特異的防御）と、特定の微生物の感染を防ぐ免疫（特異的防御）とがある。健康な女性の腟内にはデーデルライン桿菌が常在細菌叢として定着している。この細菌は乳酸を産生し、腟内の環境を酸性に維持して、病原体（カンジダなどの真菌）の増殖を抑えている（非特異的防御）。麻疹ワクチンを接種して麻疹に対して特異的に防御能を誘導することができる（特異的防御）。

微生物の病原性が宿主の感染防御能を上まわれば感染症を発病し、宿主の感染防御能が微生物の病原性を上まわれば感染が成立しても発病しない。両者の関係（宿主‐病原体関係 host-pathogen relationship）は相互的で、宿主の感染防御能が低下すると、通常は病原性が弱く、ヒトに感染しても症状を

常在細菌叢
normal bacterial flora

皮膚・粘膜に定着、常在する細菌群（真菌も存在する）。通常は宿主に害を与えず、共生状態にある。

▼表6-1　日和見感染を起こす代表的微生物

細菌	表皮ブドウ球菌 黄色ブドウ球菌 腸球菌 モラクセラ属 緑膿菌 レジオネラ属 大腸菌 その他の腸内細菌（エンテロバクター、シトロバクター、プロテウス、セラチアなど） バクテロイデス
真菌	カンジダ属 アスペルギルス属 クリプトコックス属 ニューモシスチス・イロヴェチ
ウイルス	単純ヘルペスウイルス 水痘・帯状疱疹ウイルス ヒトサイトメガロウイルス JCウイルス
原虫	クリプトスポリジウム

Note

日和見感染症の主な病原体

緑膿菌、肺炎桿菌、セラチアなどの細菌、カンジダ、クリプトコックス、ニューモシスチス・イロヴェチなどの真菌、単純ヘルペスウイルス、サイトメガロウイルスなどのウイルスによる感染が代表的である。

ウイルスの再活性化 reactivation によって引き起こされる代表的疾患

単純ヘルペスウイルス1型による口唇ヘルペスや眼瞼ヘルペス（巻頭カラーXIVページ）、単純ヘルペスウイルス2型による再発性器ヘルペス、水痘・帯状疱疹ウイルスによる帯状疱疹、免疫不全患者におけるヒトサイトメガロウイルスによる肺炎や網膜炎、JCポリオーマウイルスによる進行性多巣性白質脳症などがある。

引き起こさない微生物であっても発症させることがある。このような感染症を日和見感染症 opportunistic infection といい、感染防御能が著しく低下した宿主を免疫不全者 immunocompromised host という。高齢者、糖尿病などの慢性疾患患者、エイズなどによる免疫不全患者、悪性腫瘍などに対する強力な化学療法を受けている患者、免疫抑制剤が投与されている臓器移植患者や膠原病患者は免疫不全状態にあり、このような患者の増加に伴い日和見感染事例が増加している。

C. 顕性感染と不顕性感染

　感染が成立しても、発症（発病）するとは限らない。感染が成立して発熱、化膿性病変などの症状が現れた場合を顕性感染 apparent infection、感染が成立しても症状が現れない場合を不顕性感染 inapparent infection という（図6-1参照）。

　顕性感染となるか、不顕性感染となるかは、感染した微生物の種類、微生物の病原性と宿主の感染防御能の相互関係などによって決まる。

　顕性感染と不顕性感染の割合は、感染した微生物によってそれぞれ大きく異なる。たとえば、日本脳炎ウイルスでは不顕性感染が圧倒的に多く、感染者約2,000人中1人が脳炎を発症する。一方、水痘・帯状疱疹ウイルスでは大部分（70～80％）が水痘を発症し、顕性感染が主である。

　また、感染が成立しても、微生物の病原性と宿主の感染防御能が拮抗し、微生物の増殖が抑制されて不顕性感染となることもある。ウイルスの不顕性感染が長期にわたって続く場合を、潜伏感染 latent infection という（後述）。潜伏感染中、ウイルスの病原性と宿主の感染防御能の拮抗が崩れて発症する（再活性化 reactivation）こともあり、逆に病原体が駆逐、排除されることもある。潜伏感染している病原体が再活性化して病気を発症する代表例が、水痘・帯状疱疹ウイルスによる帯状疱疹である（後述）。

2 感染後の経過

感染症は、一過性（急性）に経過する急性感染症 acute infection と持続性（慢性）に経過する慢性感染症 chronic infection に分類できる。

通常、宿主内で病原微生物（病原体）が増殖し、一定以上の量に達すると、発症（発病）する。その病原体の増殖により、種々の臓器に障害が出現し回復しなければ死亡することもある。一方で、病原体が体内に侵入、増殖を始めると、宿主の感染防御免疫 protective immunity が誘導され、その病原体を駆逐し、排除しようとする。その病原体の増殖とそれを排除しようとして働く感染防御免疫との戦い（反応）が、結果として感染症としての疾病を引き起こす。病原体の増殖が抑えられ治癒し、その病原体は体内から排除される。これが急性感染症の経過で、例えば、ノロウイルスによる下痢症、インフルエンザウイルスなどによる気道感染症では、治癒すれば病原体は排除される。一方、はじめて水痘・帯状疱疹ウイルスに感染すると、急性感染症として水痘を発症し（巻頭カラーXVページ）、宿主体内では感染防御免疫が誘導され水痘は治癒するものの、そのウイルスは体内（知覚神経節）に潜伏し、生涯にわたり排除されない（潜伏感染）。

病原体の特徴や宿主要因により、病原微生物が排除されず、感染が長期にわたって持続する場合がある。これが慢性感染（持続感染 persistent infection ともいう）である。

慢性感染には、①感染後、長期にわたって症状が続き、病原微生物の排出（感染源となる）も続く場合（結核菌、梅毒トレポネーマ、B型およびC型肝炎ウイルスなど）、②無症状であるが、微生物が長期にわたって体内に潜伏し続ける場合（結核菌、チフス菌、リケッチア、マラリア原虫、ヒト免疫不全ウイルスなど）、③無症状の状態が続いた後、再活性化により一過性に発症し、あるいは持続性に症状が続く場合（一過性の感染は単純ヘルペスウイルス、水痘・帯状疱疹ウイルスなどに、持続性の感染は結核菌、B型およびC型肝炎ウイルス、ヒト免疫不全ウイルスなど）がある。

Note

潜伏期
incubation period

微生物が侵入してから発症するまでの期間。微生物の種類により、それぞれ異なる。

二次感染
secondary infection

ある微生物に感染した後、それが原因で別の微生物に感染した場合をいう。たとえば、インフルエンザウイルスに感染した後、肺炎球菌、インフルエンザ桿菌などによる肺炎が二次感染として発症する場合がある。

混合感染
mixed infection

同時に異なる微生物が感染した場合をいう。

3 感染源と感染経路

A. 感染源 source

　感染は感染源の違いにより、内因感染 endogenous infection と外因感染 exogenous infection に大別できる。内因感染は宿主に感染している常在微生物が病原体として通常存在すべき部位以外の臓器に侵入して感染症を起こすもの、外因感染は外界から病原微生物が侵入して感染症を起こすものである（図6-2）。外因感染の場合では、病原体となる微生物が本来生息している場所（土壌中、海水中、植物など）、病原体に汚染された物（飲食物、水、食器、衣類、空気など）、病原体に感染しているヒト・動物などが感染源となる。

　ヒトが感染源の場合では、発症している患者の他、発症していなくても病原体を排出している者〔保菌者 incubatory carrier、不顕性感染者（潜伏感染者）inapparent carrier、無症候性保菌者 asymptomatic carrier、病後保菌者 convalescent carrier〕も感染源となる。

　昆虫、動物が感染源の場合もある。日本脳炎ウイルス、マラリア原虫などを媒介する節足動物（蚊など）、ラッサウイルス、ハンタウイルスなどを保有するげっ歯類（ネズミなど）、オウム病クラミジアを媒介するオウム、インコなどが感染源となる。

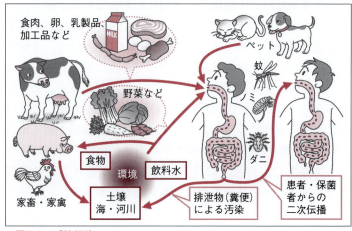

▲図6-2　感染経路

食品が感染源の場合では、サルモネラ属菌、カンピロバクター属菌などを保菌するウシ、ブタ、ニワトリの肉類や、ノロウイルスに汚染された貝類（カキ）などが感染源となる。

B. 感染経路 route

病原微生物が宿主から次の宿主に到達する過程を伝播 transmission という。伝播には、水平伝播と垂直伝播がある。

❶水平伝播 horizontal transmission

水平感染 horizontal infection ともいう。ヒトからヒトへ病原体が伝わる伝播様式で、直接伝播 direct transmission と間接伝播 indirect transmission がある。直接伝播には飛沫感染、接触感染、咬傷感染などがあり、間接伝播には空気感染、水系感染、食物感染、ベクター感染などがある。

Ⓐ 飛沫感染 droplet infection・空気感染 air-borne infection

保菌者の咳、くしゃみ、あるいは会話に伴って、病原体を含む飛沫が飛散し、周囲の他の人がその飛沫を吸入することによって起こる感染を飛沫感染（図6-3）という。その病原体を含む飛沫が空中に浮遊する飛沫より小さな粒子（バイオエアロゾル bioaerosol）となり、その粒子が室内に飛散し、その粒子を吸入することによって起こる感染を空気感染（図6-4）という（表6-2）。

飛沫感染、空気感染では病原体が気道から侵入するので、経気道感染という。

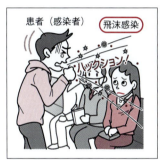

▲図6-3　飛沫感染

Ⓑ 媒介物感染 vehicle-borne infection

食器、注射針、衣類などの汚染された物、水、食物、血

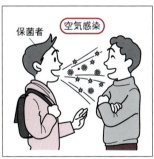

▲図6-4　空気感染（結核菌などの場合）

▼表6-2　飛沫感染および空気感染を起こす病原微生物

飛沫感染	細菌	結核菌 肺炎マイコプラズマ 肺炎クラミジア
	ウイルス	インフルエンザウイルス 風疹ウイルス ムンプスウイルス
空気感染	細菌	結核菌 レジオネラ属菌
	真菌	アスペルギルス属
	ウイルス	インフルエンザウイルス 麻疹ウイルス 水痘・帯状疱疹ウイルス

第6章　感染　111

Note

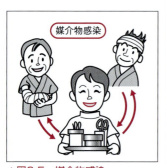

▲図6-5　媒介物感染

食中毒

食物中で増殖した細菌などの微生物、あるいは微生物が産生する毒素などを経口摂取し、下痢、腹痛、嘔吐などの症状を呈する病態。細菌性食中毒は**感染型**（サルモネラ属、腸炎ビブリオ、病原大腸菌、カンピロバクター属、ウェルシュ菌などによる）と**毒素型**（ボツリヌス菌、セレウス菌、黄色ブドウ球菌などによる）に分けられる。

▼表6-3　食物媒介性感染を起こす病原微生物

細菌	黄色ブドウ球菌
	セレウス菌
	腸管出血性大腸菌
	赤痢菌
	サルモネラ属
	腸炎ビブリオ
	コレラ菌
	カンピロバクター属
	ウェルシュ菌
	ボツリヌス菌
ウイルス	ノロウイルス
	アストロウイルス
	E型肝炎ウイルス

液などの媒介物を介して起こる感染を**媒介物感染**という（図6-5）。

このうち同一の飲料水を利用する区域で発生する感染を**水系感染** water-borne infection、同一の食品を介して発生する感染を**食物媒介性感染** food-borne infection と呼ぶ。

ヒトは水と食物を経口的に摂取（食事）するので病原体に汚染された水や食物を摂食することで病原体が体内に侵入する場合が多い。この場合、病原体が口から胃、腸管に侵入するので、**経口感染**という（表6-3）。

生の肉、魚などの食品は初めから病原微生物が含まれる場合がある。たとえば、肉、卵がサルモネラ菌、魚介類が腸炎ビブリオに、ミルクが黄色ブドウ球菌に汚染されている場合もある。また、野菜や植物は土壌に生息するセレウス菌、ボツリヌス菌に汚染され、牛肉、豚肉、鶏肉はウシ、ブタ、ニワトリなどの腸管にいる腸管出血性大腸菌、サルモネラ属やカンピロバクター属の菌などに汚染されている場合がある。病原体で汚染された食物を食べることで食物感染（いわゆる**食中毒**）が引き起こされる。

飲水を介して感染することの多い微生物はコレラ菌、赤痢菌、カンピロバクター、クリプトスポリジウム、A型肝炎ウイルス、ポリオウイルスなどがある。水道水などの共同飲用水が汚染されると大規模な**水系感染**が発生する（p. 82「原虫症の現状」参照）。

ⓒ接触感染 contact infection

病原微生物が存在する病巣などとの直接的接触によって起こる感染を**接触感染**という。梅毒や淋病、クラミジア感染症（トラコーマ・性器クラミジアによる）、性器ヘルペ

▼表6-4　性感染症を起こす病原微生物

細菌	淋菌 軟性下疳菌 梅毒トレポネーマ トラコーマ・性器クラミジア
ウイルス	単純ヘルペスウイルス1型、同2型 ヒトパピローマウイルス エムポックスウイルス（旧サル痘ウイルス）
真菌	カンジダ・アルビカンス
原虫	腟トリコモナス 赤痢アメーバ ランブル鞭毛虫

ス（単純ヘルペスウイルスによる）、腟トリコモナス感染症などの性感染症では、性的接触によって病原体はヒトからヒトに伝播する。性感染症の病原微生物は細菌、ウイルス、真菌、原虫と多様である（**表6-4**）。

　性感染症の病原微生物の侵入経路は主として性器（肛門、咽頭などの場合もある）であるが、性器および性器周辺の組織・臓器を障害する微生物［淋菌、軟性下疳菌、クラミジア、マイコプラズマ、単純ヘルペスウイルス、ヒトパピローマウイルス、腟トリコモナスなど］と、性器だけでなく、それ以外の組織・臓器を障害する微生物（梅毒トレポネーマ、B型肝炎ウイルス、ヒト免疫不全ウイルス、ヒトT細胞白血病ウイルス1型（ヒトTリンパ球好性ウイルス1型とも呼ばれる）、赤痢アメーバなど］がある。

　接触感染について、代表例である性感染症をあげて説明したが、病原微生物の伝播の多くは、接触感染経路による。

Note

性感染症と性行為行を媒（なかだち）して病原体が伝播する感染症

泌尿生殖器で病原体が増殖して、そこに疾病が引き起こされるものを性感染症と呼ぶ。一方、性行為を媒して病原体が伝播されるものの、病原体自体は泌尿生殖器に疾病を引き起こされないが、全身性疾患を引き起こすものも存在する。代表的なものとして、B型肝炎、C型肝炎、ヒト免疫不全ウイルスによるエイズ（後天性免疫不全症候群）、ヒトT細胞白血病ウイルス1型による成人T細胞白血病がある。

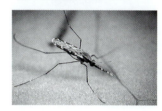

▶ コガタハマダラカ

熱帯熱・三日熱・四日熱マラリア原虫を媒介するコガタハマダラカ *Anopheles minimus* 雌成虫（成虫の羽には白と黒の明瞭な斑紋がある。沖縄に現在も生息）（水田英生提供）

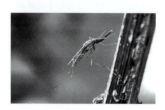

▶ シナハマダラカ

三日熱マラリア原虫を媒介するシナハマダラカ *Anopheles sinensis* 雌成虫（約45度の角度で静止した成虫は後脚を高く挙げる習性がある。日本国内に生息）（水田英生提供）

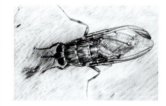

▶ ツェツェバエ

睡眠病の病原虫トリパノソーマを媒介するツェツェバエ *Glossina morsitans centralis*（蛭海啓行提供）

▼表6-5　ベクター媒介性感染を起こす代表的な病原微生物

	病原微生物：疾患	媒介動物
ウイルス	日本脳炎ウイルス　：日本脳炎 黄熱ウイルス　：黄熱 デングウイルス　：デング熱 ダニ媒介脳炎ウイルス：ダニ媒介脳炎 重症熱性血小板減少症候群（SFTS）ウイルス	（コガタアカイエカ） （ネッタイシマカ） （ネッタイシマカ） （ヒトスジシマカ） （シュルツェマダニ） （フタトゲチマダニ、タカサゴキララマダニ）
原虫	マラリア原虫　：マラリア 発疹チフスリケッチア：発疹チフス ツツガムシリケッチア：ツツガムシ病 トリパノソーマ　：睡眠病	（ハマダラカ） （シラミ） （ツツガムシ） （ツェツェバエ）
細菌	ペスト菌　：ペスト	（ネズミノミ）

第6章　感染　113

Note

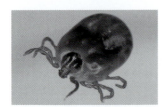

▶ フタトゲチマダニ
重症熱性血小板減少症候群（SFTS）ウイルスを媒介するフタトゲチマダニ *haemaphysalis longicornis*（国立感染症研究所提供）

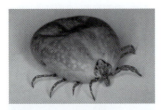

▶ タカサゴキララマダニ
重症熱性血小板減少症候群（SFTS）ウイルスを媒介するタカサゴキララマダニ *Amblyomma testudinarium*（国立感染症研究所提供）

人獣共通感染症
zoonosis

本来、ヒト以外の動物や魚類、爬虫類、両生類の間で維持されている微生物によるヒトの感染症で、ウイルスによるものから寄生虫によるものまで多様である。最近の新興感染症の多くは人獣共通感染症である。

D ベクター媒介性感染 vector-borne infection

動物や昆虫などの生物を媒介して起こる感染をベクター媒介性感染という（表 6-5）。ペスト菌を媒介するノミ、日本脳炎ウイルス、マラリア原虫などを媒介するカ（蚊）、ダニ媒介脳炎ウイルスや重症熱性血小板減少症候群（SFTS）ウイルスを媒介するダニ、トリパノソーマを媒介するツェツェバエなどの節足動物がベクターである。ヒトはこれらによる皮膚の刺咬によって病原微生物に感染する。

E 動物由来感染

ヒトに対して病原性を示す、ヒト以外の動物を宿主とする微生物による疾患が動物由来感染症である。ヒトは病原体を有する動物との接触や節足動物を媒介して感染する。

動物由来感染症は感染源や感染経路、疾病のタイプ（種類）、病原性もさまざまである。ヒトに病原性を示すが動物には示さないもの、ヒトにも動物にも示すものがある。ヒトと動物の両方に病原性を示す微生物もある。このようにヒトと動物に感染する病原体による感染症を人獣共通感染症という（表 6-6）。

たとえば、出血性下痢症やまれに腎不全（溶血性尿毒症症候群）を引き起こす病原性大腸菌に感染しているウシから生産された牛肉が感染源となり、同菌による食中毒が流行することがある。イヌの咬傷によってイヌからヒトに伝播する狂犬病ウイルス（狂犬病）、ネコによるひっかき傷によって感染するバルトネラ属菌（ネコひっかき病）などもある。

日本脳炎ウイルスは、水禽やブタと蚊（コダカアカイエカ）の間で維持されている。ヒトは日本脳炎ウイルスを保有する蚊に刺されて日本脳炎ウイルスに感染し、脳炎を発症する。

F 経皮感染

ベクター媒介性感染症の場合、ヒトは節足動物に刺されて吸血される際に病原体に感染する。つまり節足動物媒介感染は、病原体の経皮感染による。

経皮的にヒト体内に入る病原体としては、狂犬病ウイルス（狂犬病）、バルトネラ菌（ネコひっかき病）、誤って病原体に汚染された注射針の針刺事故によるヒト免疫不全ウイルス（後天性免疫不全症候群）、B 型肝炎ウイルスや C 型肝炎ウイルス（肝炎）などがある。

▼表6-6　人獣共通感染症を起こす病原微生物

微生物の種類	病原微生物	疾患	感染源動物	感染経路（ベクター）
細菌	ペスト菌	ペスト	げっ歯類*1	経皮（ネズミ）
	赤痢菌	赤痢	霊長類	経口
	腸管出血性大腸菌	腸管出血性大腸菌感染症	ウシ	経口
	炭疽菌	炭疽	ウシ	経皮、経口、経気道
	ブルセラ属	ブルセラ症	ウシ、ヤギ、ヒツジ、ブタ	経皮、経口
	ボレリア属	ライム病	シカ、ネズミ	経皮（ダニ）
	リケッチア	日本紅斑熱 ツツガムシ病 発疹チフス	げっ歯類*1	経皮（ダニ、ツツガムシ）
	クラミジア	オウム病	オウム、インコ	経気道
	サルモネラ属	サルモネラ症	ウシ、ブタ、ニワトリ、カメ	経口
	エルシニア属	エルシニア症	イヌ、ブタ、げっ歯類*1	経口
	リステリア属	リステリア症	ウシ、ヤギ、ヒツジ、ウマ、ブタ、ウサギ、ニワトリ、アヒル	経皮、経口
	レプトスピラ属	ワイル病	げっ歯類*1	接触
	野兎病菌	野兎病	野ウサギ	接触
	スピリルム	鼠咬症	ラット	経皮（咬傷）
	バルトネラ属	ネコひっかき病	ネコ	経皮
	コクシエラ属	Q熱	ヒツジ、ウシ、ヤギ	経口、経気道
ウイルス	エボラウイルス	エボラ出血熱	コウモリ	接触
	クリミア・コンゴ出血熱オルソナイルウイルス	クリミア・コンゴ出血熱	野ウサギ、ヒツジ	経皮（ダニ）、接触
	重症熱性血小板減少症候群（SFTS）ウイルス	SFTS	シカ、イノシシ、アライグマ	経皮（ダニ）、接触（ネコ、イヌ）
	マールブルグウイルス	マールブルグ出血熱	コウモリ	接触
	ラッサウイルス	ラッサ熱	げっ歯類（マストミス）	接触、経気道
	狂犬病ウイルス	狂犬病	イヌ	経皮（咬傷）
	西ナイルウイルス	西ナイル熱	トリ類	経皮（蚊）
	オルソハンタウイルス	腎症候性出血熱 ハンタウイルス肺症候群	げっ歯類*1	経皮、接触、経気道
	日本脳炎ウイルス	日本脳炎	ブタ、トリ類	経皮（蚊）
	ダニ媒介脳炎ウイルス	ダニ媒介脳炎	げっ歯類など	経皮（ダニ）
	デングウイルス	デング熱	ヒト、サル	経皮（蚊）
	黄熱ウイルス	黄熱	ヒト、サル	経皮（蚊）
	高病原性鳥インフルエンザウイルス	高病原性鳥インフルエンザウイルス感染症	トリ類	経気道
	エムポックスウイルス*2	エムポックス(旧ヒトサル痘)	げっ歯類*1	接触
真菌	コクシジオイデス	コクシジオイデス症	げっ歯類*1	経気道
	ヒストプラズマ	ヒストプラズマ症	イヌ、ネコ、ウシ、ウマ	経気道
	クリプトコックス	クリプトコックス症	ウシ、ウマ、ネコ	経気道
	アスペルギルス	アスペルギルス症	トリ類	経気道
原虫	トキソプラズマゴンディ	トキソプラズマ症	ネコ、家畜、ハト	経皮、経口
	赤痢アメーバ原虫	アメーバ赤痢	霊長類	接触
プリオン	プリオン	変異型クロイツフェルト・ヤコブ病	ウシ	経口

＊1：げっ歯類（ネズミ、ハムスター、モルモット、リスなど）

＊2：2023年にサル痘ウイルスはエムポックスウイルスに改名された

第6章　感染　115

TORCH

胎内で胎児に感染して障害を与える微生物の総称。TORCHとは英語のゴロ合わせであり、TはToxoplasmosis（トキソプラズマ症）、OはOthers（梅毒など）、RはRubella（風疹）、CはCytomegalovirus infection（サイトメガロウイルス感染症）、HはHerpes simplex virus infection（単純ヘルペスウイルス感染症）の略である。

❷垂直伝播 vertical transmission

垂直感染 vertical infection ともいう。病原微生物（ウイルスを含む）が母体から胎児、新生児へと直接的に伝わる伝播様式で、胎盤を通して母体血から胎児血に微生物が移行する経胎盤感染 diaplacental infection、出産時に産道で感染する産道感染 birthcanal infection、母乳を介して感染する母乳感染 breastfeeding infection などがある（表6-7）。

▼表6-7　代表的な垂直感染

	病原体	病原体	疾患
経胎盤感染	ウイルス	ヒトサイトメガロウイルス 風疹ウイルス	先天性サイトメガロウイルス感染症 先天性風疹症候群
	細菌	梅毒トレポネーマ	先天性梅毒
産道感染	ウイルス	単純ヘルペスウイルス HIV B型肝炎ウイルス ヒトサイトメガロウイルス	新生児ヘルペス エイズ B型肝炎
	細菌	B群レンサ球菌 淋菌 トラコーマ・性器クラミジア	髄膜炎 角結膜炎 クラミジア肺炎
母乳感染	ウイルス	HTLV-1 HIV	成人T細胞白血病 エイズ

HTLV-1

Human T-cell leukemia virus type 1
（ヒトT細胞白血病ウイルス1型）。ただし、Human T-lymphotropic virus type 1（ヒトTリンパ球好性ウイルス1型）とも呼ばれる。

HIV

Human immunodeficiency virus
（ヒト免疫不全ウイルス）

4 病原因子と感染防御機構

A. 侵入門戸

　病原微生物が宿主に侵入する組織・臓器を侵入門戸という。侵入門戸は個々の微生物によってだいたい決まっている。最も多い侵入門戸は、気道や消化管の粘膜で、経気道的（吸入）、経口的（飲水、食餌摂取）にその部位の粘膜組織に付着・増殖し、感染症を引き起こす微生物が多い。

　健康な皮膚は微生物の侵入を許さない。しかし、病原微生物を媒介する蚊、ダニ、ノミなど節足動物による吸血、病原微生物を保有するネズミ、野ネズミなどの咬傷、あるいは病原微生物に汚染された注射器などの刺入部から侵入する場合がある。また、創傷、熱傷などによって皮膚のバリア（非特異的防御の1つ）が破綻をきたすと、黄色ブドウ球菌などの増殖を許し、化膿することがある。

Note

微生物の侵入部位

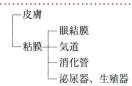

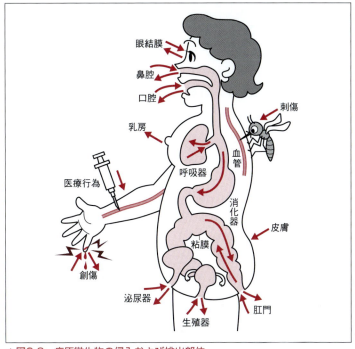

▲図6-6　病原微生物の侵入および排出部位

B. 細菌と感染防御機構

侵入門戸では感染の成立をめぐって、微生物の病原因子と宿主の感染防御機構との攻防が繰り広げられる。

経気道経路で侵入した細菌に対しては気道の粘液、線毛による感染防御機構が働き、経口的に侵入した細菌に対しては胃の分泌液、腸の分泌液、腸の常在細菌叢による感染防御が働く。気道の粘液は細菌を捕捉し、線毛が微生物を口側に運び、排出する。胃の分泌液は酸性、腸の分泌液はアルカリ性で、病原菌を殺菌、あるいは活動を抑制し、感染が成立するのを防ぐ役割も担う。鼻・口腔、咽頭、腸管、腟などの常在細菌叢は常在菌以外の菌の増殖を阻止する物質を産生し、組織への付着を妨害することなどによって感染防御の一翼を担う。

粘膜の分泌液に含まれるリゾチーム（酵素の一種）、IgA抗体（免疫グロブリンの一種）は、粘膜表面での感染防御を担う。リゾチームはグラム陽性菌の細胞壁を破壊し、上皮への付着を阻止する。たとえば、あるウイルスによる気道感染症にかかると、そのウイルスに対するIgA抗体が生産され、気道粘膜に分泌される。再びこのウイルスに暴露されたとしても、この抗体がそのウイルスに結合することで感染の成立が阻止される。IgA抗体は感染後に産生されるので、その感染防御は既に感染したことのある病原体に特異的に働く。

細菌が侵入して感染が成立すると、感染防御機構は炎症を起こし、白血球（食細胞）や感染防御を担う細胞や物質（補体など）を侵入門戸に集める。白血球に含まれる食細胞（好中球やマクロファージ）は細菌などの微生物を貪食して殺菌し、補体は細胞膜に穴をあける物質をつくり出して殺菌する。

しかし、細菌はこうした感染防御機構に対抗し、あるいは回避して、増殖に適した環境を誘導する。莢膜を形成することによってリゾチーム、補体による殺菌、食細胞による貪食を逃れる細菌（肺炎レンサ球菌、炭疽菌など）が存在する。白血球を障害する毒素を産生し、その食作用に対抗する細菌（黄色ブドウ球菌、緑膿菌など）が存在する。また、IgA抗体を分解する酵素（IgAプロテアーゼ）を産生し、その攻撃を逃れる細菌（淋菌、髄膜炎菌、インフルエンザ菌など）も存在する。

食細胞に貪食された後、そのなかで食細胞の殺菌物質を分解する酵素を産生し、生き延びて増殖する細菌（結核菌、チフス菌、レジオネラ属などの細胞内寄生菌）も存在する。

C. ウイルスと感染防御機構

　多くのウイルスもそれぞれ特定の組織・臓器を侵入門戸とする経路で侵入する。侵入門戸には、そのウイルス粒子表面に存在する膜タンパク質と結合する受容体を有する細胞が存在する。侵入門戸の粘膜上皮細胞に侵入・増殖して、そこで病変を引き起こすものと、侵入部位からさらに深部、遠隔部組織に感染が広がるものとがある。ベクター媒介性感染によって皮膚から体内に侵入したウイルスも、侵入部位で増殖した後に血行性、リンパ行性に、ときに神経に沿って移動し、最終的にはウイルス受容体のある標的細胞が存在する各臓器に到達し、そこで増殖して疾患を引き起こす。

　過去の感染、あるいはワクチン接種によって、そのウイルスに対する IgA 抗体が侵入門戸である粘膜上に存在すれば、そこでウイルスと結合して標的細胞への感染性を失わせ（中和という）、血液やリンパ液中に IgG 抗体が存在すれば、その IgG 抗体は血液やリンパ液中のウイルスを中和し、深部、遠隔部臓器への感染を阻止する。

　ウイルスが細胞で増殖し始めると、その宿主細胞はインターフェロン interferon（IFN）を産生して細胞外に分泌する。インターフェロンが周囲の細胞表面に存在する受容体と結合すると、その細胞内で抗ウイルス活性を有するタンパク質が合成され、侵入したウイルスの増殖を抑制する。これを干渉 interference（自然免疫の一部）という。

　ウイルスに対する感染防御で、最も大きな役割を果たしているのが免疫 immunity で、ウイルスに感染した細胞を破壊し、感染の広がりを阻止する。Tc リンパ球（細胞傷害性 T 細胞）、NK 細胞（ナチュラルキラー細胞）がその任にあたっている（p. 125、128 参照）。

N o t e 📖

インターフェロン・インデューサー

細胞を刺激し、インターフェロンを産生させる物質。ウイルスの他、細菌（リステリア属、セラチア属など）の一部、マイコプラズマ、リケッチア、クラミジア、原虫（トキソプラズマ、トリパノソーマなど）、微生物由来物質（内毒素、トキソイド、抗生物質など）、合成ポリヌクレオチドなどがある。

インターフェロンの分類

α型：白血球やマクロファージがウイルス感染などの誘発因子により産生される。

β型：線維芽細胞などが合成 3 本鎖 RNA による刺激などの誘発因子により産生される。

γ型：リンパ球や NK 細胞が抗原刺激やサイトカインなどの誘発により産生される。

第 6 章　感染　119

第7章
免疫学

本章の内容
1. 免疫とは何か
2. 免疫担当細胞
3. 抗体と補体
4. サイトカイン
5. 免疫応答
6. アレルギー

学習目標
・免疫の定義がいえる。
・自然免疫と獲得免疫の違いを理解する。
・抗原について説明できる。
・免疫担当細胞のリンパ球、マクロファージ、顆粒球などの働きを説明できる。
・抗体(免疫グロブリン)の種類をあげることができる。
・補体の働きを説明できる。
・主なサイトカインとその作用を説明できる。
・抗原認識のしくみを理解する。
・液性免疫と細胞性免疫の違いとそれぞれの仕組みについて説明できる。
・アレルギー(Ⅰ～Ⅳ型)について説明できる。

第7章 免疫学

1 免疫とは何か

Note

腫瘍免疫

正常細胞性質が変化（がん化）して腫瘍細胞になると、異物とみなし、細胞傷害性Tリンパ球（Tc）細胞（免疫担当細胞の一種）が攻撃し、排除するよう働く仕組み。

アレルギー

過剰な免疫反応により、自己の組織傷害を引き起こす病態（p. 142参照）。

自己免疫

免疫は自己のもの（臓器、細胞などの構成成分）に対しては攻撃をかけない（免疫寛容）が、感染など何らかの原因で免疫寛容が破綻すると、攻撃をかけるようになり、自己免疫疾患を引き起こす仕組み。

移植免疫

移植された臓器、すなわち非自己の臓器に対してTc細胞が攻撃し、排除するよう働く仕組み（拒絶反応）。

食細胞

微生物などの異物を飲み込み（貪食し）、消化・殺菌する細胞。

炎症反応

異物の侵入を認識した細胞（マクロファージ）が産生・放出するサイトカイン（p. 133参照）によって、血管透過性が亢進し、局所の炎症反応が起こる。また、全身的な反応（発熱、疲労感、倦怠感、傾眠など）も起こる（急性期反応）。

A. 免疫の定義

　免疫 immunity は「疫病から免れる」というのが元来の意味で、一度ある感染症にかかると、同じ感染症に二度とかからなくなる現象（たとえば、一度麻疹にかかると、二度と麻疹にかからなくなる）を示す概念であった。しかし、その後、病原微生物の感染から生体を守る働き（感染防御免疫）に加えて、腫瘍を排除する働き（腫瘍免疫）もあることがわかり、さらにアレルギー性疾患、自己免疫性疾患、移植医療に免疫が深くかかわっていることも明らかになって、免疫の概念は広くとらえられるようになってきた。

　現在、免疫は「自己と非自己を識別し、非自己に対する生体の反応」と理解されている。もともと体内に存在するもの（自己）と、存在しないもの（非自己）を見分け、体内に侵入（出現）する後者を異物として認識し、排除して生体を守る機構のことである。

B. 自然免疫と獲得免疫

　病原微生物の感染から生体を守る仕組みを感染防御機構といい、その中心的役割を担っているのが免疫（感染防御免疫）である。これには自然免疫と獲得免疫とがある。

❶自然免疫 innate immunity

　生まれながらにして備わっている基礎的防御機構のことで、病原体の体内への侵入（感染初期）から短時間で発動し、病原体を排除するとともに、自然免疫の発動に続く獲得免疫の誘導も担う。主な機能は抗菌ペプチド、補体成分、レクチンによる病原体の排除と貪食細胞のオプソニン化、活性化食細胞（好中球、マクロファージ）による貪食・殺菌である。

　マクロファージ、樹状細胞の膜表面上にある Toll-like receptor（TLR）（p. 138参照）は、病原体の成分と結合し、その種類を認識するとともに、免疫にかかわる細胞間シグナルを伝達して獲得免疫への橋渡しを行う。非特異的防御能の

1つである。

❷獲得免疫 acquired immunity
　病原微生物に感染することによって得られる免疫で、前述した「一度麻疹にかかると、二度と麻疹にかからなくなる」といった「二度と麻疹にかからなくなる」の現象の基本となる防御機構である。特異的防御能のことである。

C. 抗原 antigen

　免疫反応を誘導する物質を抗原という。抗原となる物質は、主としてタンパク質であり、多糖体、脂質、核酸などのこともある。病原微生物の構造全体が抗原になるわけではなく、各構成成分がそれぞれ抗原となる。細菌でいうと細胞壁成分などが、ウイルスでいうとエンベロープタンパク質、カプシドタンパク質などがそれぞれ抗原となる。
　抗原を認識し、免疫誘導される一連の生体の反応を免疫応答という。免疫応答を誘導する性質（免疫原性 immunogenicity）を持つ抗原を完全抗原 complete antigen、免疫原性はないが、抗体と特異的に結合する性質を持つ抗原を不完全抗原 incomplete antigen（ハプテン hapten）という。タンパク質は完全抗原となる。多糖体の多くも完全抗原となるが、脂質や核酸は不完全抗原で、他のタンパク質と結合して完全抗原となる。なお、獲得免疫は多くの免疫担当細胞が関与して起こる抗原特異的な免疫反応で、主としてBリンパ球から分泌される抗体が関与する液性免疫 humoral immunity と主としてTリンパ球が関与する細胞性免疫 cellular immunity がある（図7-1）。

Note

オプソニン化
抗体や補体などは、病原体や異物と結合する。この結果、食細胞による病原体や異物の貪食が促進される。この促進作用をオプソニン化という。

特異的防御機能と非特異的防御機能
例えばヒトが麻疹ウイルスに感染した時であっても、風疹ウイルスに感染した時であっても、それぞれのウイルス感染時には、ウイルスの増殖を抑制するための生体反応（自然免疫）が誘導される。病原体の種類を問わない反応であることから自然免疫は非特異的防御能といえる。一方、ヒトは例えば麻疹を発症し治癒すると、その後麻疹にかからなくなる。だからといって風疹にかかりにくくなるということはない。つまり獲得免疫は、各病原体に対して誘導される特異的防御能のことである。

抗原特異的
抗原分子のうち実際に抗体と結合する部分をエピトープ epitope という。エピトープと抗体分子の結合部位との反応は厳密に1対1の反応で、特異的結合という。

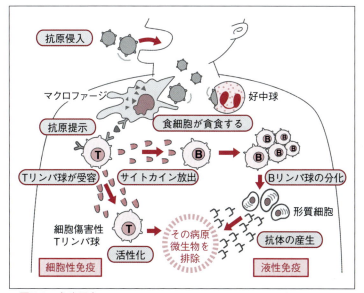

▲図7-1　免疫反応

第7章 免疫学

2 免疫担当細胞

Note

A. 免疫担当器官

免疫機構は抗原の種類を見分ける機能を持つリンパ球を中心に組み立てられている。リンパ球は造血幹細胞から分化し、骨髄 bone marrow、胸腺 thymus、胸腺外組織（消化管・肝）で分化・成熟し、脾臓、リンパ節などで活躍する。

造血幹細胞は骨髄で自己複製し、骨髄系前駆細胞とリンパ系前駆細胞に分化する。骨髄系前駆細胞からは単球・マクロファージ、顆粒球（好中球、好塩基球、好酸球）、肥満細胞（マスト細胞）などが分化する。リンパ系前駆細胞からはBリンパ球、Tリンパ球、NK（ナチュラルキラー）細胞などが分化する。Bリンパ球は骨髄で分化・成熟して末梢（血液、リンパ組織）に移動し、Tリンパ球は主として胸腺（胸腺外組織も含む）で分化・成熟し末梢に移動する。つまり、Bリンパ球は骨髄由来細胞 bone marrow-derived cell であり、Tリンパ球は胸腺由来細胞 thymus-derived cell と胸腺外由来細胞 extrathymus-derived cell である。

粘膜付属リンパ組織
上気道の鼻咽腔関連リンパ組織：nasopharyngeal-associated lymphoid tissues（NALT）、下気道の気管支関連リンパ組織：bronchus-ALT（BALT）、腸管の腸管関連リンパ組織：gut-ALT（GALT）などがある。

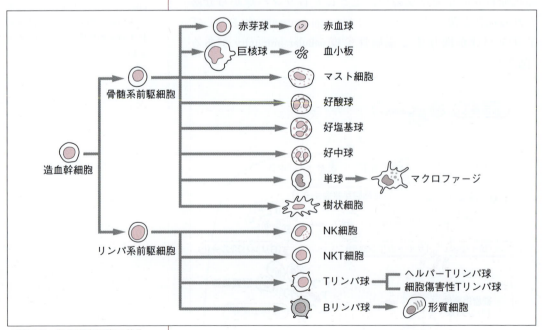

▲図7-2　免疫担当細胞の分化

免疫担当細胞の分化・成熟を担っている骨髄と胸腺を**一次リンパ器官** primary lymphoid organs、免疫担当細胞が抗原と接触する脾臓、リンパ節、粘膜付属リンパ組織を**二次リンパ組織および器官** secondary lymphoid tissues and organs という。微生物など生体に侵入した異物は、マクロファージや樹状細胞によって捕えられ、二次リンパ器官に運ばれる。骨髄や胸腺で成熟したBリンパ球やTリンパ球は、血液中から二次リンパ器官に移動し、異物と出会って、免疫応答が開始される。

B. リンパ球 lymphocyte

リンパ球は、**Tリンパ球**と**Bリンパ球**に大別される。

❶ Tリンパ球 T-lymphocyte

　Tリンパ球細胞表面の抗原レセプターは、抗原を認識するための受容体（**T細胞球受容体** T-cell receptor、**TCR**）とシグナルを伝達するCD3分子からなる複合体である。Tリンパ球は、この受容体で**抗原提示細胞** antigen presenting cell（**マクロファージ、樹状細胞**）が提示した抗原ペプチドを認識すると、活性化し、ヘルパーTリンパ球 helper T-lymphocyte（Th）、細胞傷害性Tリンパ球 cytotoxic T-lymphocyte（Tc）などに分化して免疫応答を担い、同じ抗原性を持つ異物を排除するように働く（図7-3）。Tリンパ球は、胸腺内でCD4$^+$Tリンパ球またはCD8$^+$Tリンパ球に分化する。CD4$^+$Tリンパ球は主要組織適合性複合体 major histocompatibility complex（MHC）クラスⅡ分子に親和性があり、CD8$^+$Tリンパ球はMHCクラスⅠ分子に親和性がある。Tリンパ球の十分な活性化のためには、TCRからの刺激に加えて、抗原提示細胞とTリンパ球上の分子による相互刺激が必要であ

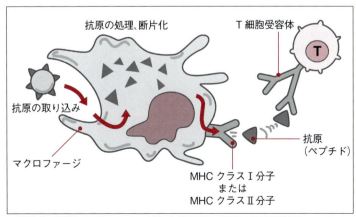

▲図7-3　単球・マクロファージによるTリンパ球への抗原提示

Note

CD抗原

Cluster of differentiationの略。多くのCD抗原が知られているが、Tリンパ球においてはCD4分子とCD8分子が重要。CD4分子を持つTリンパ球はThリンパ球に分化し、CD8分子を持つTリンパ球はTcリンパ球に分化する。

細胞傷害性Tリンパ球

キラーT細胞 killer T-cell ともいう。

MHC

主要組織適合性複合体 major histocompatibility complex antigenの略。ヒトではヒトリンパ球抗原 human leukocyte antigen（HLA）と呼ばれる。HLA-A、B、CはMHCクラスⅠ分子として内在性抗原（ウイルス、細胞内寄生細菌などの抗原）を、HLA-DR、DQ、DPはMHCクラスⅡ分子として外来性抗原（生体内に侵入した抗原）を提示する。Tリンパ球は抗原を直接認識するのではなく、抗原提示細胞のMHCクラスⅠ、クラスⅡ分子に結合したペプチド抗原をT細胞受容体を介して認識する。

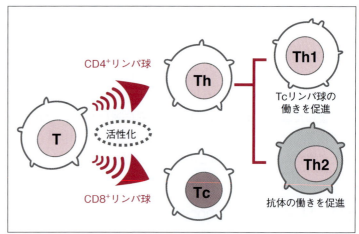

▲図7-4 Tリンパ球の分化

る。

　CD4$^+$Tリンパ球は、ヘルパーT細胞（Thリンパ球）とも呼ばれる。

　Thリンパ球は免疫応答を誘導するサイトカイン（細胞間の情報伝達物質）を産生する。その産生されるサイトカインの種類の違いによりTh$_1$リンパ球とTh$_2$リンパ球に分けられる。Th$_1$リンパ球はTcリンパ球の働きを促進し、Th$_2$リンパ球はBリンパ球の抗体産生を促進する（図7-4）。

　Tcリンパ球は感染細胞、腫瘍細胞を攻撃し、排除するように働く。

❷Bリンパ球 B-lymphocyte

　Bリンパ球の細胞表面には、Tリンパ球の細胞表面に存在するTCRとは異なるB細胞受容体（B-cell receptor、BCR）が存在する。BCRで抗原を直接認識（抗原がBCRと結合）すると、活性化し、形質細胞に分化して免疫グロブリン（抗

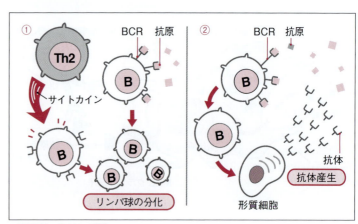

▲図7-5 Bリンパ球

体）を産生し、その抗体が抗原と結合することによって異物を排除するように働いたり、その抗体がウイルス粒子の膜タンパク質と結合するものであれば、ウイルスが細胞に吸着するのを阻害することによって感染を阻止する（**図7-5**）。

C. 単球・マクロファージ
monocyte・macrophage

単球は血液細胞（白血球）の一種で、血液中を循環するが、組織に移行して**マクロファージ** macrophage に分化する。

マクロファージは大型の細胞で、強い食機能を持ち、好中球とともに食細胞として働く。異物を認識して貪食し、排除するとともに、異物を消化・断片化し、それを細胞表面にある MHC に結合させ、抗原として T リンパ球に提示する。

D. 樹状細胞 dendritic cell

形態上、枝のような突起を持つ免疫担当細胞で、**ミエロイド系樹状細胞**と**リンパ球系樹状細胞**に大別される。マクロファージのような食機能は持たず、リンパ球への抗原提示に重要な働きをする。

E. 顆粒球 granulocyte

顆粒球は主に骨髄でつくられ、細胞質に大きな顆粒を有する白血球で、顆粒の染色性によって**好中球**、**好塩基球**、**好酸球**に分けられる。

❶好中球 neutrophil

好中球は白血球の 50～70％ を占める。強い食機能を有し、感染部位、炎症部位にすみやかに集積し、異物（**抗原**）を捕えて**貪食**する。

細胞質内に酸性水解酵素、ミエロペルオキシダーゼなどの活性酸素産生酵素、タンパク分解酵素を含む顆粒が多く存在し、貪食した異物を**消化・殺菌**する。

また、表面には IgG 抗体と結合する受容体、補体成分と結合する受容体があり、これらの抗体、補体成分と結合した抗原（オプソニン化された抗原）を効率よく接着させ、貪食する。

❷好塩基球 basophil

好塩基球は末梢白血球の中では 0.5％ 以下と最も少ない。細胞質内に塩基性色素に染まる**ヒスタミン**などの**化学メディ**

Note

化学メディエーター

肥満細胞がその顆粒中の物質で肥満細胞の反応を組織に伝えるという意味で**化学伝達物質**という。

肥満細胞 mast cell

細胞表面の IgE レセプターに結合している IgE に抗原が反応すると活性化し、下記のような化学メディエーターを放出する。これらの化学メディエーターは平滑筋を収縮させ、血管透過性を高めて即時型アレルギーを引き起こす。

ヒスタミン：気管支・消化管の平滑筋収縮、胃液分泌促進、毛細血管の透過性亢進など

セロトニン：平滑筋収縮、血管透過性亢進

ヘパリン：血液凝固阻害

好酸球走化因子：好酸球を遊走させ、その働きを促進する

ロイコトリエン：平滑筋収縮

プロスタグランディン：血管透過性亢進

第7章 免疫学 127

Note

エーターや各種酵素を含む顆粒を有し、肥満細胞（マスト細胞）に似た働きをする。食機能はない。

表面に IgE 抗体と結合する受容体があり、抗原と結合した IgE 抗体の刺激によって顆粒の内容物（ヒスタミン、ロイコトリエンなど）を放出する。

❸好酸球 eosinophil

好酸球は細胞質内に酸性色素に染まる大型の顆粒が存在する。好塩基球が放出する好酸球走化因子によって活性化し、顆粒の内容物（主要塩基性タンパク質、好酸球陽イオンタンパク質など）を放出する。これによって寄生虫を傷害して生体を守り、また、アレルギーによる炎症反応を増幅したりもする。

F. NK（ナチュラルキラー）細胞
natural killer cell

NK 細胞はリンパ球様の細胞で、リンパ球よりも大きく、顆粒が存在する。大型顆粒リンパ球 large granular lymphocyte（LGL）とも呼ばれる。特定のウイルス感染細胞や腫瘍細胞の一部を標的として、Tc リンパ球と同様の細胞傷害性を示す。

Tc リンパ球は、Th リンパ球の助けを借りて分化する必要があるが、NK 細胞ははじめから傷害作用を持つ細胞として存在している。

もう1つの特徴は、Bリンパ球、Tリンパ球のような抗原特異的細胞クローンが分化してくるのではなく、1個の NK 細胞がいくつかの異なった標的を認識する。NK 細胞上の NK レセプターで標的細胞上の糖鎖などを認識するとともに、標的細胞上に MHC クラス I 分子が存在する場合は NK 活性が抑制される。つまり、標的細胞上に MHC クラス I 分子が多く存在しているほど NK 細胞により傷害されにくくなる。

G. NKT 細胞 natural killer T cell

NK 細胞と T リンパ球の両方の表面抗原を有する。NKT 細胞はごく限られた種類の TCR を発現しており、その認識できる抗原は限局した糖脂質抗原である。Th_1/Th_2 のバランスや NK 細胞の機能をコントロールする。肝臓、骨髄に多く、末梢血、リンパ節、脾臓には少ない。

NK 受容体とキラー阻止受容体

NK 細胞表面に発現する受容体で、抗体と抗原のような1対1の対応性を持たない。標的細胞上の糖鎖などを認識して細胞傷害を誘導するレセプター（NK 受容体 NK receptor）と、MHC クラス I 分子を認識して細胞傷害作用を抑えるレセプター（キラー阻止受容体、killer cell inhibitory receptor）が存在する。

第7章 免疫学

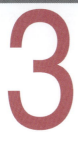

3 抗体と補体

A. 抗体 antibody

抗体は抗原と特異的に結合するタンパク質で、血清タンパク質中のγ-グロブリン分画にあるので、**免疫グロブリン** immunoglobulin（Ig）とも呼ばれる。B細胞は抗原と反応すると、その抗原に反応するクローンが増殖、さらに抗体産生細胞（形質細胞）に分化し、それがその抗原に対する抗体を産生する。

❶基本構造

抗体の基本構造は4本のポリペプチドで、**図7-6**のように2本の**H鎖** heavy chainと2本の**L鎖** light chainがS-S結合（ジスルフィド結合）で結ばれて、全体としてY字形をしている。

抗体を**パパイン**というタンパク質分解酵素で分解すると、2つのFabと1つのFcに分かれる。FabのN末端側は抗原と結合する部分で、種々の抗原に反応する必要があるため、アミノ酸配列が一定していないことから、**可変領域** variable region（V領域）と呼ばれる。Fcは細胞の受容体（Fcレセプター）と結合する部分で（補体と結合する部分もある）、

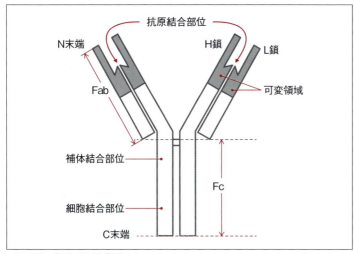

▲図7-6　抗体の基本構造

アミノ酸配列は各Igクラス毎に一定であり、**不変領域** constant region（C領域）と呼ばれる。

❷種類

抗体はH鎖の種類により、次の5つのクラスに分けられる（図7-7）。

Ⓐ IgG

血中に最も多く存在するIgで、その個体にとってはじめて遭遇する抗原が体内に侵入すると、その抗原に特異的に結合するIgとしてはIgMに遅れて血中に出現する。IgG抗体は、体内では長期間維持される。そのため、同じ抗原が再び体内に侵入すると、ただちに大量に産生されて、再侵入した抗原（ウイルスなど）と結合して抗原を不活化する。胎盤通過性があり、新生児は母親由来のIgGを持っている（生後3～6か月で消失）。

Ⓑ IgM

最も大きい（分子量約100万）Igで、抗原が体内に侵入すると初めに産生され、感染初期の防御に重要な役割を果たす。IgGより早く出現し、早期にピークに達するが、感染後2～3か月後には消失する。5量体（5つのIgMがFc部分でJ鎖によって結合）で存在し、大量の抗原と結合できるので、赤血球凝集能、細菌凝集能などが高い。

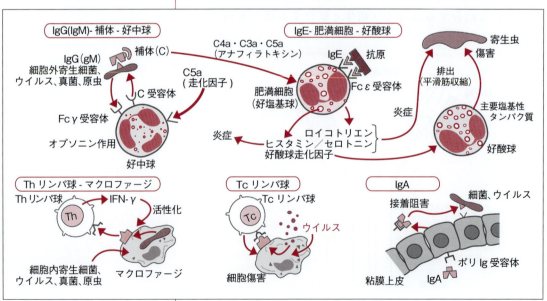

▲図7-7　生体防御の経路

（中島泉：新免疫学入門．p.189、南山堂、2003より改変）

● IgA

単量体の血清 IgA と 2 量体の分泌型 IgA がある。分泌型 IgA は外分泌液（母乳、涙、唾液、気道分泌液、前立腺液、腟分泌液、腸管分泌液など）に含まれており、それぞれの粘膜において感染防御を担っている。

● IgE

Ig のクラスのなかで血中濃度が最も低い。肥満細胞、好塩基球の表面の IgE 受容体に結合して存在し、抗原と結びついて肥満細胞、好塩基球を刺激し、ヒスタミンなどの化学メディエーターを分泌して炎症反応を促進する。即時型アレルギーの原因となる（p. 142 参照）。

● IgD

血清中に 1 mg/dL 程度存在する IgD の機能は不明である。B 細胞膜表面上に存在する IgD は、B 細胞が抗原と反応し、抗体産生細胞に分化するうえで重要な働きをすると考えられている。

B. 補体 complement

補体は C1 から C9 までの 9 種類のタンパク質と、その活性化を促進、または抑制する因子（B、D、H、I 因子など）からなる。補体タンパク質は血清総タンパク質の約 5％を占め、正常な血清中では活性のない形で存在しているが、抗原 - 抗体結合物や異物に出会うと、連鎖反応的に活性化し、それらを排除するように働く。

この活性化の経路として古典的経路、別経路、レクチン経路の 3 つが知られている（**図 7-8**）。

❶古典的経路 classical pathway

活性化のひきがねは抗原 - 抗体結合物である。つまり、抗原に結合した IgG、IgM の Fc 部分に補体の C1 が結合し、活性化が始まる。C1 に次いで C4、C2 が結合し、次に C3 が結合して活性化する。活性化した C3 の作用によって、以後、C5〜C9 が活性化する。

❷別経路 alternative pathway

活性化のひきがねはグラム陰性菌の内毒素、酵母の多糖体、腫瘍細胞、ウイルス感染細胞、病原微生物の細胞壁成分、細胞の膜成分である。C1、C4、C2 は活性化せず、いき

第 7 章　免疫学　131

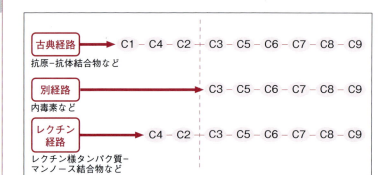

▲図7-8 補体の活性化経路

なりC3が活性化し、その作用によってC5〜C9が活性化する。

❸レクチン経路 lectin pathway

活性化のひきがねは血清中のレクチン様タンパク質（マンノース結合レクチン）と微生物表面のマンノース（六単糖）を含む糖鎖との結合である。これが抗原‐抗体結合物とC1の結合に代わってC4、C2、次いでC3を活性化し、その作用によってC5〜C9が活性化する。

いずれの経路も、C3以後の活性化はほぼ同じである（別経路でつくられるC5転換酵素は古典的経路、レクチン経路でつくられるC5転換酵素と組成が異なる）。

重要な働きをするのは、C3分子の活性化により産生されるC3aとC3b、C5分子の活性化により産生されるC5aとC5b、およびC5b〜C9（C5b6789と表記する）である。

C3aとC5aは肥満細胞（マスト細胞）を刺激し、顆粒（化学メディエーター）を放出させ、その作用によって血管透過性を高める（アナフィラトキシンという）。それによって食細胞（好中球、単球・マクロファージ）が血中から組織へ移行するのを促進する。

C5aは食細胞を感染部位に誘導し、その移動（走化性という）を促進する（白血球走化の促進）。

C3bは微生物の表面に結合したまま残り、C5以後を活性化するとともに、その微生物を食細胞が貪食しやすくする（オプソニン作用）。

C9まで反応してC5b6789が生じると、細胞膜が抗原の場合、その細胞膜に穴をあけて破壊する。微生物ではウイルスのエンベロープ、グラム陰性菌などの細胞膜が攻撃の対象で、ウイルスは不活化、細菌は破壊される（溶菌反応）。このためC5b6789は、膜侵襲複合体（membrane attach complex、MAC）と呼ばれる。

レクチン

糖鎖に特異的に結合するタンパク質。微生物表面の糖鎖と結合したマンノース結合レクチン mannose binding lectin（MBL）は好中球表面のMBLレセプターにより微生物をとらえやすくする。

第7章　免疫学

4 サイトカイン

A. 種類と機能

　活性化されたリンパ球により産生されるタンパク質で、ほかの細胞の受容体に結合することによりその細胞の機能を誘導・制御する物質をリンフォカイン lymphokine と呼ぶ。また、マクロファージにより産生される同様の物質をモノカイン monokine と呼び、リンフォカインやモノカイン含めて類似の物質を総称してサイトカイン cytokine という。

　サイトカインは分子量2万前後のタンパク質、あるいは糖タンパク質で、多くの種類が知られている。Tリンパ球、Bリンパ球、マクロファージ、線維芽細胞など多種類の細胞により産生され、血液系細胞や神経系細胞の発生、炎症反応、免疫応答、腫瘍発生、初期胚の発生など多彩な生物反応を調節する。

　サイトカインはそのサイトカイン受容体を有する細胞に結合することで、その細胞に影響を与え、各サイトカインが有する機能を発揮する。ただし、1つのサイトカインが2つ以上の機能を有し、複数のサイトカインが同じ機能・活性を有するなど、各サイトカインの機能の多様性と重複化が知られており、サイトカイン全体の機能を司るネットワークは複雑である。

　その機能によってサイトカインを分類すると、リンパ球の分化・増殖・活性化にかかわるサイトカイン、造血・血球の分化にかかわるサイトカイン、炎症の誘発・調節、炎症細胞の走化にかかわるサイトカインに大別できる（**表7-1〜7-4**）。

　近年、サイトカイン受容体とそのシグナル伝達経路の分子基盤がより詳細に明らかになってきた。この複雑なサイトカインネットワークにより、細胞性免疫、液性免疫、自然免疫、炎症反応、抗ウイルス作用、アレルギー反応、などが調節されている。

▼表7-1　リンパ球の分化・増殖・活性化にかかわるサイトカイン

サイトカイン	産生細胞	主な働き
IL-2	Th₁リンパ球	Th₁リンパ球の増殖・活性化、細胞傷害性Tリンパ球の分化、Bリンパ球の増殖・活性化、NK細胞の増殖・活性化、IFN-γの誘導
IL-12	樹状細胞、マクロファージ	Th₁リンパ球の分化、Tリンパ球・NK細胞からのIFN-γ産生誘導、NK細胞の増殖・活性化
IL-15	単球、胎盤、骨格筋、腎、肺、肝、心、上皮細胞	Th₁リンパ球の増殖・活性化、細胞傷害性Tリンパ球の増殖・分化
IL-18	マクロファージ、ケラチノサイト、骨芽細胞様細胞、小腸上皮細胞	Th₁リンパ球の分化、IFN-γの誘導、Bリンパ球の増殖・活性化
IFN-γ	Tリンパ球、NK細胞	Th₁リンパ球の分化、マクロファージの活性化、Bリンパ球の増殖・活性化、NK細胞の増殖・活性化
IL-1	マクロファージ、樹状細胞、好中球、NK細胞、線維芽細胞、内皮細胞	Th₂リンパ球の増殖・活性化、好中球の活性化・遊走、肝細胞による急性期タンパク質の産生、線維芽細胞によるタンパク質分解酵素の産生
IL-4	Tリンパ球、NKT細胞	Th₂リンパ球の増殖・活性化、Bリンパ球の増殖・分化、IgG・IgEへのクラス転換
IL-10	Tリンパ球、Bリンパ球、肥満細胞	Th₂リンパ球の増殖・活性化、マクロファージの活性化抑制、Th₁リンパ球の分化抑制
IL-5	Tリンパ球	Bリンパ球の増殖・分化、IgAへのクラス転換
IL-6	Tリンパ球	Bリンパ球の増殖・活性化、Th₁細胞の増殖・分化、細胞傷害性Tリンパ球の増殖・活性化、急性期タンパク質の誘導
IL-13	Tリンパ球	Bリンパ球の増殖・活性化、単球からのIL-1、IL-8の産生抑制
IL-14	Bリンパ球	Bリンパ球の増殖を誘導、抗体産生抑制

IL

interleukin（インターロイキン）

GM-CSF

granulocyte macrophage-colony stimulating factor（顆粒球マクロファージコロニー刺激因子）

G-CSF

granulocyte-colony stimulating factor（顆粒球コロニー刺激因子）

M-CSF

macrophage-colony stimulating factor（マクロファージコロニー刺激因子）

▼表7-2　造血・血球の分化にかかわるサイトカイン

サイトカイン	産生細胞	主な働き
IL-3	Tリンパ球、内皮細胞	幹細胞の増殖・分化
GM-CSF	Tリンパ球、内皮細胞、線維芽細胞	骨髄球の増殖・分化
G-CSF	内皮細胞、線維芽細胞、マクロファージ	顆粒球の増殖・分化
M-CSF	マクロファージ、内皮細胞	単球・マクロファージの増殖・分化
IL-4	Tリンパ球	肥満細胞の分化（他は表7-1を参照）
IL-9	CD4⁺細胞	肥満細胞の増殖、胎児胸腺細胞の増殖
IL-5	Tリンパ球	好酸球の分化（他は表7-1を参照）
IL-7	骨髄ストローマ細胞、胸腺ストローマ細胞	B前駆細胞の増殖・分化、単球の活性化、GM-CSFの産生

▼表7-3 炎症の誘発と調節、炎症性細胞の走化にかかわるサイトカイン

サイトカイン	産生細胞	主な働き
IL-1	マクロファージ、好中球、Tリンパ球、Bリンパ球、内皮細胞、線維芽細胞	炎症の誘発、好中球の遊走、発熱・ショック、急性期タンパク質の誘導（他は表7-1を参照）
IFN-γ	Tリンパ球、NK細胞	マクロファージの活性化、MHC発現誘導、Th$_1$リンパ球の分化（他は表7-1を参照）
TNF-α	マクロファージ、NK細胞	炎症の誘発、マクロファージの活性化
TNF-β	Tリンパ球	炎症の誘発、マクロファージの活性化
TGF-β	マクロファージ、Tリンパ球	炎症の抑制、細胞増殖の抑制
IL-8	マクロファージ、線維芽細胞、内皮細胞、好中球	好中球の活性化・遊走、好塩基球の遊走
IL-16	Tリンパ球	CD4$^+$細胞の遊走、好酸球の遊走
MCP-1	マクロファージ、Tリンパ球、線維芽細胞、内皮細胞	マクロファージの遊走
MIP-1	マクロファージ、Tリンパ球	Tリンパ球の遊走

IFN
interferon（インターフェロン）

TNF
tumor necrosis factor（腫瘍壊死因子）

TGF
transforming growth factor（トランスフォーミング増殖因子）

MCP-1
monocyte chemoattractant protein-1（単球遊走因子）

MIP-1
macrophage inflammatory protein-1（マクロファージ炎症性タンパク質-1）

Note

LIF

leukemia inhibitory factor（白血病阻止因子）

OSM

oncostatin M（オンコスタチン M）

CNTF

chiliary neurotrophic factor（繊毛神経栄養因子）

EPO

erythropoietin（エリスロポイエチン）

TPO

thrombopoietin（トロンボポイエチン）

GH

growth hormone（成長ホルモン）

RANKL

receptor activator of NF-kB（ランクル）

EGF

epidermal growth factor（上皮増殖因子）

PDGF

platelet-derived growth factor（血小板由来増殖因子）

FGF

fibroblast growth factor（線維芽細胞増殖因子）

NGF

nerve growth factor（神経成長因子）

▼表7-4　サイトカインファミリーの分類

サイトカインファミリー	サイトカイン	レセプターの信号系
クラスI	IL-2, 3, 4, 5, 6, 7, 8, 9, 11, 12, 13, 15, 21, 23, 27, GM-CSF, LIF, OSM, CNTF, レプチン, EPO, TPO, G-CSF, GH, プロラクチン	JAKキナーゼの結合、STAT因子の活性化
クラスII	IL-10, 19, 20, 22, 24, 28, 29 IFN-α, β, γ など	JAKキナーゼの結合、STAT因子の活性化
TNF/Fas	Fasリガンド, TNFα, β, RANKL, CD30リガンド, CD40リガンドなど	三量体レセプター、NF-κB、カスパーゼの活性化
TGF	TGF-β, BMP, アクチビンなど	Ser/Thrキナーゼレセプター、SMAD因子の活性化
増殖因子	EGF, PDGF, FGF, NGF, VEGF, SCFなど	Tyrキナーゼレセプター
ケモカイン	IL-8, MCP, MIP, RANTES, Eotaxin（エオタキシン）など	7回膜貫通型レセプター、三量体GTP結合タンパク質
IL-1	IL-1, IL-18	Toll-likeレセプターと相同、NF-κBの活性化
その他	IL-16, 17, 25など	

B. 代表的なサイトカインの特徴

❶ IL-1

マクロファージをはじめ、樹状細胞、好中球、NK細胞など多くの細胞が、感染による細菌リポ多糖体などの刺激を受けて産生する。リンパ球をはじめ、好中球、上皮細胞、肝細胞、線維芽細胞、骨細胞など多くの細胞に作用する。

好中球を遊走させて感染部位に集め、肝細胞を刺激して炎症反応に応じて産生される c-reactive protein（CRP）などの急性期タンパク質をつくらせ、神経系を刺激して発熱、食欲不振、眠気などを起こし、感染初期の生体防御に重要な役割を担う。

❷ IL-2

活性化された Th_1 リンパ球の増殖を促進する。多くの Th_1 リンパ球は自ら IL-2 をつくり、利用する。

❸ IL-4、IL-5、IL-6

Th_2 リンパ球によってつくられ、B細胞の増殖と分化を促

進する。IL-4はBリンパ球の受容体に結合して活性化させ、MHCクラスⅡ分子の発現を促す。IL-5は抗体の産生を促す。IL-6はTリンパ球にも作用して増殖・分化を誘導し、血液幹細胞や形質細胞の増殖を促す。また炎症にもかかわり、IL-1、TNFとともに炎症性サイトカインと呼ばれる。

❹ IL-10、IL-12

IL-10はIL-4とともにTh₂リンパ球の分化を促進し、Th₁リンパ球の分化を抑制する。IL-12はIFN-γとともにTh₁リンパ球の分化を促進し、Th₂リンパ球の分化を抑制する。

❺ IFN

白血球がつくるIFN-α、ウイルス感染線維芽細胞がつくるIFN-β、Tリンパ球がつくるIFN-γがある。IFN-αとIFN-βは構造的に似ているが、IFN-γはIFN-α、IFN-βと構造的に似ていない。ウイルスの感染により産生されるのは主としてIFN-αとIFN-βの部分で、マクロファージ、樹状細胞上のtoll-like receptor（TLR）（p. 138、Note参照）への刺激によっても産生される。また、活性化B細胞を分化し、細胞傷害性Tリンパ球、NK細胞を活性化する。IFN-γは免疫インターフェロンと呼ばれ、マクロファージ活性化因子として働く。抗体産生におけるIgEへのクラススイッチを制御し、そのアレルギー制御にも関わっている。

❻ TNF

マクロファージが産生するTNF-αとTリンパ球が産生するTNF-βがある。TNF-βはリンホトキシンlymphotoxinともいう。細菌（グラム陰性桿菌）感染では発熱、ショック、好中球の活性化などをもたらす。

❼ IL-8、MCP、MIP

好中球、好塩基球、好酸球、マクロファージ、Tリンパ球などを炎症部位に遊走させる働きをするサイトカインをケモカインという。IL-8は好中球の遊走を誘導し、MCP、MIPは単球・マクロファージ、Tリンパ球の遊走を誘導する。

VEGE
vascular endothelial growth factor（血管内皮細胞増殖因子）

SCF
stem cell factor（幹細胞因子）

RANTES
regulated on activation normal T cell expressed and secreted（ランテス）

ケモカイン chemokine
白血球の走化因子。構造上のシステインの位置により4つに分類される複数のポリペプチドの総称である。

第7章 免疫学

5 免疫応答

Note

Toll-like receptor (TLR)

マクロファージや樹状細胞の膜表面に存在して病原体を認識し、その応答シグナルを伝達する役目を果たす。ショウジョウバエなどの下等動物にそのプロトタイプがみられる。現在TLR1から9までの存在が知られており、TLR3はウイルスの二本鎖RNA、TLR4は細菌のリポ多糖体、TLR5はフラジェリンを認識する。

A. 免疫成立の過程

　生体内に病原微生物が侵入し、感染が成立して増殖すると、まず、食細胞（好中球、マクロファージ）が感染部位に集積し、その病原微生物を貪食するプロセスが始まる。マクロファージは、貪食した微生物を細胞内で殺菌するとともに消化・断片化し、それを細胞表面上に抗原として提示する（図7-3、p. 125参照）。マクロファージのほかに抗原提示細胞である樹状細胞も病原微生物の抗原を細胞表面に提示し、Tリンパ球がその抗原を認識すると、免疫応答 immune response が起こる。CD4$^+$Tリンパ球がサイトカインを放出してB細胞を活性化して抗体の産生を促し、一方、CD8$^+$Tリンパ球が細胞傷害性Tリンパ球を活性化して感染細胞の処理を促し、その病原微生物を排除する（図7-9）。

　こうして免疫が成立すると、Tリンパ球やBリンパ球の一部がその抗原を記憶し、次の感染に備える。再び同じ抗原が侵入すると、一度目の免疫応答（一次免疫応答 primary

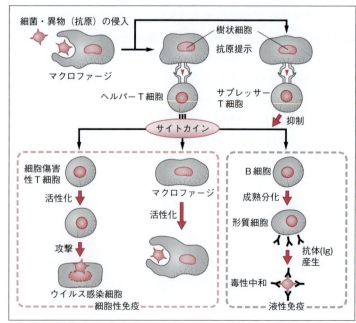

▲図7-9　免疫のしくみ

immune response）よりも、抗体がより早く、より多く産生され、より長く持続する免疫応答（二次免疫応答 secondary immune response）が起こる。同じ感染症に二度かからない、一度かかると二度目は軽くてすむのは、この二次免疫応答による。

B. 抗原認識

病原微生物が侵入し感染が成立して増殖すると、各組織において監視しているマクロファージがそれを認識し、IL-1、TNF-αなどのサイトカインを放出し、局所の炎症を引き起こす。このマクロファージは細胞表面に細菌のリポ多糖体、鞭毛タンパク、ウイルスの二本鎖RNAなどと結合する受容体（toll-like receptor、TLR）が存在し、異物を識別する。

炎症部位に好中球が遊走し、病原微生物を貪食する。また、病原微生物を排除するために必要なタンパク質（補体成分、タンパク質分解酵素など）が合成される。炎症部位では補体も活性化され、病原微生物排除に加担する。食細胞の1つ、マクロファージも病原微生物の貪食、処理に加わる。

こうした非特異的防御（自然免疫）で排除できない病原微生物に対し、生体は抗原特異的防御（獲得免疫）で対抗する。

生体内に侵入した病原微生物などの外来抗原はマクロファージ、樹状細胞に貪食され、その細胞内部で分解されて抗原ペプチドとなり、MHCクラスII分子に結合して細胞表面に提示される。ウイルスや細胞内寄生菌などの内在抗原はMHCクラスI分子に結合して細胞表面に提示される。

このMHCクラスI/II分子に提示された抗原に、Tリンパ球の持つTリンパ球受容体（TCR）が結合することにより、Tリンパ球は抗原を認識する。ただし、MHCクラスI/II分子とTリンパ球受容体の結合だけでなく、MHCクラスII分子とCD4分子、あるいはMHCクラスI分子とCD8分子が結合しないと、Tリンパ球は抗原を認識できない。

C. Th$_1$ リンパ球とTh$_2$ リンパ球

CD4$^+$Tリンパ球はヘルパーTリンパ球と呼ばれる。ヘルパーTリンパ球（Th細胞）はTCRによって抗原提示細胞が提示した抗原を認識すると、活性化する。外来抗原と一度も接触したことのないThリンパ球をTh$_0$リンパ球というが、Th$_0$リンパ球は抗原提示細胞などが放出するサイトカインによって（その種類によって）Th$_1$リンパ球かTh$_2$リンパ球に分化する（図7-10）。

Note

貪食

接着、取り込み、消化の3段階がある。細菌などの抗原にIgG、IgMが結合して抗原-抗体複合物になり、さらに補体が結合し、それが食細胞の受容体に結合する。つまり、抗体や補体を介して細菌と食細胞が接着するため、食細胞による細菌の貪食が進む。

T細胞非依存性応答

Thリンパ球による刺激がなくても、Bリンパ球が一部の抗原によって活性化し、形質細胞まで分化すること。

第7章　免疫学　139

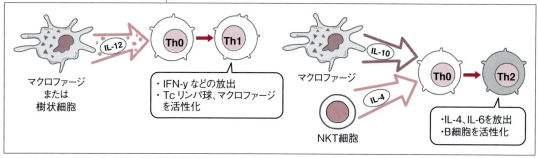

▲図7-10　Thリンパ球の分化と作用

　Th₁リンパ球はマクロファージ、樹状細胞などが放出するIL-12の作用によってTh₀リンパ球から分化する。IFN-γなどを放出し、細胞傷害性Tリンパ球（Tcリンパ球）やマクロファージを活性化し、細胞性免疫を誘導する。

　Th₂リンパ球はTh₂リンパ球、NKT細胞が放出するIL-4、マクロファージなどが放出するIL-10によってTh₀リンパ球から分化する。IL-4、IL-6を放出し、Bリンパ球を活性化し、抗体産生を促し、液性免疫を誘導する。

D. 液性免疫と細胞性免疫

　抗原に対する生体の応答には、抗体を中心とする液性免疫とTリンパ球を中心とする細胞性免疫とがある。

❶液性免疫

　Th₂リンパ球が放出するサイトカインの刺激によって、Bリンパ球は活性化し、増殖して、侵入してきた外来抗原に対する抗体を産生する形質細胞へと分化する。形質細胞により「鍵と鍵穴の関係」のように抗原と特異的に結合する抗体が産生される。

　抗体が抗原と結合すると、さまざまな反応（抗原抗体反応 antigen-antibody reaction）が現れる。その1つが中和反応 neutralizationで、細菌の毒素、酵素、ウイルスなどの抗原に抗体が結合すると、それらの活性が失われるという反応である。

　この中和反応を起こす抗体を中和抗体という。毒素に結合してその活性を抑える中和抗体を抗毒素、その反応を毒素抗毒素反応という。抗毒素は破傷風、ジフテリアの外毒素に対する最も効果的な防御因子である。また、ウイルスに対する中和抗体も、ウイルス感染の初期段階における最も効果的な防御である。ワクチンはウイルス中和抗体の誘導により、当該病原体による感染症の発症を予防するためのものである（特異的防御能）（p. 165参照）。

抗原・抗体複合体に補体（C3b など）が結合すると、その抗原は食細胞（好中球、マクロファージ）に貪食されやすくなる。食細胞の表面に存在する抗体の Fc 受容体や補体 C3b 受容体を介して抗原をとらえ、貪食する。また抗原抗体結合物に補体 C5b6789 が結合すると、その抗原を持つ細胞が破壊される。これを細胞溶解反応（抗原が細菌なら溶菌反応）という。

❷細胞性免疫

　持続感染ウイルスや細胞内寄生菌に感染して免疫が誘導されても、抗体は細胞内に入り込めないので、液性免疫だけではこれらの微生物を排除できない。そこで T リンパ球、マクロファージ、樹状細胞、NK 細胞などが連携して感染細胞を攻撃し、破壊することで防御に働くことによる病原体排除のプロセスが続く。もちろん、細胞性免疫は慢性、持続性感染だけでなく急性感染症の防御にも働く。

　Th_1 リンパ球は、抗原提示細胞が提示した抗原に結合すると活性化し、IFN-γ などのサイトカインを放出し、マクロファージを活性化する。活性化されたマクロファージは細胞内寄生菌を殺菌できるようになる（結核菌、チフス菌などの細胞内寄生菌は通常のマクロファージに貪食されても、殺菌されることなく、増殖できる）。

　ウイルス感染細胞は、細胞内部で産生されたウイルスタンパク質を細胞質でプロセシングし、ウイルス構成タンパク質をペプチド化して MHC クラス I 分子との複合体にして細胞表面に提示する。Tc リンパ球はこの複合体を認識して活性化し、細胞傷害性を獲得して、パーフォリン perfolin やタンパク質分解酵素を放出する。パーフォリンがウイルス感染細胞の細胞膜に穴をあけ、細胞内に入った分解酵素が細胞を破壊する。

　NK 細胞は、Tc リンパ球とは異なる認識機構で抗原を認識し、活性化して、標的細胞を攻撃する。

▼表7-5　病原微生物と感染防御

	液性免疫	細胞性免疫	好中球による貪食
細菌	ブドウ球菌、レンサ球菌、肺炎球菌、淋菌、髄膜炎菌、インフルエンザ桿菌、緑膿菌	サルモネラ、結核菌、ブルセラ、リステリア	ブドウ球菌、肺炎桿菌
ウイルス	コクサッキー、黄熱、ポリオ、インフルエンザ	ポックス、ヘルペス、麻疹	
真菌	ニューモシスチス・イロヴェチ	カンジダ、ヒストプラズマ、トキソプラズマ	カンジダ、アスペルギルス、ノカルディア

第 7 章　免疫学　141

6 アレルギー

　免疫は、病原微生物などの異物を排除する機構のことである。しかし、その免疫が本来寛容であるべき自己の組織に反応し、生体に有害な傷害をもたらす場合や自己の組織を攻撃することがある。その結果、生体にとって不利益な状態（疾患）が引き起こされる。これを<u>アレルギー</u>allergy（<u>過敏性反応</u> hypersensitive reaction）、アレルギーを引き起こす抗原 antigen を<u>アレルゲン</u> allergen と呼ぶ。

　一度ある抗原の刺激を受けその抗原が免疫機構に認識されていると、その抗原がアレルゲンになる場合がある。生体はアレルギーを起こす準備ができている状態となり、その抗原に接触するたびにアレルギーを起こす。アレルギーを起こす準備ができている状態になることを「<u>感作</u>（かんさ）sensitization」という。

　抗原（アレルゲン）の侵入後、反応が数分で現れて数時間で消えるものを<u>即時型アレルギー</u>（Ⅰ〜Ⅲ型）、数時間で現れて24〜48時間でピークに達し、徐々に消えるものを<u>遅延型アレルギー</u>（Ⅳ型）という。即時型は抗体によって起こる体液性免疫反応、遅延型はThリンパ球を中心とする<u>細胞性免疫反応</u>である。

❶Ⅰ型アレルギー

　IgEと肥満細胞（マスト細胞）、好塩基球によって引き起こされる。IgEがFc部分で肥満細胞や好塩基球と結合し、Fab部分で抗原と結合すると、その刺激によって肥満細胞、好塩基球が脱顆粒を起こし、化学メディエーターのヒスタミン、セロトニン、ロイコトリエンなどを放出する。その化学メディエーターが平滑筋の収縮、血管透過性の亢進、外分泌腺の刺激などを起こし、種々のアレルギー疾患を引き起こす。

　たとえば、ハチに刺された後、再びハチに刺されると、ただちに呼吸困難に陥り、ショックを起こして死に至ることがまれにある。これがⅠ型アレルギーの<u>全身アナフィラキシー</u> generalized anaphylaxis である。ペニシリンショックなども同様である。蕁麻疹、花粉症・アレルギー性鼻炎、気管支喘息などは、Ⅰ型アレルギーによる。

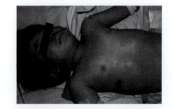

▶ 全身アナフィラキシー患者
ハチに刺されたことによって発症した症例。意識障害、全身の浮腫、発赤が認められる。

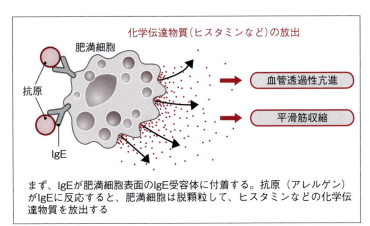

▲図7-11　Ⅰ型アレルギー

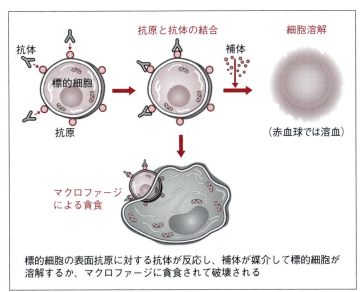

▲図7-12　Ⅱ型アレルギー

❷Ⅱ型アレルギー

　細胞表面の抗原にIgM、IgGが結合し、そこに補体が結合することによって起こる。その抗体や補体の受容体を持つ食細胞による貪食、NK細胞による攻撃により、細胞が傷害される。細胞傷害反応 cytotoxic reaction ともいわれる。

　赤血球が標的となる場合は溶血性貧血となる。血液型不適合輸血、Rh不適合妊娠などによって赤血球と反応する抗体が持ち込まれると、赤血球の破壊（溶血）が起こる。また、細胞表面に付着した薬物に対する抗体がつくられ、その抗体による細胞の破壊（血小板減少症など）が起こる。

❸Ⅲ型アレルギー

　IgGと抗原が結合した免疫複合体 immune complex（抗原・抗体複合体とも呼ばれる）が組織に沈着することによって起

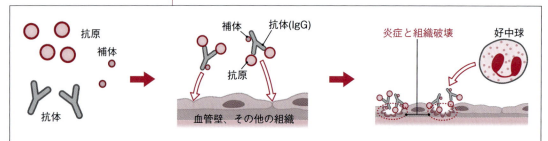

▲図7-13　Ⅲ型アレルギー

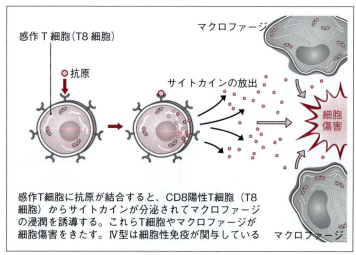

▲図7-14　Ⅳ型アレルギー

こる。その免疫複合体により補体が活性化し、好中球を集め、好中球が組織を傷害する。また、肥満細胞を刺激し、ヒスタミン、セロトニンなどの化学メディエーターを放出し、組織を傷害する。

　免疫複合体は腎糸球体、関節、肺、皮膚に沈着しやすく、急性・慢性糸球体腎炎、全身性エリテマトーデス、関節リウマチなどがⅢ型アレルギー疾患の代表である。

❹Ⅳ型アレルギー

　Tリンパ球が主体となる細胞性免疫反応による組織傷害である。体内に侵入してきたアレルゲンとTh₁細胞が結合すると、Th₁細胞はIFN-γなどのサイトカインを放出し、マクロファージやTcリンパ球を活性化し、局所に集めて炎症反応を起こす。この反応を遅延型過敏反応 delayed type hypersensitivity（DTH）という。

　ツベルクリン反応、接触性皮膚炎（漆かぶれなど）、が代表的疾患である。この反応はアレルゲンが体内に侵入してから、約48時間後に症状が出現する（遅延型アレルギー）。

第8章
感 染 症

本章の内容　1．感染症のいま
　　　　　　　2．感染症対策
　　　　　　　3．感染予防
　　　　　　　4．感染症の診断
　　　　　　　5．感染症の治療

学 習 目 標　・主な新興感染症、再興感染症をいくつか列挙できる。
　　　　　　　・日和見感染、院内感染の要因について理解する。
　　　　　　　・薬剤耐性菌が出現する背景について説明できる。
　　　　　　　・感染症法による感染症の分類（1〜5類）を理解し、1〜3類感染症の特徴を説明することができる。
　　　　　　　・4類感染症と5類感染症に分類される主な感染症を、それぞれ列挙できる。
　　　　　　　・主な輸入感染症をあげることができる。
　　　　　　　・院内感染の主な原因菌をあげることができる。
　　　　　　　・院内感染の感染経路を説明できる。
　　　　　　　・医療従事者の標準感染予防策について説明できる。
　　　　　　　・ワクチンの種類を説明できる。
　　　　　　　・予防接種対象疾患を説明できる。
　　　　　　　・滅菌と消毒の違いがわかる。
　　　　　　　・主な滅菌の方法を説明できる。
　　　　　　　・主な消毒の方法を説明できる。
　　　　　　　・感染徴候（発熱、下痢、発疹）について理解する。
　　　　　　　・主な細菌学的検査、真菌学的検査、原虫学的検査、ウイルス学的検査、血清学的検査、分子生物学的検査について理解する。
　　　　　　　・化学療法薬の作用（選択毒性、殺菌作用と静菌作用）について理解する。
　　　　　　　・主な抗菌薬（β-ラクタム系薬、アミノ配糖体系薬、キノロン系薬など）の作用について理解する。
　　　　　　　・主な抗真菌薬、抗ウイルス薬について理解する。

第8章 感染症

1 感染症のいま

A. 新興・再興感染症

人類は公衆衛生の向上、化学療法薬やワクチン開発の進歩などによって、多くの感染症を克服してきた。国際的なワクチン接種に基づく対策の結果痘瘡は根絶され、ポリオも根絶に近い状態となった。また、ペスト、コレラ、赤痢、結核などの患者も激減した。しかし、1970年代から未知の病原体による感染症（新興感染症）が次々と発見され、一方で結核のようにおさまっていたはずの既知の病原体による感染症が再び流行するようになった（再興感染症）。

この新興・再興感染症の出現、発生をもたらした要因や誘因として国際的人流・人の移動の高まり、森林伐採、気候の温暖化、交通の発達、食品加工技術の発達、抗菌薬の使用などがあげられている。つまり、人類の繁栄、発展をもたらした要因が、未知の感染症の出現、既知の感染症の再流行の要因にもなっている。

❶新興感染症 emerging infectious diseases

1995年、アメリカのCDC（Centers for Disease Control and Prevention、疾病管理・予防センター）が医学雑誌『Emerging Infectious Diseases』を刊行し、1973年以降に見つかった新規の病原体による感染症を発表した。これら新規の病原体による感染症で、公衆衛生上大きな問題を引き起こしているものが新興感染症である（p.148、**表8-1**参照）。

Ⓐ クリプトスポリジウム・パルブム *Cryptosporidium parvum*

クリプトスポリジウムが発見されたのは1976年である。1993年にアメリカのミルウォーキー州で上水道が汚染され、40万人以上に下痢を起こし、約400人が死亡した。

Ⓑ エボラウイルス ebolavirus

1976年にスーダン、コンゴ民主共和国（旧ザイール）で、致命率の高い発熱と出血症状を伴う疾患がそれぞれ独立して流行し、多くの死亡者を出した。コンゴ民主共和国

📖 Note

ヘリコバクター・ピロリ発見の歴史

1906年：ヒトの胃の中に「らせん菌」が生息していると報告されたが、既存の細菌培養技術では、その菌の培養はできず、その本態は確認できなかった。

1938年：胃炎のヒトの胃から「らせん菌」の一種が分離された。2年後に切除された多数の胃を調べた結果、3分の1に「らせん菌」を認めたと報告された。

1954年：当時の消化器疾患研究者が「1,000人の胃を調べたが、らせん菌を全く発見できなかった」と報告し、この「らせん菌」研究は頓挫する。

1979年：オーストラリアの病理医ウォーレン（J. Warren）が胃炎部位の粘膜に「らせん菌」が密集しているのを発見した。

1982年：ウォーレンのチームが「らせん菌」の培養に成功し、新規の菌であることを確認した。

1983年：イギリスの医学雑誌『ランセット』にオーストラリアの内科医マーシャル（B.J. Marshall）らが「胃の粘膜にカンピロバクターに類似した細菌が感染する」と報告した。初めはカンピロバクター・ピロリディスと呼ばれたが、その後、カンピロバクター属とは全く異なることが分かり、ヘリコバクター属として独立し、ヘリコバクター・ピロリと名づけられた。

2005年：胃炎・胃潰瘍が抗菌薬による治療が可能となる画期的業績により、ウォーレンおよびマーシャルはノーベル生理学・医学賞を受賞した。

146

の、初めてエボラ出血熱と診断された患者がエボラ川の流域出身者であったことから、病名は**エボラ出血熱**（エボラウイルス病、ebolavirus disease）、原因ウイルスは**エボラウイルス**と名づけられた。コンゴ民主共和国では1995年にも比較的大きなエボラ出血熱の流行がみられた。

Ⓒ ヒト免疫不全ウイルス human immunodeficiency virus（HIV）

　後天性免疫不全症候群（acquired immunodeficiency syndrome、AIDS、エイズ）は1981年にアメリカで新たに発見された疾患で、その原因ウイルスである**HIV**は1983年にフランスの研究者モンタニエ（L. Montagnier）により発見された。性行為や薬物依存者間の注射器の使いまわしなどを通じてヒトからヒトへ感染が拡がり、瞬く間に全世界に蔓延した。WHOによると、2017年の1年間に180万人のヒトがHIVに感染し、94万人がエイズで死亡したと推定されている。現在約3,800万人が感染しているという。日本での感染者数は、2010年頃をピークに毎年約1,000人のHIV感染者が報告され、その後はその値も徐々に低下し、2021年には年間の報告数は742人であった。新規感染者数を減らすためには、効果的な感染予防対策が必要である。

Ⓓ 大腸菌 O157:H7 *Escherichia coli* O157:H7

　この大腸菌は1982年にアメリカのオレゴン州、ミシガン州でファミリーレストランのハンバーガーを食べて下痢を起こした患者から初めて分離された。その後、アメリカでは1993年にワシントン州を中心にハンバーガーを原因として、日本では1996年に岡山県邑久町、大阪府堺市で給食を原因として**腸管出血性大腸菌O157：H7**感染症が集団発生した。大腸菌O-157：H7は血性下痢症を引き起こすだけでなく、産生されたベロ毒素により腎不全（溶血性尿毒症症候群）を引き起こす。

Ⓔ シンノンブレウイルス sin nombre virus

　1993年にアメリカのユタ州、コロラド州などで急性呼吸窮迫症候群が集団発生し、患者の50％以上が死亡した。病原体は**ハンタウイルス科**のウイルスと同定されたが、従来から知られていたアジア、ユーラシア、ヨーロッパで腎症候性出血熱 hemorrhagic fever with renal syndrome（HFRS）を起こすハンタウイルスとは異なる種で、主に肺を侵す新種のハンタウイルスであった。疾患は**ハンタウイルス肺症**

Note

エボラ出血熱
（エボラウイルス病、ebolavirus disease）

　2014年3月、ギニアでの発症を端緒に西アフリカを中心に感染が拡大し、2014年8月にはWHOが「国際的に懸念される公衆衛生上の緊急事態」を宣言した。流行は2016年まで続き、2016年6月までに28,600人以上の患者が確認され（疑い例を含む）、11,325人が死亡した。このエボラウイルス病流行は過去最大のものである。欧米、アフリカの各国でも輸入感染によるエボラウイルス病患者が発生した。

▼表8-1　おもな新興感染症

発見年	病原体	分類	疾患
1973	ロタウイルス Rotavirus	ウイルス	小児下痢（白色便性下痢症）
1975	パルボウイルスB19 Parvovirus B19	ウイルス	伝染性紅斑、貧血
1976	クリプトスポリジウム・パルブム *Cryptosporidium parvum*	原虫	下痢
1977	エボラウイルス Ebolavirus	ウイルス	エボラ出血熱（エボラウイルス病）
	レジオネラ・ニューモフィラ *Legionella pueumophila*	細菌	レジオネラ症（在郷軍人病）
	ハンタウイルス Hantavirus	ウイルス	腎症候性出血熱
	カンピロバクター属 *Campylobactor jejuni*	細菌	下痢
1980	ヒトT細胞白血病ウイルス1型（HTLV-1） Human T-cell leukemia virus type 1 （ヒトTリンパ球好性ウイルス1型、Human T-lymphotropic virus type 1）	ウイルス	成人T細胞白血病（ATL）
1981	毒素産生性黄色ブドウ球菌 TSST-1-producing *Staphylococcus aureus*	細菌	毒素性ショック症候群
1982	大腸菌O157:H7 *Escherichia coli* O157:H7	細菌	出血性大腸炎、溶血性尿毒症症候群
	プリオン Prion	プリオン	クロイツフェルト・ヤコブ病
	ボレリア・ブルグドルフェリ *Borrelia burgdorferi*	細菌	ライム病
	日本紅斑熱リッチケア *Rickettsia japonica*	細菌	日本紅斑熱
1983	ヒト免疫不全ウイルス（HIV） Human immunodeficiency virus	ウイルス	後天性免疫不全症候群（AIDS）
	ヘリコバクター・ピロリ *Helicobacter pylori*	細菌	胃炎（胃潰瘍、十二指腸潰瘍、胃がん）
1988	ヒトヘルペスウイルス6型 Human herpesvirus-6	ウイルス	突発性発疹
	E型肝炎ウイルス Hepatitis E virus	ウイルス	肝炎
1989	エールリヒア・シャフィーンシス *Ehrlichia chaffeensis*	細菌	エールリヒア症
	C型肝炎ウイルス Hepatitis C virus	ウイルス	肝炎
1991	グアナリトウイルス Guanarito virus	ウイルス	ベネズエラ出血熱
1992	コレラ菌O-139 *Vibrio cholerae* O-139	細菌	新型コレラ
	バルトネラ・ヘンゼレ *Bartonella henselae*	細菌	ネコひっかき病
1993	シンノンブレウイルス（ハンタウイルス） Sin Nombre virus (Hantavirus)	ウイルス	ハンタウイルス肺症候群
1994	サビアウイルス Sabia virus	ウイルス	ブラジル出血熱
	ヘンドラウイルス Hendra virus	ウイルス	脳炎

発見年	病原体	分類	疾患
1995	ヒトヘルペスウイルス-8 Human herpesvirus-8	ウイルス	カポジ肉腫
1997	A型インフルエンザウイルス H5N1 Influenza virus A/H5N1	ウイルス	重症肺炎
1998	ニパウイルス Nipah virus	ウイルス	髄膜炎、脳炎
1999	西ナイルウイルス West Nile virus	ウイルス	脳炎、インフルエンザ様症状 （流行地ではなかったアメリカ大陸で、西ナイルウイルス感染症が流行するようになった。）
2003	SARSコロナウイルス1型 SARS coronavirus-1	ウイルス	重症急性呼吸器症候群（SARS）
2008	ルジョウイルス Lujo virus	ウイルス	ウイルス性出血熱
2011	重症熱性血小板減少症候群ウイルス Severe fever with thrombocytopenia syndrome virus	ウイルス	重症熱性血小板減少症候群（SFTS）
2012	中東呼吸器症候群コロナウイルス Middle East respiratory syndrome coronavirus	ウイルス	中東呼吸器症候群（MERS）
2014	ジカウイルス Zika virus	ウイルス	発熱性・発疹性疾患
2019	SARSコロナウイルス2型 SARS coronavirus-2	ウイルス	新型コロナウイルス感染症（COVID-19）
2020	エゾウイルス Yezo virus	ウイルス	発熱性・発疹性疾患
2022	エムポックスウイルス（旧サル痘ウイルス） Mpox virus	ウイルス	エムポックス（ヒトサル痘）の世界規模流行

候群 hantavirus pulmonary syndrome（HPS）、ウイルスはスペイン語で sin nombre virus と命名された。シカシロアシマウスがシンノンブレウイルスの宿主である。

F SARS コロナウイルス 1 型 SARS coronavirus-1

　2002 年から 2003 年にかけて、中国南部で致命率の高い肺炎が流行した。2003 年 3 月ベトナムでも同様の疾患が流行し、その時点では原因が不明であったことから**重症急性呼吸器症候群**（severe acute respiratory syndrome、SARS）と命名された。SARS は中国国内はもとより、ベトナム、香港、台湾、カナダ、アメリカなどに拡大した。病原体は新種のコロナウイルスで、**SARS コロナウイルス**と名づけられた。WHO は 2003 年 8 月、SARS の終息宣言を出した。この流行では、約 8,000 人の患者が発生し、約 800 人が死亡した。

ルジョウイルス
Lujo virus

2008 年に新規ウイルスによるウイルス性出血熱に分類される感染症が発見された（表 8-1）。アフリカのザンビアの首都ルサカ（Lusaka）在住の人が、ウイルス性出血熱様の症状を呈し、その患者は南アフリカの首都ヨハネスブルク（Johannesburg）に搬送された。その患者の搬送や治療に携わった者 4 人も同様の症状を呈した。計 5 人中 4 人が死亡し、患者から新規のアレナウイルスが分離・同定された。Lusaka の Lu と Johannesburg の Jo をとって Lujo virus と命名された。

Note

❷再興感染症 re-emerging infectious diseases

既知の感染症で、公衆衛生の向上、化学療法薬・ワクチンの進歩などが効を奏して減少していたが、再び既知の病原体による感染症が出現し、重大な問題を引き起こしているものが再興感染症である。ペスト、コレラ、ジフテリア、結核、マラリア、黄熱、狂犬病などが再興感染症としてあげられている。

こうした感染症の再出現に人為的な要因が絡んでいる場合もある。たとえば、同一種類の殺虫剤の使用によって殺虫剤耐性を持つ蚊が容易に出現し、黄熱が再び流行するようになった事例、ロシアでは予防接種が充分に行われず、ジフテリアが再び流行するようになった事例などがその代表例である。また、地球温暖化が進み、マラリア原虫を媒介する蚊の生息地域が拡大し、それに伴いマラリア流行域が拡大傾向にあるといわれている。交通の発達に伴う人・物資の移動に伴って、空港で感染する「エアポートマラリア」も発生している。

Ⓐ結核菌

近年日本では、結核患者は減少し、専門病棟も一部閉鎖され少なくなっている。しかし、現在でも発展途上国などでは多くの結核患者が発生している。WHOが1993年に「結核が世界的脅威である」と宣言し、翌94年に「結核対策のための枠組」を打ち出した。しかし、国際的には途上国を中心に新規患者が増加し、年間約200万人が死亡している。

結核は、発展途上国だけでなく先進国においても克服すべき課題であることはかわりはない。日本では先進国のなかでは比較的多くの結核患者が報告されている国であったが、近年では他の先進国と同様のレベルにまで減少した。抗結核薬の効かない多剤耐性結核菌の出現、免疫不全患者における結核による死亡例の増加が重要な問題である。

Ⓑ西ナイルウイルス West Nile virus

1999年8月、アメリカのニューヨーク公衆衛生局に2例の脳炎患者の届出があり、その原因として、西ナイルウイルスが特定された。

西ナイルウイルスがアフリカ・ウガンダの西ナイル地方で分離されたのは1937年のことである。西ナイルウイルスによる感染症は、アフリカ、地中海地方、中近東などで流行する疾患であった。アメリカ大陸で分離されたのは、このとき（1999年）がはじめてであった。2005年の時点で

エアポートマラリア

イギリスの国際線の空港にはアフリカからの直行便が頻繁に離着陸している。ドライブ途中に数時間、その空港で休んだ人が自宅に戻ってマラリアを発症した。また、スーツケースのなかに隠れていた感染蚊が原因で、帰国後に病原体のマラリア原虫に感染した例もある。この場合はバゲッジマラリアという。日本では1971年に、羽田空港近くに住む渡航歴のない女性が三日熱マラリアに感染した事例がある。

も、アラスカ州とハワイ州を除くアメリカ全州で西ナイル
ウイルス感染症が流行しており、2002年には約4,000人の
発症が、約300人の死亡が確認された。このウイルスがど
のような経路で米国ニューヨーク市に侵入したのかは不明
であるが、中近東の地域からウイルスが侵入した可能性が
考えられている。北米大陸でも野鳥と蚊によってウイルス
感染環が確立されたことから、これからも流行し続ける。

　なお、ヒトは蚊に刺されて西ナイルウイルスに感染する
が、多くの場合、不顕性感染である。一部のヒトが脳炎を
発症し、死亡する。感染者は、ウイルス血症（ウイルスが
抹消血液中に存在する状態のこと）の状態にあるものの、
その感染性ウイルス量は蚊が患者を吸血しても感染しない
レベルといわれ、ヒトは西ナイルウイルスの自然界におけ
る存在様式に影響を与えていない。このことからヒトは終
末宿主となる。

　2005年に米国で感染したと思われる日本人が日本国内
で初めて西ナイルウイルスによる脳炎を発症した。日本で
本症が流行するかどうかを考える際の最も重要な点は、野
鳥や蚊が西ナイルウイルスに感染しているかどうかである
が、現在のところそのような報告はない。

◯C ジカウイルス zika virus

　1947年、アフリカ・ウガンダのジカ森林公園にて、サ
ルから分離されたウイルスで、西ナイルウイルスと同様に
フラビウイルス科フラビウイルス属に分類される。アフリ
カ型とアジア型の2つの遺伝子型が存在する。

　ヒトにはほとんど病原性は示さないと考えられていた。
ヒトはネッタイシマカ、ヒトスジシマカなどの蚊に咬まれ
て感染する（蚊媒介性感染症）。

　2003年には南太平洋ミクロネシア、2013年にはフラン
ス領フレンチポリネシアでジカウイルス感染症（ジカウイ
ルス病、Zika virus disease）が流行し、2014年にはブラジ
ルなどの中南米諸国での大規模流行に至った。

　ジカウイルスはもともとアメリカ大陸には存在していな
かったウイルスであり、アメリカ大陸で生活する人々は、
同ウイルスに対して免疫がなかったことから、大規模に流
行したものと考えられている。この流行では、妊娠中にジ
カウイルスに感染すると、胎児が経胎盤経路でジカウイル
スに感染し障害（例えば小頭症など）を持って生まれるこ
とが明らかにされた。これを先天性ジカウイルス感染症と
呼ぶ。

第8章　感染症　151

▼表8-2 易感染性宿主となる因子

因　子	免疫能低下機序
①高齢者、未熟児・新生児・乳児 ②疾患：先天性免疫不全、エイズ、熱傷・外傷・皮膚炎、悪性腫瘍・白血病、再生不良性貧血、好中球減少症、肝障害、腎障害、膠原病、糖尿病、ネフローゼ症候群など ③医療処置：手術、骨髄移植、臓器移植、カテーテル留置、放射線治療、腎透析など ④薬剤：抗がん薬、免疫抑制薬、副腎皮質ステロイド薬など	・熱傷、外傷、褥瘡、皮膚炎、手術、カテーテル留置などにより局所（皮膚、粘膜）の感染防御機構が破壊されて、微生物が体内に侵入しやすくなる ・白血病、抗がん薬、放射線治療などによりリンパ球や好中球が減少し、感染防御能が低下する ・糖尿病では好中球やマクロファージの機能が低下する ・副腎皮質ステロイド薬は好中球の食作用、殺菌作用を低下させる

Note

JC ポリオーマウイルス

JC ポリオーマウイルスは、2 本鎖 DNA ウイルスで、ヒトは成人になるまでにこのウイルスに感染し、持続感染している。健康なヒトではなんら病気を引き起こすことはない。エイズ患者や臓器移植患者で免疫能が極端に低下した場合に、脳の破壊性病変（進行性多巣性白質脳症）を引き起こす。

B. 日和見感染と院内感染

❶日和見感染 opportunistic infection

近年、衛生状態や栄養状態の向上、予防接種や化学療法剤の普及などによって、以前に比べると感染症患者およびその死亡者は減少している。その一方、高齢化、長期にわたり免疫抑制剤による治療を受けている患者（移植患者や自己免疫疾患患者など）つまり易感染性宿主 compromised host が増加し、病原性の低い（いわゆる健康な人には病原性を示さない）病原体による感染症、いわゆる日和見感染症が増加している。

易感染性宿主となる要因として種々の疾患、医療処置、薬剤などがあげられている（**表8-2**）。免疫機能が低下する高齢者、未発達の未熟児・新生児、そして免疫機能の低下を招くエイズ、熱傷・外傷、白血病、糖尿病、肝障害などの疾患、手術、臓器移植などの医療処置、抗がん薬、免疫抑制薬などの薬剤が要因となる。

日和見病原体 opportunistic pathogen には、通常健康な人では感染症を起こさない微生物で、たとえば、細菌では**表皮ブドウ球菌、腸球菌、セラチア、エンテロバクター、緑膿菌**など、真菌では**カンジダ、アスペルギルス**など、ウイルスでは**ヒトサイトメガロウイルス、JC ポリオーマウイルス**などがあげられる。

易感染性宿主においては、病原性の弱い微生物でも感染症が発症し、しかも難治性である。

❷院内感染 nosocomial infection

病院内で病原微生物に感染することを院内感染、病院外の通常の社会・家庭生活環境で感染することを市中感染 community infection という。病院内には易感染者が多いため、病原性の低い日和見病原体（常在菌を含む）が院内感染の病

原体となりやすい。**黄色ブドウ球菌（メチシリン耐性黄色ブドウ球菌 MRSA を含む）、緑膿菌、セラチア、腸球菌**などが院内感染の主な病原体である（p. 161、**表 8-6** 参照）。

院内感染の原因菌として最も頻度が高いものの 1 つは**メチシリン耐性黄色ブドウ球菌** methicillin-resistant *Staphylococcus aureus*（**MRSA**）である。保菌・感染患者、汚染物との接触によって手指に付着し、鼻腔に保菌する。リネン類などからも検出される。患者間や、医療従事者、リネン類などを介して感染が広がる場合が多い。病院内の患者・医療従事者の保菌率が 30％前後にのぼる場合もあるが、身体の弱った患者に定着するとその 10％程度が発症する。

感染対策として手洗い・消毒、**標準感染予防策** standard precaution（p. 162 参照）、抗菌薬の適正使用が重要である（p. 186 参照）。

MRSA は市中にも広がっている。市中の MRSA が患者や職員を通じて院内に入り込む場合もあり、MRSA による院内感染対策のあり方は複雑化してきた。

C. 薬剤耐性菌 drug resistant bacteria

薬剤耐性菌の出現は、現在の感染症治療における大きな問題となっている。

細菌性感染症の治療のために抗菌薬などの化学療法薬を使用すると、感受性株がその抗菌薬に耐性を獲得し、薬剤耐性菌になる。そのような患者に抗菌薬が投与し続けられると感受性株が減少し、耐性菌やそもそも感受性のない菌が相対的に増加する（**菌交代現象** microbial substitution）。抗菌薬が多用される病院内には多種の薬剤耐性菌が存在し、それらによる院内感染も発生しやすい。

院内感染の主な原因菌は **MRSA、緑膿菌、セラチア、腸球菌**などである。なかでもとくに MRSA、緑膿菌、腸球菌は**多剤耐性株**になることが多い。

MRSA はメチシリンをはじめとする β-ラクタム系抗菌薬に耐性を示すだけでなく、マクロライド系、テトラサイクリン系、ニューキノロン系抗菌薬などにも耐性を獲得している。MRSA 感染症にはバンコマイシンが第一選択薬として使用されているが、バンコマイシンが広く用いられるようになると**バンコマイシン耐性腸球菌** *vancomycin-resistant enterococci*（VRE）が出現し、この薬剤が使用できない例が生じるようになった。

腸球菌は腸管内の常在菌であるが、日和見感染によって尿路感染、敗血症、腹腔・骨盤内臓器感染などを起こす。アン

Note

市中獲得型 MRSA

アメリカの CDC によって市中 MRSA 感染症が初めて報告されたのは 1999 年、ミネソタ州、ノースダコタ州で、4 人の小児が劇症肺炎、敗血症を起こして亡くなったという例であった。この場合の MRSA は community acquired MRSA（C-MRSA、市中獲得型 MRSA）と呼ばれ、その後、アメリカ、ヨーロッパ、オーストラリア、日本などでも報告されている。

バンコマイシン耐性 MRSA

家畜飼料に抗生物質を含有させるといった、地球規模での抗菌薬の多用・濫用によって、薬剤耐性菌と耐性遺伝子が蔓延している。このような環境のなかで、バンコマイシン耐性腸球菌が生まれ、その耐性遺伝子が MRSA に水平伝達し、バンコマイシン耐性 MRSA が生まれた。

第 8 章 感染症 153

ピシリン、アミノ配糖体、バンコマイシンなどが有効であっ
たが、VRE 感染患者が増加することによって、バンコマイ
シンが使用できなくなると、バンコマイシンに感受性のある
MRSA の制御も困難になる。更にバンコマイシン耐性
MRSA も分離され始めている。

　薬剤耐性菌は主として抗菌薬による治療の経過で出現す
る。細菌性感染症の治療に抗菌薬の使用は不可欠であるが、
今後、薬剤耐性菌の蔓延を防止するため、抗菌薬を適切に用
いる努力が求められている。抗菌薬の適切な使用とは病原体
を特定し、その菌に効果があり、ほかの菌には効果の弱い抗
菌薬を必要な期間だけ投与することをいう。

第8章 感染症

2 感染症対策

A. 感染症サーベイランス

　感染症の伝播は感染源、感染経路、感受性宿主の3因子に左右される。したがって、感染症対策では感染症の予防・制御は原則として感染源の除去（治療）、感染経路の遮断、感受性宿主の感染防御能強化が柱となる。とくにヒトからヒトへと伝播する感染症に対しては、個人レベルはもとより、国、県、市町村レベル、各自治体の衛生部、保健所、衛生研究所など、さらに国際レベル（WHOなど）でのそれぞれ対策が必要になる。

　感染症対策には、まず、感染症の発生に関する情報を継続的、定期的に収集して分析し、その動向を把握するサーベイランス surveillance（感染症発生動向調査）が必要となる。

　日本における感染症サーベイランスは「感染症の予防及び感染症の患者に対する医療に関する法律」（感染症法）に基づいて行われている。同法ではヒトからヒトへの伝播性、感染した場合の重症度などに基づいて感染症を1〜5類に分け、それぞれに応じた医療体制の整備、情報収集体制を定めている。感染症法は、従来の「伝染病予防法」、「性病予防法」、「エイズ予防法」の3つを統合して1998年に制定され、2007年には「結核予防法」を統合する改定がなされた（表8-3）。

B. 感染源、感染経路対策

　感染源対策としては、ヒト（患者、病原体保有者）の場合は隔離と治療、昆虫や動物の場合は駆除や処分が必要になる。感染経路対策としては、患者との接触を避け、治療・看護のため接触する際は手袋、マスク、ガウンなどの着用により伝播を防止する。また、病原体で汚染された物品の消毒・滅菌、飲食物の衛生管理など感染経路の遮断が重要となる。

❶感染症法に基づく対策
Ⓐ 1類感染症
　病原性がきわめて高い感染症で、いずれも日本には流行

> **Note**
>
> **指定感染症**
> 1類〜3類に分類されない感染症で、1類〜3類に準じた対応の必要が生じた感染症。国民の生命および健康に重大な影響を与えるおそれがある疾患を厚生労働省が指定する（1年以内に限定して）。

▼表8-3　感染症法の対象疾患と対応

分　類	対象疾患	主な対応
新感染症	病原体が明らかになっていない感染症、症状が重篤かつ当該疾患の蔓延により国民の生命および健康に重大な影響を与えるおそれのあるもの。	全例ただちに最寄りの保健所に届出。原則入院。
1類感染症	ペスト、エボラ出血熱、ラッサ熱、クリミア・コンゴ出血熱、痘瘡（天然痘）、マールブルグ病、南米出血熱	全例ただちに最寄りの保健所に届出。原則入院。
2類感染症	ジフテリア、急性灰白髄炎（ポリオ）、重症急性呼吸器症候群（SARS）、中東呼吸器症候群（MERS）、結核、鳥インフルエンザ（H5N1）、鳥インフルエンザ（H7N9）	全例ただちに最寄りの保健所に届出。状況に応じて入院。
3類感染症	腸管出血性大腸菌感染症、腸チフス、パラチフス、コレラ、細菌性赤痢	全例ただちに最寄りの保健所に届出。特定職業への就業制限。
4類感染症	E型肝炎、西ナイル熱、A型肝炎、エキノコックス症、黄熱、オウム病、オムスク出血熱、回帰熱、キャサヌル森林病、Q熱、狂犬病、コクシジオイデス症、エムポックス（旧サル痘）、重症熱性血小板減少症候群（病原体がバンダウイルス（旧フレボウイルス）属ダビエバンダウイルス（SFTSウイルス）であるものにかぎる）、腎症候性出血熱、西部ウマ脳炎、ダニ媒介脳炎、炭疽、チクングニア熱、ツツガムシ病、デング熱、東部ウマ脳炎、鳥インフルエンザ（H5N1およびH7N9を除く）、ニパウイルス感染症、日本紅斑熱、日本脳炎、ハンタウイルス肺症候群、Bウイルス病、鼻疽、ブルセラ症、ベネズエラウマ脳炎、ヘンドラウイルス感染症、発疹チフス、ボツリヌス症、マラリア、野兎病、ライム病、リッサウイルス感染症、リフトバレー熱、類鼻疽、レジオネラ症、レプトスピラ症、ロッキー山紅斑熱	全例ただちに最寄りの保健所に届出。消毒、動物の輸入禁止などの措置。
5類感染症	アメーバ赤痢、ウイルス性肝炎（E型肝炎およびA型肝炎を除く）、カルバペネム耐性腸内細菌科細菌感染症、急性脳炎（西ナイル脳炎、日本脳炎などを除く）、クリプトスポリジウム症、クロイツフェルト・ヤコブ病、劇症型溶血性レンサ球菌感染症、後天性免疫不全症候群、ジアルジア症、侵襲性インフルエンザ菌感染症、侵襲性髄膜炎菌感染症、侵襲性肺炎球菌感染症、水痘（入院例にかぎる）、先天性風疹症候群、梅毒、種性クリプトコックス症、破傷風、バンコマイシン耐性黄色ブドウ球菌感染症、バンコマイシン耐性腸球菌感染症、風疹、麻疹、薬剤耐性アシネトバクター感染症、新型コロナウイルス感染症[※1]	全例7日以内に最寄りの保健所に届出。
	・インフルエンザ定点：インフルエンザ（鳥インフルエンザを除く）、新型コロナウイルス感染症	指定届出機関で情報収集（定点報告）。週単位で最寄りの保健所に報告。
	・小児科定点：RSウイルス感染症、咽頭結膜熱、A型溶血性レンサ球菌咽頭炎、感染性胃腸炎（ノロウイルス感染症などを含む）、水痘、手足口病、伝染性紅斑、突発性発疹、百日咳、ヘルパンギーナ、流行性耳下腺炎	週単位で最寄りの保健所に報告。
	・眼科定点：急性出血性結膜炎、流行性角結膜炎	週単位で最寄りの保健所に報告。
	・性感染症定点：性器クラミジア感染症、性器ヘルペスウイルス感染症、尖圭コンジローマ、淋菌感染症	月単位で最寄りの保健所に報告。
	・基幹定点：クラミジア肺炎（オウム病を除く）、細菌性髄膜炎、マイコプラズマ肺炎、感染性胃腸炎（ロタウイルスにかぎる）、無菌性髄膜炎	週単位で最寄りの保健所に報告。
	・基幹定点：ペニシリン耐性肺炎球菌感染症、メチシリン耐性黄色ブドウ球菌感染症、薬剤耐性緑膿菌感染症	月単位で最寄りの保健所に報告。
新型インフルエンザ等感染症	該当なし	全例ただちに最寄りの保健所に届出（1類感染症相当の対応）。
指定感染症	該当なし	全例ただちに最寄りの保健所に届出。

※1:新型コロナウイルス感染症（COVID-19）は、流行初期の2020年には指定感染症（2類感染症相当）に指定されたが、2023年5月8日から5類感染症に位置付けられている。

していない感染症である。患者、類似症患者、病原体保有者は原則として入院が勧告される。汚染場所の消毒が行われるとともに、汚染建物への立ち入り禁止、通行制限などの措置が取られる場合もある。致命率の高い出血熱（ウイルスによる）5疾患と細菌性疾患のペスト、および1980年にWHOにより根絶宣言が出された痘瘡（天然痘）の計7疾患が1類感染症に指定されている。

Ⓑ 2類感染症
患者、病原体保有者は状況に応じて入院が勧告される。汚染場所の消毒が行われる。現在の日本では、野生株ポリオウイルスによる急性灰白髄炎（ポリオ）患者は発生していない。結核は伝播性が強く、治療に難渋することが多い。一方、SARS、MERSやヒトにおける鳥インフルエンザ感染症は日本では確認されていない。

Ⓒ 3類感染症
患者、病原体保有者が特定の職業に就業した場合に集団発生を起こすので、状況に応じて就業が制限される。汚染場所の消毒が行われる。腸管出血性大腸菌（O-157：H7など）は食中毒の主な病原菌の1つである。

Ⓓ 4類感染症
動物や昆虫、あるいは飲食物や物品を介して感染が拡大する感染症で、動物や昆虫の駆除・処分、飲食物の衛生管理、物品の消毒・滅菌が必要となる。状況に応じて汚染場所の消毒が行われる。主な人獣共通感染症（動物由来感染症）が4類感染症に分類されている。

Ⓔ 5類感染症
発生と拡大を防止すべき感染症で、早期発見・治療が重要である。基本的にヒトの間で流行している感染症で、5類感染症はサーベイランスに主眼がおかれている。

❷検疫法に基づく対策
国際交流が盛んになり、ヒト、動物、植物、食品の移動が活発になった今日では、国内の自然界に存在しない病原体でも、国外から国内に入り込むリスクがある。国外で流行している感染症に罹患した患者が国内で発症が確認された事例を輸入感染症という。これには現在国内に存在しない感染症と存在する感染症がある。輸入感染症対策には感染源、感染経

Note

検疫

日本で流行していない感染症の国内侵入を阻止するための措置。1類感染症のすべてと新型インフルエンザ、鳥インフルエンザ（H5N1、H7N9）、チクングニア熱、デング熱、マラリアが対象となっている（検疫感染症）。外国からの帰国、入国時に検疫官が健康状態を調べ、疑わしい場合は検査、入院などの措置を執る。しかし、航空機の発達により、感染していても無症状であったり、潜伏期間中の発症前の帰国・入国となる例も多く、検疫によって対象疾患の国内への侵入を阻止することはとても難しい。

第8章 感染症 157

▼表8-4　主な輸入感染症

病原体	疾　患	感染源、感染経路対策
細菌	コレラ	汚染された食物、飲水により経口的に感染する。日本ではアジア地域からの輸入例が大半を占める。
	細菌性赤痢	東南アジア、中南米で流行。日本では多くが輸入例。少量の菌でも経口的に感染が成立するので、流行地では手洗いを励行し、不衛生な食物を口にしない。
	ペスト	日本では1926年より届出がない。宿主のげっ歯類と媒介するノミの活動によって集団発生するので、その駆除が重要。
	腸チフス パラチフス	汚染された水や食品により経口的に感染。東アジア、東南アジア、南アジア、アフリカ、中南米で流行。
	発疹チフス	病原体リケッチアを保有する媒介昆虫、シラミの糞がヒトの皮膚に擦りこまれることで感染する。1957年から届出はない。
ウイルス	黄熱	黄熱ウイルスを保有する蚊に吸血されると感染。アフリカ、カリブ海、南米に分布する。
	デング熱	媒介するネッタイシマカの生息域が拡大し、感染者数が増加。台北（台湾）、ハワイ（米国）、ケアンズ（オーストラリア）など衛生状態のよい都市部でも発生している。流行地では蚊帳、忌避剤を使用、長袖・長ズボンを着用する。
	西ナイル熱	西ナイルウイルスに感染した鳥を蚊が吸血し、同ウイルスに感染。その蚊がヒトを吸血するとヒトは感染。現在、アフリカをはじめとする流行地の他にアメリカ大陸でも流行。流行地では蚊に刺されないよう注意する。
	重症急性呼吸器症候群（SARS）	2002年から中国南部を源に中国国内、ベトナム、カナダ、シンガポール、台湾などで流行したが、終息。主に飛沫感染で、空気感染はまれ。致命率は約10％。
	狂犬病	狂犬病ウイルスに感染したイヌ（狂犬）に咬まれることで感染。日本では1950年代に根絶されたが、多くの国で流行している。イヌ以外にもコウモリやアライグマからも感染する。
	エムポックス（旧ヒトサル痘）	エムポックスウイルス（旧サル痘ウイルス）による痘瘡様の感染症がサハラ砂漠以南のアフリカで流行している。宿主がネズミで、ペット用として米国に輸出されたネズミが感染源となり、ヒトのエムポックスウイルス感染症が非流行地の米国で流行したことがある。2022年以降男性と性行為を持つ男性（men who have sex with men、MSM）コミュニティーの中で、性行為感染症としての広がり方で流行している。
原虫	マラリア	熱帯・亜熱帯地域に限らず、温帯地域でも発生する。日本では輸入マラリア患者数が増加傾向にある。マラリア原虫を保有する蚊に吸血されると感染する。
	アメーバ赤痢	赤痢アメーバ原虫の嚢子に汚染した食物や飲物により感染。性的接触でも感染する。日本でも輸入症例が報告されている。
	リーシュマニア症	媒介昆虫サシチョウバエがヒトを吸血すると感染。日本では流行していないが、世界的には広い地域で流行している。
	ジアルジア症	ランブル鞭毛虫の嚢子に汚染した飲料水により感染。性的接触でも感染する。アメリカ、カナダ、オーストラリアなどの先進国にも多くみられる。

路を調査し、それへの対策を講じることが欠かせない。日本の「玄関口」で、それを担うのが検疫所である。検疫で発見

されず、国内で発症した場合、当然、感染症法に基づいた対策が必要になる。

検疫の対象となる感染症は16疾患であるが、対象外の腸チフス、パラチフス、細菌性赤痢、アメーバ赤痢、サルモネラ症、A型肝炎、マラリアなどの輸入感染症も重視されている。国内に存在する感染症でも、輸入感染症の可能性がある場合は、渡航歴などの確認が重要である。

❸ 学校保健法に基づく対策

学校における感染の拡大を防ぐため、感染症に罹患した者の出席停止期間を第1種から第3種までに分けて、定めている（表8-5）。第1種に該当する疾患は、感染症法による1類と2類の感染症である。第2種に該当する疾患は、飛沫感染するもので、児童・生徒などの感染が多く、学校において流行が拡がるリスクが高い感染症である。

第3種に該当する疾患は、学校教育活動を通じて、学校において流行が拡がるリスクがある感染症である。腸管出血性大腸菌感染症、流行性角結膜炎、急性出血性結膜炎、その他の感染症が対象である。

❹ 感染症法に基づく結核対策

結核のサーベイランスおよび対策は1951（昭和26）年3月31日に公布された結核予防法に基づいて行われていたが、1993年に同法は廃止された。現在では、感染症法で「2類感染症」に指定され、同法の下で結核対策がなされている。

結核患者を診断した医師はただちに最寄りの保健所へ患者発生届出を提出すること、7日以内に入退院の届出を最寄りの保健所へ提出することが義務づけられている。治療にあたって、公費負担申請を出すことも必要になる。都道府県知事、保健所設置市市長、特別区区長は感染源対策として、患者に就業制限や感染症指定医療機関への入院を勧告することができる。

C. 感受性宿主対策

感受性宿主対策としては、宿主の感染防御能の強化で、ワクチンによる予防接種が必要となる（p.165参照）。

D. 院内感染対策

院内感染 nosocomial infection は患者、病院関係者（医療従

Note

指定されている検疫感染症

一類感染症：エボラ出血熱、クリミア・コンゴ出血熱、痘瘡、ペスト、マールブルグ病、ラッサ熱、南米出血熱

二類感染症：鳥インフルエンザ（H5N1）、鳥インフルエンザ（H7N9）、中東呼吸器症候群

四類感染症：デング熱、チクングニア熱、マラリア、ジカウイルス感染症

新型インフルエンザ等感染症：新型インフルエンザ、再興型インフルエンザ

感染症法（2006年12月改正）の結核対策

次のような規定を設けている。
・定期の健康診断
・受診義務
・他で受けた健康診断
・定期の健康診断を受けなかった者
・定期の健康診断に関する記録
・通報または報告
・他の行政機関との協議
・厚生労働省令への委任
・結核患者の届出の通知
・病院管理者の届出
・結核登録票
・精密検査
・家庭訪問指導
・医師の指示

事者を含む）が病院内で病原体に感染することで、一般に入院後 48 時間（または 72 時間）以降に発症した感染症とされ

▼表8-5　学校において予防すべき感染症および出席停止の期間

	対象疾病	出席停止の期間
第1種	エボラ出血熱（エボラウイルス病）、クリミア・コンゴ出血熱、痘瘡、南米出血熱、ペスト、マールブルグ病（マールブルグウイルス病）、ラッサ熱、急性灰白髄炎（ポリオ）、ジフテリア、重症急性呼吸器症候群（SARS）、中東呼吸器症候群（MERS）、特定鳥インフルエンザ、新型インフルエンザ	治癒するまで
第2種	新型コロナウイルス感染症	発症後5日を経過し、症状が軽快した後1日を経過するまで
	インフルエンザ	発症後5日を経過し、かつ、解熱した後2日を経過するまで
	百日咳	特有の咳が消失するまで、または5日間の適正な抗菌性物質製剤による治療が終了するまで
	麻疹（はしか）	解熱した後3日を経過するまで
	流行性耳下腺炎（おたふく風邪）	耳下腺、顎下腺、又は舌下腺の腫脹が出現した後、5日間を経過し、かつ、全身状態が良好となるまで
	風疹（三日はしか）	発疹が消失するまで
	水痘（水ぼうそう）	すべての発疹が痂皮化するまで
	咽頭結膜熱（プール熱）	主要症状が消失した後2日を経過するまで
	結核	伝染のおそれがなくなるまで
	髄膜炎菌性髄膜炎	症状により学校医その他の医師において、感染のおそれがないと認めるまで
第3種	**出席停止措置が必要と考えられる疾患**	
	コレラ	・有症状者は、医師が感染のおそれがないと認めるまでは出席停止、無症状病原体保有者は登校可能
	細菌性赤痢	
	腸管出血性大腸菌感染症	
	腸チフス	・医師により伝染の恐れがないと認められるまでは出席停止とする
	パラチフス	
	流行性角結膜炎	
	急性出血性結膜炎	
	その他の感染症	
	溶連菌感染症	適当な抗菌薬治療開始後24時間を経て全身状態がよければ登校可能
	ウイルス性肝炎	A型・E型肝炎：肝機能が正常化すれば登校可能。B・C型肝炎：出席停止不要
	伝染性紅斑	発疹（リンゴ病）のみで全身状態が良好であれば登校可能
	手足口病	発熱期や口腔内の水疱、潰瘍のため摂食できない期間は出席停止、治癒期は全身状態が改善すれば登校可能
	ヘルパンギーナ	
	マイコプラズマ感染症	急性期は出席停止、全身状態の良い者は登校可能
	感染性胃腸炎（流行性嘔吐下痢症）	下痢、嘔吐症状が軽快、全身状態がよい者は登校可能
	通常出席停止の措置は必要ないと考えられる疾患	
	アタマジラミ	出席可能（タオル、櫛、ブラシの共用は避ける）
	伝染性軟属腫（水いぼ）	出席可能（多発発病者はプールでのビート板の共用は避ける）
	伝染性膿痂疹（とびひ）	出席可能（プール、入浴は避ける）

る。入院前に感染して潜伏期間中に入院し、入院後に発症したものは市中感染とされる。

　院内感染の多くは易感染性宿主が病原性の低い病原体に感染する日和見感染症として発生する。しかも、病院内では抗菌薬や消毒薬が多用されているので、それらの薬剤に耐性を示す病原体による感染が多く、難治性のことが多い。院内感染の主な病原体を表8-6に示した。

　針刺し事故によって、医療従事者がB型肝炎ウイルス（HBV）、C型肝炎ウイルス（HCV）、ヒト免疫不全ウイルス（HIV）などに感染することや、患者・病原体保有者との接触などによって、結核菌などヒトからヒトへの伝播性の高い病原体に感染することがある。

　感染症患者と接触する医療従事者が病原体を媒介するリス

▼表8-6　院内感染の主な原因菌

	種　類		特　徴
細菌	グラム陽性菌	黄色ブドウ球菌（MRSAを含む）	・ヒトの鼻腔、皮膚の常在菌。MRSAは多剤耐性
		表皮ブドウ球菌	・ヒトの鼻腔、皮膚の常在菌。静脈カテーテルによる感染が多い
		腸球菌（VREを含む）	・ヒトの腸管の常在菌。VREは多剤耐性
		クロストリジウム・デフィシル	・抗菌薬投与により菌交代現象の結果、腸内で増殖、偽膜大腸炎、出血性腸炎を起こす
	グラム陰性菌	緑膿菌	・抗菌薬の使用による菌交代現象で高頻度に検出。日和見感染菌として重要。多剤耐性株が多い
		セラチア属 エンテロバクター属	・日和見感染菌原因菌の1種。創傷感染、肺炎、髄膜炎、尿路感染、敗血症などを起こす。多剤耐性株も報告されている
		バークホルデリア・セパシア	・日和見感染として尿路感染症などを起こす。多剤耐性株が多い
		レジオネラ属	・空調のクーリングタワー、給湯設備などが汚染源となる。肺炎を起こす
真菌		カンジダ	・菌交代症として顕在化。口腔、肺、腸管、泌尿器の感染症、全身播種などを起こす
		アスペルギルス・フミガーツス	・副腎皮質ステロイド薬の使用に関連して感染。肺感染症などを起こす
		クリプトコックス・ネオフォルマンス	・乾燥に強く、長期間空中を浮遊。主として経気道的に感染。肺感染症を起こす
ウイルス		水痘・帯状疱疹ウイルス	・接触、飛沫、エアロゾル（空気）により感染。水痘を発症させる
		ロタウイルス	・糞口感染。水様性下痢と発熱をみる
		アデノウイルス	・飛沫、接触、糞便により上気道、眼の粘膜に感染。急性咽頭炎、急性結膜炎を起こす
		エンテロウイルス	・手足口病（手、足、口に水疱形成）、ヘルパンギーナ（発熱、咽頭痛、口腔内、咽頭に水疱形成）を起こす。多くは経口感染
		麻疹ウイルス	・飛沫感染、エアロゾル（空気）。発熱2～3日後に特有の発疹をみる。中耳炎、肺炎、咽頭炎などを合併する

第8章　感染症　161

Note

手洗い
CDCガイドライン（2002年）では、①目に見えて手が汚れているときは石鹸と流水による手洗い、②目に見えて手が汚れていないときは擦り込み式消毒用アルコール製剤の使用を推奨している。

擦り込み式消毒用アルコール製剤の特長
付着菌を短時間で確実に減少させる。特別な設備がなくても使用できる。保湿剤などを配合することで手荒れを予防できる（手洗いには手荒れの問題がある）。

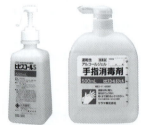

手指消毒用アルコール　商品例
（サラヤ株式会社）

CDCの隔離予防策
標準予防策と感染経路別予防策 transmission-based precaution がある。標準予防策はすべての患者が対象で、①血液、②体液、汗を除く分泌物、排泄物、③損傷した皮膚、④粘膜を感染の可能性がある物とみなして対応するよう提唱している。
また、感染経路別予防策は、伝播性が高く、かつ、重篤な感染症を引き起こす感染症の患者が対象で、空気感染予防策、飛沫感染予防策、接触感染予防策を追加するよう提唱している。

クだけでなく、患者に触れた器具類、リネン類、患者の排泄物などによる媒介物感染が起こるリスクもある。病院内における所定の対策の確実な実施が重要である。

❶感染源と感染経路
感染源は主として患者・病原体保有者で、水まわり（**緑膿菌**）、空調・給湯設備（**レジオネラ属**）などのこともある。感染経路は主として**接触**、**飛沫**、**空気感染**で、一般媒介物によることもある。

接触感染は身体の直接接触によって起こる場合と、汚染されたガーゼ、手袋、ベッド柵などとの接触によって起こる場合がある。MRSAをはじめ多くの細菌が接触感染によって伝播する。飛沫感染は咳、くしゃみ、会話、吸引などで生じる病原体を含む飛沫によって起こる。**髄膜炎菌、マイコプラズマ、インフルエンザウイルス**などが飛沫感染によって伝播する。空気感染は空中に浮遊する病原体を含む飛沫核によって起こる。結核菌、麻疹ウイルスなどが空気感染によって伝播する。

病院では設備、器具類を複数の患者に共用し、1つの病室に複数の患者が生活し、医療従事者が多くの患者と接触するので、患者、医療従事者の手指、物品を介する接触感染も起こりやすい。

❷対策
Ⓐ手洗い・手指消毒
多くの患者に触れる医療従事者の手指を介する感染を防ぐため、適正な手洗いあるいは手指消毒が欠かせない。院内感染の主要な細菌である**黄色ブドウ球菌、レンサ球菌、腸球菌、緑膿菌**などは手洗い、**手指消毒**によって伝播を防ぐことができる。手洗いは石鹸と流水で、手指消毒は擦り込み式消毒用アルコール製剤で行われることもある。

Ⓑ標準感染予防策 standard precaution
標準感染予防策はアメリカのCDC（疾病防疫センター）が1996年に提唱した「隔離予防策」における予防策である。

感染症患者・病原体保有者は診断前にも病原体を排出している可能性があり、その病原体によって他の患者・医療従事者への感染の原因となる。病原体を特定する検査が陰性であっても、血液、体液、排泄物に病原体が含まれている可能性があり、他の患者・医療従事者への感染の原因と

なる。

そこでCDCは標準感染予防策として、患者間の交差感染防止、医療従事者の保護のため、感染症の有無にかかわらず、すべての患者の血液、体液、排泄物、粘膜などの体液に触れるときは使い捨て手袋を着用し、その作業を終えた後、手袋をはずして処分し、手洗い・手指消毒をし、別の患者に触れる時は新たな使い捨て手袋を着用するといった対策（下記の①〜⑦）を取るよう提唱している。

①手洗い・手指消毒

体液、体物質（タンパク性物質など）に触れた後、手袋をはずした後、患者接触の前に行う。通常、ふつうの石鹸を使用する。

②手袋

体液、体物質に触れるとき、粘膜、無傷でない皮膚に触れるときに使用する。使用後、非汚染物、環境表面に触れる前、他の患者に接する前にはずし、手洗いをする。

③マスク・ゴーグル

体液、体物質が飛び散って目、鼻、口を汚染しそうなときに着用する。

④ガウン

衣服が汚染しそうなときに着用する。汚れたガウンはすぐに脱ぎ、手洗いをする。

⑤リネン

汚染されたリネンは粘膜、衣服、他の患者、環境などを汚染しないように扱い、運び、処理する。

⑥器具

汚染した器具は粘膜、衣服、環境などを汚染しないよう注意して操作する。再使用時は清潔であることを確かめる。

⑦患者配置

環境を汚染させるおそれのある患者は個室に入れる。

●感染経路別予防策

さらに伝播性が高く、重篤な病状を招くおそれのある感染症に対しては、上記の標準感染予防策に加え、感染経路別予防策を実施するよう提唱している。

［空気感染予防策］

①マスク

病室に入るときはN95マスクを着用する。

②患者配置

　　個室隔離。病室は陰圧、1時間に6回の換気、院外換気とする。

③患者移送

　　制限する。必要なときはサージカルマスクを着用する。

[飛沫感染予防策]

①マスク

　　患者の1m以内で働くときはサージカルマスクを着用する。

②患者配置

　　個室隔離、または集団隔離、または1m以上離す。

③患者移送

　　制限する。必要なときはマスクを着用する。

[接触感染予防策]

①手袋

　　病室に入るときは手袋を着用する。汚染物に触れた後は交換する。病室を出るときは外し、手洗い・手指消毒を行う。

②ガウン

　　患者に接触しそうなときは病室に入る前に着用し、病室を出るときに脱ぐ。

③器具

　　できれば専用にする。できない器具は他の患者に使用する前に消毒する。

④患者配置

　　個室隔離、または集団隔離、または病原体の疫学と患者集団を考えて対処する。

⑤患者移送

　　制限する。

3 流行抑制

A. 感受性宿主

　感染症流行が発生した場合、その拡大を防止するには感染源の除去（隔離や検疫など）、感染経路の遮断、個々の感染予防が重要となる。

　個人の感染症に対する感受性（感染リスク）の有無と程度は、年齢、栄養状態、免疫状態などに左右されるが、重要なのはその感染症に対する免疫の有無である。その感染症に対する免疫を獲得していない者（感受性宿主）の発症するリスクや他者への病原体伝播リスクが、免疫のある非感受性宿主よりも高いことから、感染予防上の対象となる。

　感染症流行を予防するには、私たちが生活する社会環境や医療体制を改善させることが重要である。また、個々の衛生状態、栄養状態を改善して、多くの種類の感染症にも対応するために本来持っている自然免疫を高めたり、獲得免疫の機構を応用して特異的免疫を高めたりすることも必要である。感受性宿主に対する感染症予防には、ワクチンを用いる能動免疫、ヒト免疫グロブリン製剤や免疫血清投与による受動免疫による予防が効果的である。

B. ワクチン

　ある感染症に一度かかると、次にその病原体に感染した場合には無症状か軽症ですむことが多い。これは体内に、初感染のとき、その病原体を体内から能動的に排除する免疫機構が作動するとともに、その病原体の構成成分を記憶する機能が備わっているからである。それにより同じ病原体が再び侵入した時、すみやかに免疫応答が起こり、再び侵入した病原体が中和（標的細胞への感染阻止）されることで、再発症が予防、抑制される。

　ある病原体に感染することによってその病原体に対する免疫が誘導されることを獲得免疫 immunity acquired という。その免疫応答は免疫学的記憶 immunological memory に基づいて誘導される。その免疫学的記憶を得るために、実際の感染で

> **Note**
>
> **隔離**
> 感染症の患者を感受性（感染リスク）のある集団から引き離し、治療を行うこと。
>
> **検疫**
> 感染症の患者に接触した未発症者、感染症の流行地からきた未発症者を、その感染症の潜伏期間に相当する期間、感受性のある集団から引き離し、観察下におくこと。
>
> **能動免疫**
> ワクチンを接種して宿主に免疫を獲得させること。
>
> **受動免疫**
> ある感染症に免疫が成立したヒト、動物から血液を採取し、宿主に抗体を含む血清あるいは細胞を投与して、その感染症に対する免疫を一過性にを高めること。

Note

多価ワクチン

ポリオのように1つの感染症で異なる抗原型（血清型）の病原体が存在する場合、それぞれの血清型ウイルスからつくられたワクチンを混合して用いる。これを多価ワクチンという。

ポリオ生ワクチンと不活化ポリオワクチン

日本では、不活化ポリオワクチンが用いられるようになるまでは、ポリオ生ワクチン（セービンワクチン）が用いられていた。現在では、完全に不活化ポリオワクチンに変更されている。ポリオ生ワクチンは有効性と安全性の高いワクチンであったが、約100万人に1人の割合でポリオ様の疾患を引き起こすリスクがあった。

混合ワクチン

複数のワクチンを混合したもの。ジフテリア（D）、百日咳（P）、破傷風（T）の予防接種はDPTワクチンとして接種される。DPTワクチンに不活化ポリオワクチン（IPV）が加えられた4種混合ワクチンDPT-IPVが、更にはこのDPT-IPVにb型インフルエンザ菌（Hib）ワクチン（p. 228参照）が加えられた5種混合ワクチン（DPT-IPV-Hib）が開発・応用されている。また、麻疹（M）と風疹（R）のワクチンを混合してMRワクチンとして接種される。ただし世界的には、これにムンプスワクチンが加えられているMMRワクチンが用いられている。

はなく、感染と同じような状況をワクチン［病原性を低下させた病原体や病原性の構成成分（抗原）］を接種することで人為的に誘導することが可能である（ワクチン投与、ワクチネーション）。

ワクチンは病原性を除去または低下させた病原体（抗原）である。最近では、組換え遺伝子によって人工的に抗原を合成してワクチンとするものもある。ワクチンを接種すると、その抗原に対して免疫応答が起こり、免疫学的記憶を誘導することができる（能動免疫）。それにより、同じ抗原を持つ病原体に再感染をしても、発症が抑制される。

病原体が血液を介して全身に広がるような感染症、たとえば痘瘡や麻疹などではワクチンの有効性が高く、発症を完全に抑えられる割合が高い。一方、局所で病原体が増殖することで発症する感染症、たとえば季節性インフルエンザなどではワクチン接種により獲得免疫が成立しても、気道粘膜には中和抗体が分泌されないので、症状を軽くし、重症化を防ぐことができても発症を完全に抑えることは難しい。

❶ワクチンの種類

ワクチンは病原体の種類によって異なるが、その内容により以下の5種類に大別することができる。

Ⓐ死菌・不活化ワクチン

病原体を加熱、ホルマリン処理などによって殺菌、不活化したものである。免疫誘導能は比較的弱く、接種後しばらくすると免疫が減弱する。そのため、免疫を保つには一定の間隔で追加接種が必要となる。日本脳炎、ポリオ、狂犬病、A型肝炎、肺炎球菌感染症、コレラ、ワイル病などに対するものがある。日本では、2012年9月から不活化ポリオワクチンが用いられるようになった。

Ⓑ弱毒生ワクチン

種々の方法で病原性を弱めたもので、ワクチンの種類のなかでも比較的効果が高く、安価に生産できる。弱毒生ワクチンが体内で増殖し感染が成立するため、免疫能は比較的長く持続する。細菌性生ワクチンには結核に対するBCG、ウイルス性生ワクチンには麻疹、風疹、流行性耳下腺炎（ムンプス）、水痘（帯状疱疹を含む）、黄熱などに対するものがある。

Ⓒコンポーネントワクチン

病原体の感染防御抗原（免疫を成立させる成分）のみを取り出し、毒性をなくしたものである。ワクチンによる副作用をできるだけ抑えることを目的につくられた。百日咳ワクチンなどがある。インフルエンザワクチンもコンポーネントワクチンで、不活化したインフルエンザウイルスから精製された、赤血球凝集素がワクチン成分である。

Ⓓ無毒化毒素（トキソイド）

ホルマリンを用いて細菌の外毒素を、抗原性を損なわないように無毒化したものである。ジフテリアトキソイド、破傷風トキソイド、ボツリヌストキソイドなどがある。

Ⓔ組換え抗原ワクチン

組換え技術によって人工的に病原体の感染防御抗原を合成し、精製してワクチンとしたものである。b型インフルエンザ菌（Hib）ワクチン、B型肝炎ワクチンと子宮頸がんの発症を予防するヒトパピローマウイルスワクチン（一般的に子宮頸がんワクチンとも呼ばれる）がこれにあたる。

❷ワクチンの副作用

副作用としては一般に局所の発赤、腫脹、痛み、ときに発熱、頭痛などがみられるが、多くは2～3日で軽快する。弱毒生ワクチンは弱毒とはいっても、体内で病原体が増殖するので、発熱、発疹などの症状が出現することがある。死菌・不活化ワクチンは、まれに発熱、腫脹、アナフィラキシーショックを起こすことがある。

体調不良時、発熱時、妊娠時、および心臓血管系の障害、腎障害、アレルギーなどの患者には接種を中止するか、日を改めてリスクが改善されてから注意深く接種する。

❸予防接種の種類と対象

予防接種には予防接種法によって国が接種を勧めている勧奨接種（定期接種ともいう）と、希望者のみが受ける任意接種がある。勧奨接種のA類疾病は集団予防を目的として乳幼児から中学生を対象に行われている（表8-7、表8-8）。

❹予防接種の方法

ほとんどのワクチンは注射器を用いての皮下接種又は筋肉内接種である。生ワクチンは1回の接種で十分なものが多い

Note

メッセンジャー RNA（mRNA）ワクチン

細胞質内でタンパク質を合成させる設計図（遺伝子）ともいえるメッセンジャー RNA を、人為的に細胞内に入れ、その遺伝子情報をもとに目的とするタンパク質（抗原）を細胞質内で合成させ、それに対する免疫を誘導するものである。現時点では、新型コロナウイルス感染症（COVID-19）に対するワクチンが開発されている。発現される抗原は、原因ウイルス（SARS コロナウイルス 2 型）のスパイク糖タンパク質である。

ベクターワクチン

ヒトに病原性が低く、かつ、感染することのできるウイルス（例えばチンパンジーアデノウイルスなど）の遺伝子に、発現させたいタンパク質（抗原）の遺伝子を挿入することでワクチンにするものである。この方法を用いても、COVID-19 ワクチンが開発・応用された。

COVID-19 とワクチン開発

2019 年 12 月から中国・武漢市で発生した COVID-19 が瞬く間に世界規模の流行に発展した。COVID-19 に対していち早く mRNA ワクチンやベクターワクチン、不活化ワクチンの開発方法を用いたワクチンが開発された。COVID-19 流行の確認から 1 年も経たないうちに COVID-19 ワクチンが用いられるようになり、多くの人々の命が救われた。

▼表8-7　予防接種法の予防接種

疾病分類	対象疾患	種類	標準的接種年齢等
A類疾病	ジフテリア（D）	トキソイド	生後3-90ヶ月時にDPT三種混合ワクチン3回／初回接種後12-18ヶ月後に追加（第Ⅰ期）、11-12歳時にDT二種混合ワクチン（第Ⅱ期）
	百日咳（P）	コンポーネント	
	破傷風（T）	トキソイド	
	ポリオ	不活化	DPT-IPVを生後3-90ヶ月後に3回
	Hib	組換えタンパク質	2，3，4ヶ月時の3回接種（初回免疫）および3回目から7ヶ月以上あけて4回目接種
	（小児用）肺炎球菌感染症	コンポーネント	同上
	B型肝炎	組換えタンパク質	2，3，4ヶ月時の3回接種
	ロタウイルス感染症	弱毒化（1価）	生後6-24週までの間に2回
		ベクター（5価）	生後6-32週までの間に3回
	結核	生（BCG）	生後5-7ヶ月の間に1回
	麻疹	生	生後12-24ヶ月に1回（第Ⅰ期）および生後60-84ヶ月に1回（第Ⅱ期）
	風疹	生	生後12-24ヶ月に1回（第Ⅰ期）および生後60-84ヶ月に1回（第Ⅱ期）
	水痘	生	生後12-36ヶ月の間に3ヶ月以上をあけて2回
	日本脳炎	不活化	6-90ヶ月未満で3回（第Ⅰ期）、9-13歳未満に1回
	子宮頸がん（HPV）	組換えタンパク質（9価HPV）	9歳以上の女性では、0，2，6ヶ月の3回または0，12ヶ月の2回
		組換えタンパク質（4価HPV）	9歳以上の女性／男性では、0，2，6ヶ月の3回
B類疾病	インフルエンザ（65歳以上）	コンポーネント	65歳以上、年に1回
	（高齢者用）肺炎球菌	コンポーネント	65歳以上、1回
	新型コロナウイルス感染症	mRNA、不活化、ベクター	65歳以上、年に1回

BCG:bacille Calmette-Guerin
HPV:human papilloma virus

▼表8-8　予防接種法以外の予防接種

対象疾患	種類	対象者、接種時期
流行性耳下腺炎	生ワクチン	1歳以上の未罹患者
A型肝炎	不活化ワクチン	海外渡航者、随時
帯状疱疹	生ワクチン／組換えタンパク質ワクチン	50歳以上の者、随時
インフルエンザ	コンポーネントワクチン	予防接種法B類疾病の対象者以外、流行時
コレラ	不活化ワクチン	海外渡航者
狂犬病	不活化ワクチン	海外渡航者、随時
黄熱	生ワクチン	海外渡航者、随時
ダニ媒介脳炎	不活化ワクチン	希望者

のに対して、不活化ワクチン、トキソイドは数回の接種を必要とする。また、接種後、一定期間を経て獲得免疫が減弱し、追加接種を必要とするものもある。追加接種は二次免疫応答（ブースター効果）を誘導するので、少量のワクチンで多量の抗体を産生させることができる（p. 169、Note 参照）。

C. 免疫血清とヒト免疫グロブリン製剤

❶免疫血清 immune serum

免疫血清（抗毒素血清）はジフテリア、破傷風に対する治療薬として発見された。トキソイド、または微量の毒素をウマに接種し、毒素に対する中和抗体をつくらせ、その血清を採取したものである。中和抗体が菌が産生する毒素と結合し、毒素が標的細胞に結合できなくすることによって、発症を抑えるための薬剤である。感染後できるだけ早く、十分な量を投与する必要がある。

また、**ボツリヌス菌**による食中毒に対し、ボツリヌス毒素の抗毒素血清を用いる治療も行われている。毒ヘビの毒素に対する抗毒素血清療法も確立されている。

❷ヒト免疫グロブリン製剤 human immunoglobulin

ヒト免疫グロブリン（γ-グロブリン）製剤はヒトの免疫血清（抗体を含む血清）から免疫グロブリン（抗体）を抽出し、精製したものである。破傷風菌毒素、B型肝炎ウイルス（分娩時の母子感染予防）などに対して用いられている。

ヒト破傷風免疫グロブリン human tetanus immunoglobulin（ヒトTIG）は破傷風トキソイドの接種を受けた健常者の血清から精製された免疫グロブリンで、破傷風菌の感染が強く疑われる患者に対し、発症予防に用いられる。B型肝炎ウイルス免疫グロブリン（HBIG）はHBs抗原陰性で、HBs抗体陽性の健常者の血清から精製された免疫グロブリンで、B型肝炎ウイルスの母子感染を予防するため、HBs抗原陽性の母親から生まれた乳児に対して用いられる。B型肝炎患者診療中、医療従事者が針刺し事故を起こした場合にも用いられる。

また、ヒトサイトメガロウイルス感染症に対し、健常者の血清から精製されてつくられたヒト免疫グロブリン製剤が用いられることもある。

D. 滅菌 sterilization と消毒 disinfection

滅菌とは、対象物中に存在するすべての微生物を死滅させるか、除去して、感染性のある微生物が存在しない状態にすることをいう。

消毒とは、対象物中の微生物を不活化して減少させ、感染が起こらない状態にすることをいう。

滅菌と消毒は区別して理解する必要がある。たとえば、注

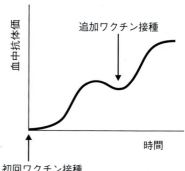

Note

ブースター効果

射器、手術器具、縫合糸などは「滅菌」処理が必要であり、手術部位の皮膚、創傷などは「消毒」処理が行われる。

❶滅菌の方法

熱を加える方法、ガス（化学物質）にさらす方法、紫外線・放射線を照射する方法は微生物の核酸、タンパク質を変性させることによって、滅菌することができる。フィルターを用いて微生物を除去する濾過法もある。

Ⓐ熱による滅菌法

熱の影響を受けない対象物に対して有効である。細菌の多くは60℃で30分間の加熱によって死滅させることができる。しかし、芽胞を形成している細菌（有芽胞菌）は熱に対する抵抗性があり、100℃で30分間の加熱にも耐えるものが多い。

①火炎滅菌法 flame sterilization

対象物を焼却すれば確実に滅菌できるが、焼却できるものは再利用しない可燃性の対象物に限る。通常、細菌学的検査に使用される器具（白金）、試験管（ガラス）の口などをガスバーナーの火炎にあてて行われる。有芽胞菌の滅菌にも有効である。

②乾熱滅菌法 dry heat sterilization

乾燥状態で加熱する乾熱滅菌器を用いて、160℃で60分間、または180℃で30分間加熱する。耐熱性のガラス、金属器具などに対して行われる。有芽胞菌の滅菌にも有効である。

③高圧蒸気滅菌法 autoclaving

水は大気圧（1気圧）下では100℃までしか上がらないので、有芽胞菌などは対象物を煮沸しても滅菌できない。そこで高圧蒸気滅菌器（オートクレーブ autoclave）を用い、通常は2気圧の飽和蒸気（121℃）中に15〜20分さらして滅菌する。熱の影響を受けない培地（細菌や細胞を培養させるための液）、包帯、衣類などに対して行われる。有芽胞菌の滅菌にも有効である。

Ⓑ濾過法

液体や気体の対象物から微生物（粒子）を取り除く方法で、加熱によって変質するような対象物（細胞培養用の培地、血清など）に対して用いられる滅菌法である。対象物が液体の場合は、一般細菌より小さな孔（0.2μm以下）のあいた濾過膜（メンブレンフィルター）を通して細菌を

除去する。ただし、ウイルスのようなより小さな微生物は
フィルターを通過する。加熱したりすることのできない医
薬品の滅菌によく用いられる。対象物が気体の場合は、高
性能微粒子フィルター（HEPA フィルターhigh efficiency
particulate air filter）を使用する。HEPA フィルターは 0.3
μm 以上の粒子を 99.9％以上の効率で捕捉する。バイオ
クリーンルームなどの空気の除菌に用いられる。

Ⓒガス滅菌法

殺菌作用の強いガス状の化学薬品（エチレンオキサイ
ド、ホルムアルデヒドなど）を用いる方法で、プラスチッ
ク製品やゴム製品（手袋、内視鏡、麻酔器材など）の滅菌
に有用である。エチレンオキサイドは 10℃で気化し、室
温ではガス状である。引火性、爆発性はなく、CO_2 を 80
〜90％加えた混合ガスとして用いる。対象物をガス滅菌器
内に入れて混合ガスを注入し、40〜60℃、湿度 40〜50％
で 2〜4 時間作用させる。強いアルキル化作用によって有
芽胞菌を含めてすべての微生物を滅菌する。

Ⓓ紫外線照射滅菌法

短波長紫外線（240〜280nm）を照射する方法で、対象
物の表面、室内空気の滅菌に用いられる。短波長を発する
水銀灯を用いるが、線源から離れるにしたがって（対象物
までの距離の 2 乗に反比例して）作用が減弱する。直接照
射されない部分には効果がない。

Ⓔ放射線照射滅菌法

放射線（主にコバルト 60 から放射される γ 線が用いら
れる）を照射する方法で、使い捨てプラスチック製品（注
射器、培養器フラスコなど）の滅菌に用いられる。放射線
は核酸を傷害し、あらゆる微生物を短時間で死滅させる。
透過性が強いので、梱包後に照射して滅菌することも可能
である。食品の滅菌にもよく用いられている。

❷消毒の方法

消毒には熱を加えて行う煮沸消毒と消毒薬を用いる方法が
ある。

Ⓐ煮沸消毒

煮沸消毒は沸騰水に器具を浸し、微生物のタンパク質を
変性させて消毒効果を得る。現在では自動熱水消毒器が汎

Note

バイオクリーンルーム

HEPA フィルターで濾過した
空気を供給し、室内を陽圧に保
ち、室外からの微生物の侵入を
防ぐようにした部屋。手術室、
免疫不全患者の病室など。

バイオハザードルーム

HEPA フィルターで濾過した
空気を供給し、室内を陰圧に保
ち、排気する際にも、HEPA
フィルターを通すことによって
室外への微生物の漏出を防ぐよ
うにした部屋。1 類感染症患者
の隔離病室、危険度の高い（バ
イオセーフティレベル 3、4）微
生物を扱う実験室など。

アルキル化作用

核酸やタンパク質の特定部位を
アルキル基に置き換えることに
よって変性を起こす。

第 8 章　感染症　171

Note

石炭酸係数
phenol coefficient

フェノール（石炭酸）と比較して消毒剤の効果を示す係数。石炭酸係数1の消毒剤はフェノールと同じ効果を持つ。測定にはチフス菌と黄色ブドウ球菌が用いられる。

ppm

100万分のいくつかを表し、百万分率と呼ばれる（parts per million）。1ppmは1Lの溶液あたり1mgの溶質を含む。

改良ルゴール液

ヨウ素12g、ヨウ化カリウム24g、グリセロール900mL、ハッカ水45mL、フェノール5mLに水を加えて1,000mLとする。

ヨードホール

商品名：ダイヤザン、アイオザン、ウェスコザイン、ネオコジン

用されている。ただし、一般細菌には有効でも、有芽胞菌には無効である。

❸ 消毒薬を用いる方法

種々の消毒薬があり、目的に応じて使い分けされている。消毒に対して最も抵抗性が強いのは芽胞、次に結核菌、続いてエンベロープを持たないウイルス、真菌で、最も抵抗性が弱いのは一般（芽胞を形成しない）細菌、エンベロープを持つウイルスである。

①アルコール類（エタノール76～81％、イソプロパノール50～70％）

細胞膜脂質成分の溶解、タンパク質の変性作用によって消毒効果を示す。短時間で殺菌し、蒸発して残留しないことから、手指、皮膚、医療器具、カテーテルなどの消毒に用いられている。ただし、エタノール100％では消毒効果が逆に低下する。

②フェノール類（フェノール、クレゾール、クロルヘキシジン）

強力なタンパク質変性作用によって消毒効果を示す。フェノールは器具、手指、排泄物の消毒に用いられる。クレゾールは水に溶けず、石鹸液に溶けるので、クレゾール石鹸液として用いる。有機物の混入によって効果が著しく低下する。クロルヘキシジンは消毒臭がない。有芽胞菌、ウイルスには効果がない。

③塩素化合物（塩素ガス、次亜塩素酸ナトリウム、クロラミン）

水中で次亜塩素酸イオンを放出し、その酸化作用によって消毒効果を示す。塩素ガスは上下水道、プール水の消毒に広く用いられている。殺菌濃度は微生物によって異なり、一般細菌で5ppm、有芽胞菌で50～5,000ppm、ウイルスで200ppmとされている。次亜塩素酸ナトリウムは、ほとんどの微生物を不活化できるが、結核菌は長時間さらさないと殺菌できない。飲料水、金属製以外の医療器具などの消毒に広く用いられている。金属製の医療器具には金属腐食性をなくした塩素化合物、クロラミンが用いられている。

④ヨウ素化合物（改良ルゴール液、ヨードチンキ、ヨードホール、ポビドンヨード）

タンパク質のヨウ素化と酸化によって消毒効果を示す。芽胞を形成しない細菌、エンベロープを持つウイルスに有効である。ヨードチンキはヨウ化カリウムを70％エタノールで溶解したものであるが、皮膚への刺激が強く、表皮剥離を起こすのでそのままでは使えない。

172

通常は等量の70％エタノールを加えた希ヨードチンキが用いられる。ヨードホールはヨウ素と界面活性剤の混合物で、手指の消毒には原液を10〜100倍に、器具や部屋の消毒には原液を300〜500倍に薄めて用いる。ポビドンヨードはヨウ素とポリビニルピロリドン（高分子物質）の混合物で、皮膚、創傷、粘膜などの消毒には有効ヨウ素濃度0.75〜1％の液を、粘膜の洗浄には0.02〜0.05％に薄めた液を用いる。

⑤逆性石鹸

　普通の石鹸（脂肪酸ナトリウムまたはカリウム塩）が陰イオンによる界面活性作用を持つのに対し、逆性石鹸（塩化ベンザルコニウムまたは塩化ベンゼトニウム）は陽イオンによる界面活性作用を持つ。陰性に荷電した細菌に陽性に荷電した消毒薬が吸着し、タンパク質を変性させて殺菌する。有機物が混入すると、消毒効果が著しく低下する。有芽胞菌、結核菌、ウイルス、緑膿菌には無効である。

⑥アルデヒド類（ホルムアルデヒド、グルタルアルデヒド）

　核酸、タンパク質に結合してアルキル化することによって、微生物を不活化する。飽和水溶液（37％）のホルマリンは、希釈して医療器具の消毒に用いられている。ホルムアルデヒドと過マンガン酸カリウムの混合液から放出されるホルムアルデヒドガスは、目張りした病室の消毒に用いられる。

❸消毒の実際

　人体に直接使用できる消毒薬と人体には使用できない器物専用の消毒薬とがある。前者はアルコール類、界面活性剤（逆性石鹸、両性石鹸）、クロルヘキシジン、フェノール類、ヨウ素化合物などで、後者は塩素化合物、アルデヒド類などである。

　消毒薬濃度と消毒時間は消毒効果に影響を及ぼす因子である。濃度は一般に高いほど効果が大きいが、濃度を高くすると毒性も高くなり、費用もかさむ。時間は長いほど効果が大きいので、できるだけ長時間作用（10分以上）させるよう努める。また、温度が高いほど速やかに作用するので、できるだけ高い温度で作用させるよう努める（希釈に温水を使用するなど）。

Ⓐ手指消毒

　消毒用エタノール、塩化ベンザルコニウム含有エタノー

Note

ポビドンヨード

商品名：イソジン

両性石鹸（両性界面活性剤）

アルキルジアミノエチルグリシン塩酸塩。同一分子のなかに陰イオンと陽イオンの両方を持つ。結核菌にも有効。消毒効果は有機物が混入してもそれほど低下しないが、普通石鹸が混入すると大きく低下する。

シックハウス症候群

ホルムアルデヒドに長時間さらされると目、鼻、咽頭が刺激されて不快感、呼吸困難感などが生じる。建物に使用された建材に含まれるホルムアルデヒドによって、前記症状を呈する病態をシックハウス症候群という。

ル、クロルヘキシジン含有エタノール、ポビドンヨード含
有エタノールなどが用いられている。擦り込み式で、速乾
性である。

Ⓑ**注射、採血部位**

　消毒用エタノールが用いられる。エタノール綿で皮膚面
を擦り、乾燥させる。

Ⓒ**手術野**

　ポビドンヨードやヨードホールなどが使用されている。
手術野に塗布して乾燥させる。

Ⓓ**医療用器具**

　耐熱性器具は煮沸消毒、非耐熱性器具は次亜塩素酸ナト
リウム、クロルヘキシジン、消毒用エタノールなどが用い
られている。

Ⓔ**血液、排泄物、分泌液で汚染された場所**

　次亜塩素酸ナトリウムで拭き取る。

4 感染症の診断

A. 感染徴候

　感染症流行の拡大を防止するためには、感染症患者の早期発見、診断、治療が重要である。感染症患者の早期発見、診断の第一歩は症状、所見から感染症を疑うことであり、それには多くの感染症に共通する症状や個々の感染症に特徴的な症状に精通する必要がある。

❶発熱

　発熱は感染症の代表的な症状の1つである。通常、微熱（37〜37.9℃）、中等度発熱（38〜39.9℃未満）、高熱（39.9℃以上）に分けられる（38℃以上を高熱とする分け方もある）。
　熱型は日差1℃以内の高熱が続く稽留熱（腸チフス、肺炎、ツツガムシ病、熱帯熱マラリアなど）、日差1℃以上の高熱が続く弛張熱（敗血症、化膿性疾患、熱帯熱マラリアなど多くの感染症）、悪寒・灼熱・発汗期の熱発作がほぼ一定時間経過ごとに起こる波状熱（三日熱マラリアなど）、日差が大きく、無熱期と有熱期が交代する間欠熱（マラリア、回帰熱など）がある。
　発熱が短期間で、数日から1週間以内に解熱する場合、かぜ症候群、急性気管支炎など予後良好な疾患のことが多いが、脳炎、髄膜炎など重篤な疾患のこともある。発熱が長期間にわたって持続する場合、結核などの感染症のほか、悪性腫瘍、膠原病など感染症以外の疾患のこともある（表8-9）。
　熱型の観察、現病歴の聴取、理学的検査（発疹、リンパ節腫脹など）、血液検査（血液一般、生化学、細菌学、免疫学的検査）、画像検査（X線、CT、MRI検査など）を実施する。現病歴の聴取としては、以下のことがポイントとなる。

　①海外渡航の有無
　②発熱以外の症状
　③発熱時の悪寒戦慄の有無
　④性感染症の感染機会の有無（梅毒、エイズなど）
　⑤投薬・輸血の有無
　⑥集団の場（学校など）での感染症の流行の有無（伝染性

Note

熱型

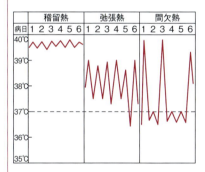

Note

よう

皮膚や皮下組織に生じた急性化膿性炎症。せつが集合したもの。

せつ

細菌が皮脂腺などに感染して生じた限局性の化膿性炎症病変。

▼表8-9　発熱をきたす主な感染症

短期有熱疾患	長期有熱疾患
1. かぜ症状を伴うもの 　かぜ症候群、インフルエンザ、ウイルス性肺炎、急性扁桃炎、急性気管支炎、肺炎など 2. 消化器症状を伴うもの 　急性肝炎、急性虫垂炎、急性胆嚢炎、胆管炎、細菌性食中毒、急性腸管感染症など 3. 神経症状を伴うもの 　日本脳炎、灰白髄炎（ポリオ）、無菌性髄膜炎、細菌性髄膜炎など 4. 泌尿・性器症状を伴うもの 　急性腎盂腎炎、前立腺炎、副睾丸炎、性感染症など 5. 発疹を伴うもの 　麻疹、風疹、水痘、帯状疱疹、猩紅熱、伝染性紅斑、発疹チフス、腸チフス・パラチフスなど 6. その他 　丹毒、よう・せつ、直腸周囲炎など	1. 感染症 　肺結核、肝・胆道感染症、細菌性心内膜炎、腎盂腎炎、深部膿瘍、敗血症、腸チフス・パラチフスなど 2. 悪性腫瘍 　がん、悪性リンパ腫、白血病 3. 膠原病 　慢性関節リウマチ、全身性エリテマトーデス、結節性動脈炎など

疾患）

⑦職業の種類

⑧飼育しているペットの有無とその種類

❷下痢

　病原微生物による下痢の原因はウイルス、細菌、原虫による（**表8-10**）。細菌性下痢症ではカンピロバクター、サルモネラ、腸炎ビブリオ、病原性大腸菌などのいわゆる食中毒原因菌によるものが比較的多い。海外渡航歴がある場合は赤痢菌、コレラ菌、赤痢アメーバ原虫、ランブル鞭毛虫などによる場合もある。

　したがって、下痢、腹痛、発熱などの症状の有無と経過を詳しく聴取するとともに、海外渡航歴の有無（発症前1か月以内の渡航歴がある場合は出国日、滞在国、帰国日など）を、家族あるいは学校などの所属集団における発症者の有

▼表8-10　感染性腸炎を起こす主な病原体

病原菌の種類	主な病原体
細菌	赤痢菌、コレラ菌、カンピロバクター属、サルモネラ属、腸炎ビブリオ、病原性大腸菌、ディフィシル菌など
ウイルス	ロタウイルス、ノロウイルス、アデノウイルスなど
原虫	赤痢アメーバ原虫、ランブル鞭毛虫など

無、会食、旅行の有無などを聴取する。また、菌交代現象による下痢もあるので、抗菌薬の服用（種類、量、期間）についても聴取する必要がある。

❸発疹

　発疹も感染症の症状の1つである。ウイルス性疾患のなかでは麻疹、風疹、手足口病、水痘などが代表的であるが、リケッチアを含む細菌性疾患が原因であることもある（表8-11）。リケッチアはヒトに感染（ベクター媒介性感染）す

▼表8-11　発疹をきたす主な感染症

	疾患	発疹の特徴	その他の症状
ウイルス	麻疹	小紅斑丘疹が顔面、体幹から四肢に広がる	発熱、上気道炎、結膜炎
	風疹	小紅斑丘疹が顔面、体幹から四肢に広がる	発熱、倦怠感、頭痛、耳介後部のリンパ節腫大
	水痘	水疱が体幹に初発し、全身に広がる 紅斑→水疱→膿疱→痂皮形成	発熱、咽頭痛
	帯状疱疹	体幹、顔面の一側で知覚神経領域に一致して紅斑→水疱→膿疱	発疹部位の痒痛、軽度発熱
	手足口病	水疱性丘疹が手、足、口腔内に分布する	10歳以下の小児に発症 発熱、口腔内びらん
	デング熱	紅斑状丘疹が四肢から体幹に広がる	発熱、頭痛、眼痛、関節痛、筋肉痛
リケッチア	発疹チフス	粟粒大のバラ疹が体幹に初発し、全身に広がる	頭痛、悪寒、発熱、全身倦怠、精神神経症状
	ツツガムシ病	刺し口は暗赤色の痂皮、不定形の斑状丘疹が体幹から全身に広がる	突然の悪寒、頭痛、発熱、局所リンパ節腫脹
	日本紅斑熱	米粒～小豆大の紅斑が手足、手掌、顔面から全身に広がる	全身倦怠、悪寒戦慄、頭痛、高熱
細菌	猩紅熱	顎～上胸部に初発し、全身に広がるびまん性紅斑、口囲蒼白※	発熱、悪寒戦慄
	腸チフス	前胸～上腹部に淡紅色の丘疹	発熱、下痢、脾腫
	流行性髄膜炎	四肢、体幹に淡紅色～紫赤色の斑状丘疹	発熱、激しい頭痛、悪心・嘔吐、項部硬直、意識障害
	ライム病	初期に遠心性に広がる遊走性紅斑	発熱、筋肉痛、神経麻痺、心刺激・伝達障害、慢性関節炎

※口囲蒼白：額と頬が紅潮し、口の周囲は蒼白に見えること。

Note

ると、小血管内皮細胞内で増殖し、血管炎、細胞壊死、血栓形成などを起こし、発熱、発疹を呈する。猩紅熱^{しょうこうねつ}ではA群レンサ球菌がつくり出す発赤毒素によって全身に赤色発疹が生じる。腸チフス、パラチフスはバラ疹が特徴的である。

B. 診断

感染症の診断を確定するには、病原体の分離・同定（病原体の遺伝子や抗原の検出を含む）または病原体に特異的な抗体の上昇を検出すること、またはその両方が必要である。その検査法は各病原体によって異なり、細菌学的検査、ウイルス学的検査、真菌学的検査、血清学的検査、分子生物学的検査などがある。

C. 検体採取

病原体が存在する可能性の高い部位（感染巣）から直接検体を、あるいは喀痰、糞便、尿、血液、脳脊髄液、関節液などの検体を減菌した器具を用いて無菌的に採取する。健康な個体では血液、脳脊髄液、関節液には細菌は存在せず、これらの検体から細菌が検出された場合には、その診断的価値はきわめて高い。

D. 検査

❶細菌学的検査

検体を染色して光学顕微鏡で形態学的観察を行う。種々の染色法があるが、グラム染色法（p. 37参照）や抗酸性染色法がよく用いられる。しかし、検体には原因菌のみが含まれているとは限らないので、染色・観察して原因菌を予想し、その菌の分離に適した培地を選択し、培養する。

細菌の培養には通常、固形培地が用いられるが、培地の成分（寒天、肉エキス、無機塩類など）、培養方法は標的とする菌の性質によって異なる。多くの細菌は35〜37℃（至適温度）で培養する。淋菌、髄膜炎菌、インフルエンザ菌などは炭酸ガスを加えた環境を、カンピロバクター属やヘリコバクター属などは、窒素：炭酸ガス：酸素の割合が85：10：5の環境を好み、偏性嫌気性菌は無酸素の環境でないと培養できない。

培養によって形成されたコロニーの性状、形態、盛り上がり、光沢、色素産生の有無などを観察する。通常はグラム染

抗酸性染色法

検体をスライドグラス上に塗り、乾燥・固定し、石炭酸フクシン液をのせ、下から湯気が出る程度に加湿する。そのまま数分間放置し、水洗いしてから3％塩酸アルコールで脱色し、再度水洗いしてメチレンブルー液で後染色し、乾燥後鏡検する（p. 38参照）。

特殊な染色法

クロストリジウム属やバシラス属などが持つ芽胞を観察するための芽胞染色法、肺炎球菌、肺炎桿菌などが持つ莢膜を観察するための莢膜染色法、鞭毛を観察するための鞭毛染色法などがある。

色を行い、グラム陽性菌か陰性菌かを判定し、菌の形態、配列、芽胞の有無を観察する。莢膜染色、鞭毛染色などを行うこともある。

観察には光学顕微鏡による観察法、蛍光顕微鏡による観察法、電子顕微鏡による観察法などがある。

細菌を正確に同定するためにはその生化学的特徴の解析が行われる。

以上の染色性、形態、生化学的性状などの解析から細菌を同定する。同定が困難な場合は分子生物学的検査（p. 183 参照）を行って同定する。

❷真菌学的検査

一般に真菌では形態学的検査が重要である。形態学的観察には顕微鏡による直接観察と一般観察（培養法）とがある。喀痰、脳脊髄液、膿汁などはスライドグラスに塗り、染色して直接観察する。爪、表皮、毛髪などは10％水酸化カリウム（あるいはナトリウム）と混ぜ、加熱して観察する。一般に培養はサブローブドウ糖寒天培地を用いて行われ、観察はスライド培養法が最もすぐれている。

スライド培養法は特殊な方法で培養し形成させたコロニーを観察する方法である。スライドグラス上に少量の固形培地を乗せ、菌を接種してカバーグラスを乗せて培養し、カバーグラスやスライドグラスに付着させて、発育した菌糸や分生子を観察する方法である。

真菌感染症の診断には血中の（1→3）-β-D グルカン（真菌のみが産生する真菌細胞壁成分）などの検出や遺伝子診断も用いられる。

❸原虫学的検査

検体をスライドグラスに採取し、直接観察する方法（直接塗抹法、生鮮標本検査法）と、検体をスライドグラスに塗った後、染色して観察する方法がある。前者は栄養型の原虫（赤痢アメーバ原虫、ランブル鞭毛虫、腟トリコモナス原虫など）の検出に有用である。後者はギムザ染色、トリクローム染色でランブル鞭毛虫、腟トリコモナス原虫、トリクローム染色、ハイデンハイン鉄ヘマトキシリン染色で赤痢アメーバ原虫を検出できる。

アメーバ類、ランブル鞭毛虫などのシスト（p. 76 参照）はヨード・ヨードカリ染色を行うと検出できる。クリプトスポリジウムのオーシスト（p. 77 参照）は少量の便とショ糖を混ぜ、抗酸性染色（kinyoun 抗酸染色）を行うと検出できる。

Note

蛍光顕微鏡観察法

細菌を蛍光色素で染色、あるいは細菌抗原に結合する抗体を蛍光色素で標識して反応させ、紫外線などを照射して観察する。

分離された細菌の同定の実際

従来の細菌同定法は、コロニーを形成した細菌の色素に対する染色性、形態、生化学的性状の解析からなされてきたが、現在では、その作業が自動化されている（自動細菌同定装置の利用）。更に、細菌の構成成分を調べることのできるマトリックス支援レーザー脱イオン化飛行時間型質量分析計（Matrix-assisted laser desorption/ionization time of flight mass spectrometry（MALDI-TOF MS））が用いられるようになっている。同定作業が正確で、かつ、迅速になされるようになっている。

スライド培養法

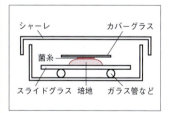

Note

ウイルス分離検査と用いるべき細胞

病原ウイルス毎に分離・増殖可能な細胞の種類が異なる。そのため、患者の症状から病気を推定し、それに適した細胞を選択する必要がある。例えばインフルエンザウイルスの分離にはMDCK細胞（イヌ腎由来細胞）が、小児の呼吸器疾患を引き起こすヒトニューモウイルス（RSウイルス）の分離にはHEp-2細胞（ヒト喉頭がん由来細胞）がそれぞれ用いられる。ただし、ヒトに病気をおこすもの、分離・培養ができないウイルスが多数存在することも事実である。

赤痢アメーバ原虫と腟トリコモナス原虫は人工培地での培養が可能なので、検出しやすい。

血液に寄生する原虫（マラリア原虫、アフリカトリパノソーマ原虫など）は末梢血塗抹標本のギムザ染色、後者では生鮮標本で検出できる。マラリア原虫感染ではアクリジンオレンジで蛍光染色し、蛍光顕微鏡で観察する迅速診断法もある。

組織に寄生する原虫（アメリカトリパノソーマ原虫、リーシュマニア原虫など）は、病変部の組織のハイデンハイン鉄ヘマトキシリン染色、スタンプ標本のギムザ染色で検出できる。

なお、トキソプラズマ原虫の検出には脳脊髄液、リンパ節からの直接検出あるいは、マウス体内で一度増殖させて検出する方法があるが、感度が低いことから、抗体上昇を検出する血清学的検査が併用されている。

❹ウイルス学的検査

ウイルスは、通常の光学顕微鏡では観察できない。また、ウイルスを分離・培養するには培養細胞において増殖させる必要がある。そのためウイルスを分離・同定するには労力、時間を要し、経費も高くなる。したがってウイルス感染症の診断は、比較的難しい。一般にはウイルス抗原、ウイルス核酸の検出、ウイルスの分離・同定（病原診断）、ウイルスに対する免疫応答の証明（血清診断）によって診断する。

❹病原診断

①ウイルス抗原の検出

蛍光抗体や酵素抗体を用いて検出する方法（蛍光抗体法、酵素抗体法）などがある。たとえば、性器ヘルペス（単純ヘルペスウイルス感染症）の診断には、病変擦過物を蛍光用スライドに塗布し、単純ヘルペスウイルスに特異的な蛍光標識抗体を反応させて、ウイルス抗原の有無を調べる方法がある。鼻咽腔擦過物中のインフルエンザウイルス抗原をインフルエンザウイルスに特異的に結合する酵素標識抗体と反応させ、その酵素活性を測定することによりインフルエンザウイルス抗原を検出する方法もある。

②ウイルス核酸の検出

ポリメラーゼ連鎖反応（PCR）によってウイルス核酸を増幅させて検出する方法（PCR法）などがある。迅速に結果が得られることから、ウイルス感染症の診断にはきわめて有用である。

③ウイルスの分離培養

ウイルスの培養には生きた細胞が必要で、培養細胞、発

育鶏卵、乳のみマウスなどの動物などが用いられる。ウイルス感染症の診断においては基本的検査法である。ウイルスの分離・同定には、数日から数週間の時間がかかり、迅速な診断には不向きである。

❸ 血清診断

急性期と回復期の血清を**ペア血清** paired serum として、抗体量（抗体価）を測定、比較して診断する。ペア血清で抗体価の上昇が確認できれば診断が確定される。赤血球凝集抑制試験、補体結合試験、酵素抗体法、蛍光抗体法、中和抗体法が用いられている。

①凝集反応 agglutination

細菌などの抗原に抗体を混ぜると、凝集塊が生じる反応である。腸チフスの診断に用いる**ウィダール反応**、リケッチア症の診断に用いる**ワイル・フェリックス反応**などがある。

②受身赤血球凝集反応 passive hemagglutination

可溶性抗原を赤血球に結合させ、その赤血球に特異的な抗体を反応させると、赤血球が凝集する。これを**受身赤血球凝集反応**という。赤血球の代わりにラテックスなどを用いる方法もある。梅毒などの診断に用いられる。また、赤血球に抗原でなく標的とする抗原に対する抗体を結合させた上で赤血球凝集反応を起こさせることによって、その抗原を検出する方法を**逆受身赤血球凝集反応**という。B型肝炎などの診断に用いられる。

③赤血球凝集抑制反応 hemagglutination inhibition assay

麻疹ウイルス、パラインフルエンザウイルス、風疹ウイルス、インフルエンザウイルスなどの粒子表面には赤血球凝集素が発現されている。これらのウイルスと赤血球を反応させると、ウイルスが赤血球表面に結合し、赤血球が凝集する。あらかじめウイルスに対応する抗体を加えてウイルスと赤血球を反応させると、赤血球凝集反応が抑制される。その凝集抑制効果をみて間接的に抗体を検出する方法である。

④蛍光抗体法 fluorescent antibody technique（FAT）

ウイルス抗原と血液中に含まれる血清とを反応させて抗原に抗体を結合させ、さらに蛍光色素で標識した抗ヒト免疫グロブリン抗体を反応させる。蛍光顕微鏡下でウイルス抗原が明瞭に輝いて見える場合、抗体陽性と判定される。抗体が陰性と判定されるまでの血清希釈倍率が抗体価となる。このようにして抗原に結合した抗体を蛍

Note

ヒトパラインフルエンザウイルス

これまでヒトパラインフルエンザウイルスには1型から4型までの4つの血清型が存在した。小児などの呼吸器感染症の主な原因ウイルスである。最近、ウイルス名が変更され、ヒトパラインフルエンザウイルス1型と同3型は、それぞれヒトレスピロウイルス1型と同3型に、ヒトパラインフルエンザウイルス2型と同4型は、それぞれヒトオルソルブラウイルス2型と同4型に変更された。

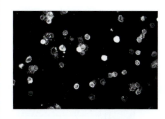

▶ **蛍光抗体法での抗体陽性**
細胞内のウイルス抗原に結合した抗体が蛍光シグナルとして検出される。

Note

光顕微鏡で検出する方法を**間接蛍光抗体法**という。

⑤**酵素免疫法** enzyme immunoassay

目的とする抗原に対応する抗体（たとえば、ヒト免疫グロブリン）を結合させた後、酵素で標識した二次抗体（抗ヒト免疫グロブリン抗体）を加えて反応させ、これを呈色反応として酵素活性を判定する方法である。ヒト免疫不全ウイルス（HIV）、ヒト T-細胞白血病ウイルス1型（HTLV-1）など、多くのウイルスに対する抗体検査に広く用いられている。Emzyme-linked immunosorbent asseay（ELISA）がよく用いられている（図 8-1）。

⑥**補体結合反応** complement fixation

抗原-抗体複合体と補体が結合すると、補体活性化が起こる（**補体結合反応**）。この補体結合反応が起こったかどうかによって抗体を検出する方法である。被検血清（患者血清）、抗原（補体結合抗原）、補体（モルモットの血清）を反応させた後、溶血素（抗赤血球抗体）と結合した赤血球を加えて、溶血反応が起こるかどうかをみる。

⑦**中和抗体法**

感染性ウイルスと患者血清を反応させて、細胞で増殖するウイルス量を測定することにより、ウイルスの感染性を中和する抗体を検出する方法である。患者血清をより高い倍率で希釈しても感染性ウイルスが中和される場合、それは高い中和抗体価を有することを示す。比較的繁雑な検査法であるが、調べたいウイルスを用いることにより、病原ウイルスを特定することができ、また特異性と感度が高く、最も信頼性の高い方法の1つである（図 8-2）。

ELISA

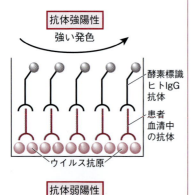

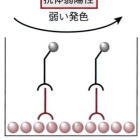

▲図8-1　ELISA 抗体検査

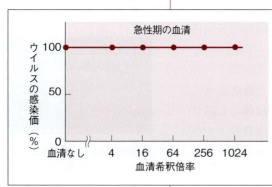

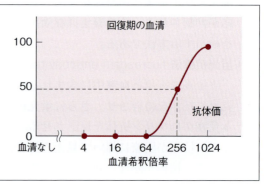

▲図8-2　中和抗体法

❺分子生物学的検査

　遺伝子検査によって、検体中の微生物の遺伝子を増幅して検出し、またその遺伝子産物の塩基配列を調べて属、種を同定したり、薬剤耐性遺伝子、毒素遺伝子などの有無を確認したりすることが可能になった。遺伝子検査には病原体の培養の必要がなく、短時間で結果が得られるのが長所である。人工的に培養が困難な細菌やウイルス、培養・同定作業が煩雑なクラミジア、リケッチア、培養に時間がかかる結核菌などの検出に用いられている。

Ⓐ PCR（polymerase chain reaction）法

　標的とする遺伝子を特異的に増幅させる方法である。まず2本鎖DNAを熱変性によって1本鎖にし、DNAポリメラーゼをプライマー（反応開始を助けるオリゴヌクレオチド）とともに反応させ、相補的DNA鎖を合成させる。この繰り返しによってDNAを増幅させる。PCR法に用いるプライマーを、それぞれのウイルスに特異的な塩基配列にあわせて設計することにより、予想されるサイズの遺伝子が増幅されれば、目的のウイルス遺伝子が増幅されたことになる。更に、その増幅された遺伝子の塩基配列を決定することにより、診断だけでなく、病原ウイルスの特徴や伝播経路の解析が可能になる。

　RNAウイルスの場合は、逆転写酵素でRNAから相補的DNAを合成してからPCR法を行う。

　PCR法は、現在の感染症診断には欠くことのできない重要な方法の1つである。

Ⓑ核酸プローブ法

　微生物の遺伝子（塩基配列）と相補する核酸プローブ（DNA・RNA断片、転写RNA、人工合成された核酸）を加えて雑種形成（ハイブリダイゼーション hybridization）させることで、微生物の遺伝子を検出する方法である。核酸プローブは酵素、またはアイソトープ、その他で標識して、またはX線フィルムに感光させて遺伝子を検出する。サザンブロット法、ノーザンブロット法などがある。ただし現在では、微生物の遺伝子を検出する検査としては、PCR法が主流であり、核酸プローブ法が用いられることはなくなりつつある。

Note

PCR法

Polymerase chain reaction（ポリメラーゼ連鎖反応）のことで増やしたいと思う2本鎖からなるDNAに熱を加えて離し、1本鎖を2本にする。ここにDNAの材料（4種の塩基）とDNA合成酵素そして2本のプライマー（特異的塩基配列からなる塩基の連なったもの）を入れると、1本鎖にプライマーが結合し、DNA合成（複製）が開始され、2本鎖DNAが2本できる。その2本鎖DNAを再び離して4本の1本鎖DNAにし、同じ方法で2本鎖DNAを4本つくる。これを繰り返してDNAのコピーを大量に作製する。

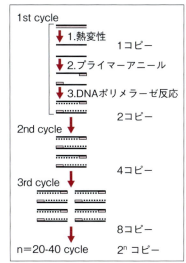

▲図8-3　PCR法

サザンブロット法

2本鎖DNAから検体を抽出し、制限酵素を用いていくつかの断片をつくり、ゲル電気泳動法によって分離し、ニトロセルロール膜に転写する。その転写されたDNA断片とアイソトープで標識した核酸プローブを雑種形成させ、X線写真を撮り、微生物遺伝子を検出する。

ノーザンブロット法

サザンブロット法と同様であるが、2本鎖DNAの代わりにRNAを用いる。

第8章 感染症

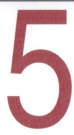

5 感染症の治療

A. 化学療法薬の特徴

化学物質の働きによって病原微生物の増殖を阻止・抑制し、感染症を治癒させる治療法を化学療法 chemotherapy、その化学物質を化学療法薬 chemotherapeutic agent という。

❶選択毒性

病原微生物に対して抑制的作用を示す化学物質は、ヒトの細胞にも同様の作用を示すことが多い。化学物質で微生物の増殖を抑制し、感染症の治療を行う場合でも、ヒトの細胞にも障害を与え、別の病気（副作用）を引き起こしてはならない。そのため、治療に用いる化学物質はヒトの細胞には有害な作用を示さず、微生物に対してのみ増殖抑制効果を示すものが求められる。そのような特性、すなわち選択毒性 selective toxicity が高い化学物質が化学療法薬として開発、使用されている。しかし、ヒトに全く障害を与えないものはなく、何らかの有害な作用、すなわち副作用を示すものである。

化学療法薬は、有効性を示す微生物の種類によって抗菌薬（抗細菌薬）、抗真菌薬、抗原虫薬、抗ウイルス薬に分類される。このうち微生物が産生するものを抗生物質 antibiotics という。

❷殺菌作用と静菌作用

抗菌薬には細菌を死滅させる殺菌作用 bactericidal action を有する殺菌性抗菌薬（ペニシリン、ストレプトマイシンなど）と、増殖を阻止する静菌作用 bacteriostatic action を有する静菌性抗菌薬（テトラサイクリンなど）がある。

❸抗菌スペクトル

1種類の抗菌薬は通常、数種類の細菌に有効性を示す。薬剤によって、本来、有効性を示す病原体の種類の範囲が決まっており、その範囲を抗菌スペクトル antibacterial spectrum という。抗菌活性を示す菌種が多い抗菌薬のことを「抗菌スペクトルが広い薬剤」、「広域スペクトルの薬剤」と言う。

抗菌スペクトルはそれぞれの感染症において、治療に用いる薬剤選択の指標として重要である。広域スペクトルの抗菌薬を投与し続けると、感染症の原因となる細菌だけでなく、正常細菌叢までにも効果を及ぼし、体内で真菌が増殖したり、その抗菌薬に耐性の細菌が増殖する（菌交代現象）。その結果、副作用が出現することが多い。

B. 薬剤感受性と薬剤耐性

ある細菌がある抗菌薬により増殖が抑制される場合、その細菌はその薬剤に「感受性 sensitivity がある（sensitive）」という。その感受性の程度を調べるのが薬剤感受性試験 drug sensitivity test である。

細菌の薬剤感受性試験には希釈法、拡散法などがある。検査室で一般的に行われているのは拡散法で、通常、市販されている感受性試験用ディスクを用いる。これはシャーレに寒天培地を入れた後、被検菌を接種し、その上に感受性試験用ディスクを乗せて培養する。その結果、感受性試験用ディスクの周りに生じる円（発育阻止円）の大小によって感受性の程度を判定する。

ある細菌がある薬剤に対して感受性を示さない場合、その細菌はその薬剤に対して耐性 resistant であるという。ある細菌が同一系統の複数の薬剤に耐性を示す場合を交差耐性 cross-resistant、異なる系統の複数の薬剤に耐性を示す場合を多剤耐性 multiple-drug-resistant という。

耐性菌の出現は化学療法薬の使用頻度が増すにつれて増加してきた。薬剤耐性は、薬剤に晒されているうち、細菌がその薬剤に抵抗性を獲得したものである。

細菌が抗菌薬に耐性を獲得する機序には、大きく分けて2種類存在する。1つは染色体 DNA における、ある抗菌薬に対する感受性に関わる領域に突然変異が起こり、その薬剤の作用点（薬剤が作用する部分）に変化が生じることによって薬剤感受性が低下するものである。もう1つはプラスミドDNA が関与して薬剤耐性を獲得するものである。例えばプラスミド DNA が薬効を低下させる酵素（ペニシリンに対するペニシリナーゼ、クロラムフェニコールに対するアセチルトランスフェラーゼ、アミノ配糖体系抗菌薬をアセチル化する酵素など）を産生したり、抗菌薬を菌体外に排出するポンプ作用を獲得したりして薬剤耐性を獲得するものがある。プラスミド DNA の薬剤耐性の遺伝子は形質導入、形質転換、接合などによって伝達される。

Note

希釈法

薬剤を種々の濃度に希釈し（原液を2倍ずつ希釈する）、希釈濃度の異なる薬物を含む培地を多数つくり、それぞれに被検菌を接種し、培養する。その結果、発育を阻止する最も低い濃度を最小発育阻止濃度 minimal inhibitory concentration（MIC）という。MIC を測定した培地から被検菌を採取し、それぞれ抗菌薬を含まない培地で培養する。その結果、細菌が発育していない培地の最も低い濃度を最小殺菌濃度 minimal bactericidal concentration（MBC）という。

第8章 感染症　185

Note

C. 化学療法薬の副作用

選択毒性が高い化学療法薬であっても、宿主に何らかの有害な作用（副作用）をもたらす。その副作用は臓器障害、菌交代現象、薬剤アレルギーなどに大別される。

❶臓器障害

アミノ配糖体（アミノグリコシド）系抗菌薬（ストレプトマイシン）による聴神経障害、クロラムフェニコールによる再生不良性貧血、顆粒球減少症、エリスロマイシン、リファンピシンによる肝障害などが代表的である。

❷菌交代現象

化学療法薬を長期にわたって投与すると、消化管、口腔などの常在細菌叢において薬剤に感受性のある菌が淘汰されて耐性のある微生物（細菌、真菌など）だけが増殖し、それらが感染症を起こすことをいう。広域スペクトルの抗菌薬投与後に起こることが多く、クロストリジウム・デフィシル *Clostridium difficile* による偽膜性腸炎、消化器の常在細菌叢の乱れによる下痢症（抗菌薬関連下痢症）などがこれにあたる。真菌によるものでは、カンジダ症などがある。

❸薬剤アレルギー

ペニシリン系抗菌薬、セファロスポリン系抗菌薬によるアナフィラキシーなどがある（I型アレルギー、p. 142参照）。抗菌薬投与が原因で、発疹が出現することがよくある。

ペニシリンショック

ペニシリン系抗菌薬によるアナフィラキシー。ペニシリン系抗菌薬に対するアレルギーの有無は皮内反応（プリックテスト、スクラッチテスト）によって判定する。

D. 抗菌薬

❶細胞壁の合成を阻害する薬
Ⓐ β-ラクタム系抗菌薬

β-ラクタム環と呼ばれる構造を持つ抗菌薬（β-ラクタム系抗菌薬）は、細菌の細胞壁の合成を阻害する。ペニシリン系とセフェム系がある。抗菌力が強く、比較的副作用が少ない。そのため細菌性感染症に対する治療薬として広く用いられているだけでなく、重症感染症や易感染性宿主における感染症に対しても用いられている。

細菌が生存していくには、細菌自らの構造を維持するための細胞壁の役割が重要である。細菌の細胞壁はペプチドグリカンからなる。細胞質内で合成されたペプチドグリカンは、細胞壁形成単位（ムレインモノマーと呼ばれる）と

なり、細胞質膜に輸送される。そこでグリコシルトランスフェラーゼ（glycosyltransferase）とトランスペプチダーゼ（transpeptidase）と呼ばれる2つの酵素の働きにより細胞壁が合成される。トランスペプチダーゼは別名ペニシリン結合タンパク質（penicillin-binding protein、PBP）と呼ばれる。β-ラクタム系抗菌薬はムレインモノマーの一部の構造に類似していることから、PBPはβ-ラクタム系抗菌薬が加えられると、それと結合する。その結果、PBPの活性化が阻害され、細胞壁合成が不完全になり、細菌は死滅する。

天然ペニシリン系抗菌薬のペニシリンGはグラム陽性菌のほか、ナイセリア属（淋菌）、スピロヘータ（梅毒）にも強い抗菌力を示す。しかし、ペニシリンを分解するペニシリナーゼという酵素を発現する耐性菌が出現した。そこでペニシリナーゼで分解されない合成ペニシリンであるメチシリンが開発された。しかし、現在ではメチシリン耐性を示すメチシリン耐性黄色ブドウ球菌（MRSA）が出現し、蔓延している。

セフェム系抗菌薬はβ-ラクタム環に六員環が結合された構造を持ちペニシリナーゼに抵抗性を有する抗菌薬で、セファロスポリンとセファマイシンの総称である。第一世代から第四世代まで多くの種類がある（表8-12）。

第一世代セフェムはペニシリナーゼを産生する黄色ブドウ球菌、レンサ球菌、肺炎球菌などにも抗菌活性を示す。グラム陰性菌の淋菌、大腸菌などにも有効である。ただし、グラム陰性菌が産生するβ-ラクタマーゼと呼ばれる酵素により分解されるので、抗菌力が低下する。

第二世代セフェムはβ-ラクタマーゼを産生するグラム陰性菌（大腸菌、クレブシェラ、プロテウスなど）に対する抗菌力が増強された。

第三世代セフェムは抗菌スペクトルが広く、多くの種類の細菌に有効であるが、ブドウ球菌などのグラム陽性菌に対する抗菌力は比較的弱い。第四世代セフェムでは、第三世代セフェムの抗菌スペクトルに加えて、ブドウ球菌に対する抗菌力が高められている。

β-ラクタマーゼはβ-ラクタム系抗菌薬を分解する酵素で、β-ラクタマーゼ産生菌はβ-ラクタム系抗菌薬に耐性を示すが、産生菌の種類によりその活性は一律ではない。β-ラクタム阻害薬（クラブラン酸、スルバクタム、タゾバクタムの3剤が開発されている）はβ-ラクタマーゼと結合して、その活性を阻害する。しかし、黄色ブドウ球

▼表8-12　主なβ-ラクタム系抗菌薬の特徴

薬　剤	特　徴
ペニシリンG	青カビから発見された天然ペニシリン。肺炎球菌、レンサ球菌などのグラム陽性菌、クロストリジウム属などの嫌気性菌、淋菌、髄膜炎菌などのグラム陰性菌に有効。ペニシリナーゼ産生菌（黄色ブドウ球菌、大腸菌など）は耐性
アンピシリン	グラム陽性菌に対してはペニシリンGと同等。腸球菌、リステリアに対しては勝る。大腸菌、サルモネラ、赤痢菌などにも有効。ペニシリナーゼ産生菌（ブドウ球菌、インフルエンザ菌、腸内細菌科、緑膿菌など）には無効
メチシリン	ペニシリナーゼによって分解されない合成ペニシリン。アンピシリンの抗菌スペクトルに加えて、ペニシリナーゼ産生黄色ブドウ球菌に対しても有効
第一世代セフェム	グラム陽性菌とグラム陰性菌の一部に有効。淋菌、大腸菌、サルモネラ、赤痢菌などにも有効。ペニシリンを分解する黄色ブドウ球菌、レンサ球菌、肺炎球菌に有効だが、MRSA、腸球菌には無効。インフルエンザ菌、セラチア、エンテロバクター、緑膿菌には無効
第二世代セフェム	グラム陰性桿菌の産生するβ-ラクタマーゼには分解されない。大腸菌、クレブシェラ、プロテウスに対する抗菌力が増強された。インフルエンザ菌、髄膜炎菌、嫌気性菌、エンテロバクターなどにも有効。緑膿菌には無効
第三世代セフェム	グラム陰性菌に広く強い抗菌力を示す。セラチア、エンテロバクター、プロテウスなどに抗菌力が拡大された。緑膿菌に抗菌力が及ぶものもある
第四世代セフェム	グラム陽性菌に対する抗菌力が増強された。緑膿菌にも有効であるが、嫌気性菌に対する抗菌力は弱い
カルバペネム	β-ラクタム系抗菌薬のなかで抗菌スペクトルが最も広い。β-ラクタマーゼに強い抵抗性。緑膿菌、グラム陰性菌に強い抗菌力を示す
モノバクタム	β-ラクタマーゼに抵抗性。グラム陰性菌、緑膿菌に有効。グラム陽性菌、嫌気性菌には無効

菌、インフルエンザ菌、ナイセリア、レジオネラ、バクテロイデス、クレブシェラ、大腸菌などが産生するβ-ラクタマーゼには有効でも、エンテロバクター、シトロバクター、プロビデンシア、プロテウスなどが産生するβ-ラクタマーゼには無効である。複合β-ラクタム薬と呼ばれる、β-ラクタム薬とβ-ラクタマーゼ阻害薬を併せた抗菌薬が開発されている。これはβ-ラクタマーゼ産生菌にも有効である。

　β-ラクタマーゼに抵抗性を示すように構造が改変された特殊なβ-ラクタム環を有するカルバペネム系抗菌薬とモノバクタム系抗菌薬が開発・応用されている。

❸バンコマイシン

　ストレプトマイセス・オリエンタリス *Streptomyces orientalis* が産生する抗生物質で、細菌の細胞壁の合成を阻害し、抗菌力を発揮する。黄色ブドウ球菌、腸球菌、肺炎球菌などのグラム陽性菌にも有効である。MRSA の治療

薬として広く用いられている。しかし、バンコマイシンに
耐性を示す MRSA、腸球菌（VRE）も出現している。副
作用として腎障害を起こすことがあることから、治療に際
しては血中バンコマイシン濃度を適宜測定するなど、注意
深い投与が必要である。

❷タンパク質合成を阻害する薬

リボゾームは細胞質内でのタンパク質合成装置である。ヒ
トのリボゾームと細菌のリボゾームには、構造上の違いがあ
る。その構造上の違いに基づきヒトのリボゾームには作用せ
ず、細菌のリボゾームにのみ高い親和性を有して結合し、細
菌のタンパク質合成を阻害する抗菌薬がある。タンパク質合
成阻害による抗菌薬は、以下のように分類される。

Ⓐアミノ配糖体系抗菌薬（アミノグリコシド系抗菌薬）

細菌のリボゾームと結合してペプチド合成を阻害し、殺
菌的に作用する。グラム陽性菌、グラム陰性菌、抗酸菌な
どに広い抗菌スペクトルを有する。ストレプトマイシンと
カナマイシンが代表である。

ストレプトマイシンは主として結核にイソニアジド、リ
ファンピシンなどとともに併用して用いられる。内服では
吸収されない（筋注で投与）。ペスト、野兎病にも有効で
ある。カナマイシンも同様であるが、内服薬があり、赤痢
にも有効である。

他に、フラジオマイシン（内服で赤痢、腸炎、外用で皮
膚感染症の治療に用いる）、ゲンタマイシン（緑膿菌、セ
ラチアなどのグラム陰性菌に強い抗菌活性を示す）などが
ある。

副作用として聴神経障害と腎障害がみられることがあ
る。

Ⓑマクロライド系抗菌薬

グラム陽性菌、マイコプラズマ、クラミジア、トレポ
ネーマ、リケッチアに有効である。ブドウ球菌、腸球菌に
は静菌的に、レンサ球菌には殺菌的に働く。代表的なマク
ロライド系抗菌薬はエリスロマイシンである。

エリスロマイシンはジフテリア、軟性下疳、マイコプラ
ズマ肺炎、百日咳などに用いられる。クラリスロマイシン
はクラミジア尿路感染症に有効であり、アジスロマイシン
は大腸菌、赤痢菌、サルモネラ属菌などによる消化器感染
症の治療に用いられる。

第 8 章　感染症

Ⓒリンコサミド系抗菌薬

　抗菌スペクトルは広く、グラム陽性球菌と嫌気性菌に対して有効である。リンコマイシンとクリンダマイシンがある。副作用として、偽膜性腸炎を引き起こすリスクが高いことが知られている。

Ⓓクロラムフェニコール

　静菌的に働く。抗菌スペクトルは広く、グラム陽性菌、グラム陰性菌、クラミジア、マイコプラズマ、リケッチアに有効である。ただし、緑膿菌には無効である。

Ⓔテトラサイクリン系抗菌薬

　静菌的に働く。抗菌スペクトルは広く、グラム陽性菌、グラム陰性菌のほか、マイコプラズマ、クラミジア、リケッチアにも有効である。オウム病、鼠径リンパ肉芽腫などのクラミジア疾患、ツツガムシ病などのリケッチア感染症にも用いられる。テトラサイクリン、ドキシサイクリン、ミノサイクリンがある。

❸核酸合成を阻害する薬
Ⓐリファンピシン

　RNA ポリメラーゼに結合して、細菌の mRNA（メッセンジャーRNA）の合成を阻害することにより殺菌的に働く。主要な抗結核薬である。MRSA やナイセリア属菌、ヘモフィルス属菌に強い抗菌力を発揮する。レジオネラにも有効である。耐性菌が生じやすい。

　副作用として消化器症状、アレルギー性皮疹、発熱、インフルエンザ様症状、溶血性貧血、血小板減少、肝障害などがみられる。

Ⓑキノロン系抗菌薬

　旧キノロン薬（ナリジクス酸など）は古くからグラム陰性菌による尿路感染症に対して用いられてきた。ニューキノロン系抗菌薬は抗菌スペクトルが広く（グラム陽性菌にも有効）、ノルフロキサシンはグラム陽性菌から緑膿菌まで抗菌力を発揮する。副作用として中枢神経障害、光過敏症などがみられる。

❹葉酸代謝を阻害する薬
Ⓐサルファ剤

　細菌には核酸やタンパク質の合成に必要な葉酸を供給す

る代謝経路が存在する。サルファ剤はこの代謝経路に作用
し、葉酸の合成を阻害することにより、抗菌作用を発揮す
る。ヒト（動物）はこの代謝経路を持たず、葉酸を食事を
摂るなどして外部から得るので、その作用はヒトの細胞に
は及ばない。つまり、高い選択毒性を有する。

サルファ剤（スルファメトキサゾール）と葉酸代謝阻害
作用を持つトリメトプリムの合剤（ST合剤）が使用され
ている。両者は作用する部分が異なるので、合剤として使
用すると、より強い抗菌力を発揮する。グラム陽性菌、グ
ラム陰性菌、真菌に分類されるニューモシスチス・イロ
ヴェチ *Pneumocystis jirovecii* に対して用いられる。緑膿菌
には親和性が低く無効である。

副作用として、葉酸欠乏による巨赤芽球性貧血、白血球
減少、血小板減少などの骨髄抑制、消化器症状、アレル
ギー性皮疹などがみられる。

E. 抗真菌薬

❶ポリエン系抗生物質

真菌の細胞膜を障害し、抗菌作用を発揮する。アムホテリ
シンB、ナイスタチン、トリコマイシンなどがある。アムホ
テリシンBはヒストプラスマ症、クリプトコッカス症、コ
クシジオイデス症、カンジダ症などの深在性真菌症に用いら
れる。ナイスタチンは消化管カンジダ症に、トリコマイシン
は皮膚糸状菌の治療に用いられる。

副作用として悪寒、発熱、嘔吐、頭痛、腎障害などがみら
れる。

❷アゾール系抗真菌薬

合成真菌薬で、真菌の細胞膜成分エルゴステロールの合成
を阻害し、抗菌作用を示す。イミダゾール系（ミコナゾー
ル、クロトリマゾール、ケトコナゾール、オキシコナゾー
ル、イソコナゾールなど）とトリアゾール系（フルコナゾー
ル、ホスフルコナゾール、イトラコナゾールなど）があり、
内用と外用がある。ミコナゾール、フルコナゾール、イトラ
コナゾールなどは内用で深在性真菌症に、クロトリマゾー
ル、ケトコナゾールなどは外用で表在性真菌症に、オキシコ
ナゾール、イソコナゾールは腟錠として腟カンジダ症に、ミ
コナゾール、クロトリマゾールは外用で口腔・食道カンジダ
症に用いられる。

第8章　感染症　191

❸キャンディン系抗真菌薬

真菌の細胞膜合成に必要な $(1\rightarrow3)\text{-}\beta\text{-}D\text{-}$グルカンの合成を阻害し、抗菌作用を発揮する。ミカファンギンがキャンディン系抗真菌薬の代表的薬剤である。カンジダやアスペルギルスに対して抗菌力を示す。副作用は比較的少ない。

❹フルシトシン

真菌の核酸合成を阻害し、抗菌作用を示す。カンジダ症、

▼表8-13　抗真菌薬

	薬剤（クラス）	適応真菌症	剤型
内用	アムホテリシンB（ポリエン系）	深在性真菌症 消化管カンジダ症	静注（静脈注射） 経口
	フルシトシン（フルオロピリミジン系）	深在性真菌症	経口
	ミコナゾール（イミダゾール系）	深在性真菌症 口腔・食道ガンジダ症	静注 経口
	フルコナゾール（トリアゾール系）	〃	経口、静注
	ホスフルコナゾール（トリアゾール系）	〃	静注
	ミカファンギン（キャンディン系）	〃	静注
	イトラコナゾール（トリアゾール系）	深在性真菌症 深部皮膚真菌症 表在性真菌症	経口
	テルビナフィン（アリルアミン系）	表在性真菌症 深部皮膚真菌症	経口
	グリセオフルビン	皮膚糸状菌症	経口
	ナイスタチン（ポリエン系）	消化管カンジダ症	経口
外用	クロトリマゾール（イミダゾール系） ビフォナゾール　　（〃） ケトコナゾール　　（〃） ラノコナゾール　　（〃） エコナゾール　　　（〃） イソコナゾール　　（〃） オキシコナゾール（〃） スルコナゾール　　（〃） ネチコナゾール　　（〃） ミコナゾール　　　（〃）	表在性真菌症 （皮膚糸状菌症など）	クリーム、液
	リラナフタート（チオカルバミン酸系） トルナフタール（〃） トルシクラート（〃）	〃	〃
	ブテナフィン（ベンジルアミン系）	〃	〃
	テルビナフィン（アリルアミン系）	〃	クリーム
	アモロルフィン（モルホリン系）	〃	〃
	オキシコナゾール（イミダゾール系） イソコナゾール　（〃） クロトリマゾール（〃） エコナゾール　　（〃） ミコナゾール　　（〃）	外陰・腟カンジダ症	腟錠
	ミコナゾール（イミダゾール系） クロトリマゾール（〃）	口腔・食道カンジダ症	ゲル トローチ

クリプトコッカス症、アスペルギルス症などに内服で用いられる。耐性菌が生じやすい。

❺グリセオフルビン

真菌の核酸合成を阻害する。皮膚糸状菌に内服で用いられる。副作用として頭痛、悪心、嘔吐、下痢、肝障害、精神錯乱などがみられる。

F. 抗原虫薬

❶抗アメーバ薬

メトロニダゾール、チニダゾール、塩酸エチメン、フロ酸ジロキサニドなどがある。メトロニダゾール、チニダゾールはアメーバ赤痢の第一選択薬である。塩酸エチメンは赤痢アメーバ原虫の栄養型には強い作用を示すが、嚢子型への作用は弱い。フロ酸ジロキサニドは赤痢アメーバ原虫の嚢子型に有効である。

❷抗トリコモナス薬

メトロニダゾール、チニダゾールのほか、抗真菌薬でもあるポリエン系のトリコマイシンなどが用いられる。

❸抗ランブル鞭毛虫薬

メトロニダゾール、チニダゾールが用いられる。しかし無効の場合もあり、キナクリン、パロモマイシン、アルベンダゾールが使われることもある。妊婦には禁忌となる。アルコールの摂取は避ける。

❹抗トリパノソーマ薬

初期治療薬としてスラミン、エフロールニチン、後期に脳症を伴う患者の中枢神経系に侵入した原虫を標的としたメラルソプロール（砒素剤）がある。原虫の代謝特異性をもとに新規に開発されたエフロールニチンは、末期昏睡状態のガンビアトリパノソーマ症患者に対する有効性が認められている。

なお、シャーガス病の治療薬としては、ニフルチモックス、ベンズニダゾールなどがあるが、副作用が強い。慢性期の治療薬はない。

❺抗リーシュマニア薬

完治させる薬剤は少ない。5価アンチモン剤のスチボグル

コン酸ナトリウムが第一選択薬に用いられる。しかし、副作用が強く、使用には注意を要する。

❻抗トキソプラズマ薬

先天性感染ではピリメタミン、胎児感染がないと考えられる妊婦ではアセチルスピラマイシン、胎児感染が確認された妊婦ではピリメタミン、スルファドキシン、妊娠していない成人女性の眼トキソプラズマ症患者にはアセチルスピラマイシンと副腎皮質ステロイド薬、またはピリメタミンを用いる。

❼抗クリプトスポリジウム症薬

スピラマイシンが用いられる。

❽抗マラリア薬

硫酸クロロキン、キニーネ、スルファドキシン・ピリメタミン合剤（ファンシダール錠）、リン酸プリマキン、メフロキンなどが用いられる。

熱帯熱マラリア原虫による重症マラリアでは、キニーネの非経口投与が行われる。

クロロキン耐性熱帯熱マラリア原虫には、キニーネ、スルファドキシン・ピリメタミン合剤、メフロキンなどが用いられる。

ファンシダールに耐性を示す熱帯熱マラリア原虫には、キニーネとテトロライクリンの併用、またはメフロキン、ハロファントリンが用いられる。

三日熱マラリア、卵形マラリアには解熱後、根治療法としてリン酸プリマキンが用いられる。

G. 抗ウイルス薬

ウイルスは宿主細胞の代謝に依存して増殖するので、宿主細胞の代謝に影響を与えることがなく、ウイルスの増殖のみを選択的に抑制する抗ウイルス薬の開発は困難であった。しかし、研究が進み、ウイルス特有の酵素や増殖過程を阻害する抗ウイルス薬が開発されるようになった（**表8-14**）。

現在のところ、単純ヘルペスウイルス1型、同2型、水痘・帯状疱疹ウイルス、ヒトサイトメガロウイルスのヘルペス科ウイルス感染症、B型肝炎とC型肝炎、エイズ（HIV感染症）、インフルエンザに対する抗ウイルス薬が臨床応用されている。また、2019年末から世界的規模で流行した新型コ

▼表8-14 抗ウイルス薬による治療が可能な疾患と抗ウイルス薬

対象疾患	抗ウイルス薬	作用機序	特記事項
ヘルペスウイルス（単純ヘルペスウイルス1型、同2型、水痘・帯状疱疹ウイルス）感染症	アシクロビル	ウイルスDNA合成阻害	治療効果を得るためには発症早期から投与を開始する必要がある。アメナメビルについては帯状疱疹にのみ適応がある。
	バラシクロビル（経口剤で、体内でアシクロビルに変換される）		
	ファムシクロビル		
	ビダラビン		
	アメナメビル	ヘリカーゼ／プライマーゼ活性阻害	
ヘルペスウイルス（ヒトサイトメガロウイルス）感染症	ガンシクロビル	ウイルスDNA合成阻害	発症早期投与が必要である。
	フォスカルネット		
	シドフォビル		
季節性インフルエンザ	オセルタミビル	ノイラミニダーゼ阻害（ウイルス粒子の細胞からの放出阻害）	発症早期投与が必要である。
	ザナミビル		
	ラミナミビル		
	ペラミビル		
HIV感染症	ジフドブジン	核酸系逆転写酵素阻害	
	ジダノシン		
	ザルシタビン		
	スタブジン		
	ラミブジン		
	アバカビル		
	ネビラピン	非核酸系逆転写酵素阻害	
	デラビルジン		
	エファビレンツ		
	エトラビン		
	リルピビン		
	サキナビル	プロテアーゼ阻害	
	インジナビル		
	リトナビル		
	ネルフィナビル		
	アンプレナビル		
	ロピナビル／リトナビル合剤		
	アタザナビル		
	ホスアンプレナビル		
	ダルナビル		
	ダルナビル／コビシスタット合剤		
	ラルテグラビル	インテグラーゼ・ストランドトランスファー阻害	
	エルビテグラビル		
	ビクテグラビル		
	カボテグラビル		

第8章 感染症　195

対象疾患	抗ウイルス薬	作用機序	特記事項
B型肝炎	エンテカビル	核酸系逆転写酵素活性阻害	
	アデフォビル		
	ラミブジン		
	テノホビル		
C型肝炎	リバビリン	自然免疫の賦活化	
	テラプレビル	NS3/4A プロテアーゼ阻害	NS3/4A と結合することで非構造タンパク質の切断を阻害しC型肝炎ウイルス（HCV）の増殖を抑制する。
	シノプレビル		
	アスナプレビル		
	バニプレビル		
	パリタプレビル		
	グラゾプレビル		
	グレカプレビル		
	ダクラタスビル	NS5A 阻害	NS5A の二量体形成活性阻害により HCV の増殖を抑制する。
	レジパスビル		
	オムビタスビル		
	エルバスビル		
	ピグレンタスビル		
	ベルパタスビル		
	ソホスブビル	核酸合成阻害	
	ベクラブビル		
COVID-19	カリシビマブ＋イムデビマブ	中和活性を有する単クローン抗体製剤	
	ソロトビマブ		
	レムデシビル	核酸合成阻害	
	モルフィナビル		
	ニルマトレルビル・リトナビル	3c 様プロテアーゼ活性阻害	
	エンシトレルビル		

ロナウイルス感染症（COVID-19）に対する抗ウイルス薬が極めて迅速に開発、臨床応用されている。

　アシクロビル（ACV）は、細胞に対して増殖抑制効果をほとんど示さず、**単純ヘルペスウイルス1型、同2型、水痘・帯状疱疹ウイルス**の増殖を選択的に抑制する。世界で初めての選択毒性が高く、副作用の少ない抗ウイルス薬として開発された（p. 31、Note 抗ウイルス薬参照）。

❶アシクロビルの作用機序

　これらのウイルス（単純ヘルペスウイルス1型、2型、水痘・帯状疱疹ウイルス）が増殖する際には、DNA のもととなる A（アデノシン）、T（チミジン）、G（グアノシン）、C（シトシン）からウイルスの DNA が合成される。ウイルス DNA にこれらの塩基が、DNA ポリラーゼの働きによって取り込まれるためには、糖鎖部分がリン酸化され、3リン酸

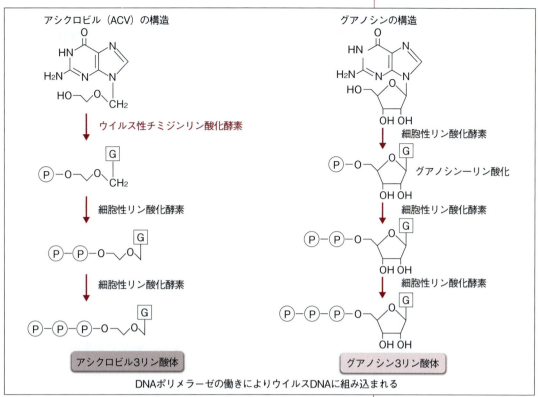

▲図8-4 アシクロビルとグアノシンの構造とリン酸化経路

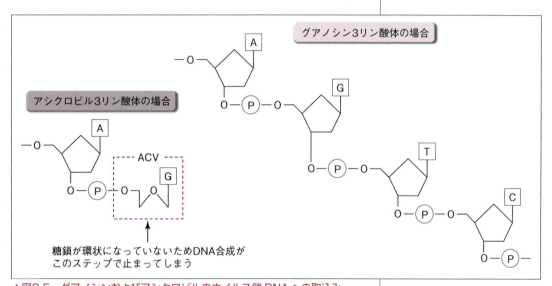

▲図8-5 グアノシンおよびアシクロビルのウイルス鎖DNAへの取込み

体になっていなければならない。宿主細胞の有するリン酸化酵素により3リン酸体は合成される（図8-4、右）。

　一方、グアノシン誘導体であるアシクロビルは、細胞性リン酸化酵素ではリン酸化されず、これらのウイルスが増殖する際に発現されるウイルス性チミジンリン酸化酵素で1リン酸化される性質を有する。次いで細胞性リン酸化酵素で3リ

Note

ン酸体までになる（**図8-4**、左）。

アシクロビル3リン酸体はグアノシン3リン酸体同様、ウイルス性DNAポリメラーゼの働きによりウイルスDNAに組込まれる。しかし、アシクロビルの糖鎖は環状ではなく（そのためアシクロビルと命名された）、DNA伸長がそこで止まってしまう（**図8-5**）。

アシクロビルは、ウイルス性チミジンリン酸化酵素でのみリン酸化される性質を有することから、ウイルス非感染細胞には作用せず、感染細胞にのみ作用する。そのため、アシクロビルはウイルス増殖のみを選択的に抑制する（選択毒性が高い）。

ビダラビン（vidaravin）は、アデノシン誘導体で細胞性リン酸化酵素でリン酸化される。そのため、ビダラビンはウイルスの増殖を抑制するとともに、細胞にも抑制的作用を及ぼす。したがって、ビダラビンの選択毒性は低い。

医療の発達により免疫不全状態にある易感染性宿主が増加している。このような患者においては、ヘルペスウイルスによる感染症は難治性となりやすく、安全で効果的なアシクロビルが開発された意義はきわめて大きい。

❷抗HIV薬

HIVは標的細胞であるCD4$^+$リンパ球に感染し、比較的長い潜伏期の後にエイズを発症させる。HIVの増殖過程のなかで、①ウイルスのCD4$^+$リンパ球への吸着、②ウイルスRNAを鋳型（いがた）として相補的なDNAを合成（逆転写酵素の働きによる）する過程、③HIVのmRNAから産生されたタンパク質前駆体を適切な部分で切断（プロテアーゼの働きによる）する過程、の3つの過程の阻害薬が開発されている。順に、侵入阻害薬、逆転写酵素阻害薬、プロテアーゼ阻害薬である。

作用機序の異なる抗HIV薬を組み合わせて投与することにより、治療効果が著しく向上した。HAART（highly active anti-retroviral therapy）療法と呼ばれる。

❸抗インフルエンザ薬

ザナミビルおよびオセルタミビルは、宿主細胞内で増殖したウイルス粒子が放出される過程で重要な役割を担うノイラミニダーゼを阻害する。

❹抗肝炎ウイルス薬

B型肝炎ウイルスやC型肝炎ウイルスによる肝炎が抗ウイルス薬による治療の対象となる。B型肝炎にはインター

インターフェロン

ウイルス感染などによって産生されるサイトカインの一種で、抗ウイルス作用があり、B型肝炎、C型肝炎の治療に用いられている。

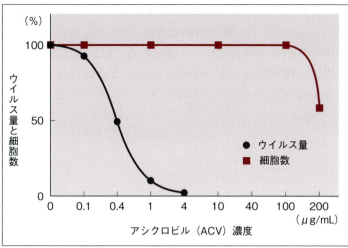
▲図8-6　抗ウイルス効果の測定法

フェロンのほか、抗HIV薬のラミブジンが、C型肝炎にはインターフェロンとリバビリンの併用療法に一定の効果が認められた。しかし最近では、これらの薬剤による治療ではなく、B型肝炎ウイルス、C型肝炎ウイルスそれぞれの増殖を抑制する抗ウイルス薬による治療が選択されるようになっている。高い治癒率が得られるようになった。

❺抗ウイルス薬による治療上の問題点

　季節性インフルエンザやヘルペスウイルス感染症などの急性感染症の場合には、抗ウイルス薬は、発症早期に投与されない限り効果が得られない。一般的に、抗ウイルス薬は細胞の代謝も阻害する作用が強いことから副作用を起こしやすい。また、抗菌薬の場合と同様に、長期投与により抗ウイルス薬耐性ウイルスが出現する場合があり、治療が難しくなることもある。

❻抗ウイルス効果の測定法

　調べたい抗ウイルス薬を希釈して、各濃度の抗ウイルス薬含有培地で培養した細胞におけるウイルス増殖の効率を決定する。併せて、細胞に対する増殖抑制効果を測定する。抗ウイルス薬の細胞増殖抑制能が強い場合、みかけ上、ウイルスの増殖を抑制しているかのように判定されるからである。

　たとえば、アシクロビル（ACV）の場合、単純ヘルペスウイルス1型に対しては0.4μg/mLの濃度で、アシクロビルを加えない場合のときの増殖効率に比べて半分になる。一方、細胞に対しては200μg/mLの濃度で、細胞増殖効率が半分になる（図8-6）。

ウイルスの増殖を 50 % 抑制する濃度は、EC_{50}（50 % effective concentration）、細胞増殖を 50 % 抑制する濃度は、CC_{50}（50 % cytotoxic concentration）と呼ばれる。CC_{50} を EC_{50} で除した値は、選択係数（SI、selective index）または抗ウイルス係数（antiviral index）と呼ばれる。アシクロビルの SI は $\dfrac{200}{0.4} = 500$ となる。

Ⅲ 病原微生物と感染症

第 9 章　主な病原細菌と細菌感染症 ………………… 203
第 10 章　主な病原真菌と真菌症 ………………… 255
第 11 章　主な病原原虫と原虫症 ………………… 265
第 12 章　主な病原ウイルスとウイルス感染症 …… 277
第 13 章　プリオンとプリオン病 ………………… 329

第9章
主な病原細菌と細菌感染症

本章の内容　　1．グラム陽性球菌

　　　　　　　　2．グラム陰性好気性桿菌および球菌

　　　　　　　　3．グラム陰性通性嫌気性桿菌

　　　　　　　　4．グラム陰性嫌気性桿菌および球菌

　　　　　　　　5．グラム陽性桿菌

　　　　　　　　6．らせん菌

　　　　　　　　7．放射菌と関連細菌

　　　　　　　　8．マイコプラズマ、リケッチア、クラミジア

学 習 目 標　　・黄色ブドウ球菌について理解する。

　　　　　　　　・MRSA の院内感染対策の基本を理解する。

　　　　　　　　・A 群レンサ球菌について理解する。

　　　　　　　　・緑膿菌とその感染症について理解する。

　　　　　　　　・百日咳菌について理解する。

　　　　　　　　・ブルセラ症、野兎病について理解する。

　　　　　　　　・レジオネラ菌感染症について理解する。

　　　　　　　　・腸内細菌科の細菌群を列挙できる。

　　　　　　　　・主な病原性大腸菌について説明できる。

　　　　　　　　・赤痢菌について理解し、その院内感染対策の基本を理解する。

　　　　　　　　・腸チフス菌、パラチフス菌による感染症について理解する。

　　　　　　　　・サルモネラ属菌、腸炎ビブリオとその感染症について説明できる。

　　　　　　　　・コレラについて理解する。

　　　　　　　　・炭疽菌、セレウス菌とその感染症について理解する。

　　　　　　　　・破傷風、ボツリヌス、ウェルシュ菌感染症について理解する。

　　　　　　　　・カンピロバクター属菌、ヘリコバクター属菌とその感染症について理解する。

　　　　　　　　・梅毒と淋病について理解する。

　　　　　　　　・ジフテリアについて理解する。

　　　　　　　　・結核とらい病について理解し、その感染対策の基本について説明できる。

第9章 主な病原細菌と細菌感染症

1 グラム陽性球菌

Note

黄色ブドウ球菌の溶血毒

α、β、γ、δ の４種類があり、これらの毒素は病原性に関わる因子でもある。

スタフィロキナーゼ

血液凝固系にかかわるプラスミノーゲンを活性化型のプラスミンに変換する。プラスミンによりフィブリン（血漿凝固作用を有するタンパク質）が溶解される。これにより菌凝集塊が分解され、中で増殖した菌が周囲組織に拡散する。

毒素型食中毒

生きた菌が存在しなくても、毒素のみで発症する食中毒。生きた菌の感染によって発症するものは感染型食中毒という。黄色ブドウ球菌による毒素型食中毒の原因食品は、おにぎりが多く、その他、寿司、肉、乳製品、卵加工食品である。

A. ブドウ球菌 *Staphylococcus* 属

直径約 1μm の球形の細菌で、集合してブドウの房状に配列する。自然界に広く分布し、ヒトでは皮膚、鼻咽頭、腸管に常在する。多くの種があるが、コアグラーゼ coaglase 陽性菌と陰性菌に大別することができる。コアグラーゼは血漿凝固を起こす酵素活性を有するタンパク質で、これによって凝固した血漿で菌体を包むことによって好中球などの食作用に抵抗性を示す。

❶黄色ブドウ球菌 *Staphylococcus aureus*

コアグラーゼ陽性で、ブドウ球菌のなかで最も病原性が高い。通性嫌気性で、食塩に対して抵抗性（食塩耐性）があるので、培地に高濃度の塩化ナトリウムを加えて培養する（ブドウ球菌以外の菌の発育は抑制される）ことにより選択的に増殖させることができる。

健常者でも保菌していることが多く、常在細菌叢の１つである。つまり、感染しているからと言って、必ずしも発病するとは限らない。菌の毒素、菌体外酵素により種々の病態をひき起こされる。以下の感染症の病原体となる。

Ⓐ化膿性炎症

黄色ブドウ球菌は化膿を伴う炎症を起こす細菌（化膿菌）の代表で、伝染性膿痂疹（とびひ）などの皮膚疾患をはじめとして、中耳炎、膿瘍などの原因となる。化膿には菌が産生する毒素であるロイコシジン leucocidin（白血球に毒性を示す）、溶血毒（ヘモリジン hemolysin）などの毒素や、コアグラーゼ、スタフィロキナーゼ staphylokinase（タンパク分解酵素）などの菌体外酵素が関与している。

Ⓑ食中毒

黄色ブドウ球菌は、同菌が産生するエンテロトキシン enterotoxin による毒素型食中毒の原因となる。食品中で菌が増殖し、産生されたエンテロトキシンが含まれる食品を

摂取すると、3〜6時間の短い潜伏期を経て悪心・嘔吐、腹痛、下痢などの症状を呈する。この毒素は耐熱性で、100℃30分の熱処理でも不活化されないので、エンテロトキシンが含まれる食品を加熱しても、黄色ブドウ球菌による食中毒を防ぐことができない。

ⓒ 表皮剥脱性皮膚炎

黄色ブドウ球菌は、同菌が産生する表皮剥脱性毒素 exfoliative toxin による皮膚炎で、水疱、びらんを生じる。全身の皮膚が侵される黄色ブドウ球菌性熱傷様皮膚症候群の原因菌である。

ⓓ 毒素性ショック症候群

黄色ブドウ球菌は、同菌が産生する毒素性ショック症候群毒素-1 toxic shock syndrome toxin-1（TSST-1）による発熱、全身の発疹、低血圧、ショック、肝不全、腎不全などをきたす病態（ブドウ球菌性毒素性ショック症候群 staphylococcus toxic shock syndrome）の原因菌である。

ⓔ その他の感染症

肺炎・肺化膿症、腸炎、敗血症などの原因となる。

[治療]

黄色ブドウ球菌による感染症に対してペニシリンなどの抗生物質が使用されていたが、徐々にペニシリン系抗菌薬を分解するペニシリナーゼ産生菌（耐性菌）が増加してきた。ペニシリナーゼで分解されない性質を備えた合成ペニシリンであるメチシリン、あるいはセファロスポリン（セフェム系抗菌薬）が使用されている。しかし、メチシリンに耐性を示すメチシリン耐性黄色ブドウ球菌 methicillin-resistant *Staphylococcus aureus*（MRSA）も出現し、それはβ-ラクタム系抗菌薬など多くの抗菌薬に耐性を示し（多剤耐性という）、院内感染の原因として最も頻度の高いものの1つとなっている。

ⓕ MRSA 感染症

表在性感染、深在性感染、保菌（不顕性感染）に分けられる。多くの人は MRSA に感染していても発症せず（保菌という）、MRSA 感染症が問題となるのは多くの場合易感染性宿主である。表在性感染には皮膚感染症が、深在性感染には髄膜炎、肺炎・肺化膿症、中耳炎、腸炎、敗血症などがある。

Note

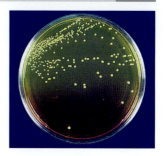

▶ 黄色ブドウ球菌

マンニット食塩培地（生方公子提供）

表皮剥脱性毒素

この毒素は表皮顆粒層に作用して表皮剥脱や水疱形成を生じさせる。黄色ブドウ球菌性熱傷様皮膚症候群や伝染性膿痂疹の原因となる。

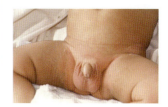

▶ 黄色ブドウ球菌性熱傷様皮膚症候群

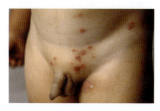

▶ 伝染性膿痂疹

N o t e

▼表9-1　MRSA感染症の院内感染対策

隔離		個室隔離が望ましい。易感染性宿主は逆隔離
防護		隔離患者の場合はガウン、マスク、スリッパを使用
消毒 衛生管理	身体の清潔	排菌していても入浴制限はしない
	寝衣、リネン類	シーツ交換はほこりをたてないよう行う。可能なものはビニール袋に入れて消毒後に洗濯。布団、マットレスは消毒用エタノールで清拭
	食事・食器	食器は通常の消毒
	ゴミなど	ビニール袋に入れて焼却
	便器	洗浄後、塩化ベンザルコニウム、または両性界面活性剤に10分間以上浸漬
	病室（入院中）	床は両性界面活性剤、塩化アルキルポリアミノエチルグリシンで清拭。ドアノブ、ベッドまわりは消毒用エタノール、塩化ベンザルコニウムで清拭
	（退室後）	0.2〜0.5％グルタールアルデヒド噴霧後、3〜12時間放置。ホルマリンガス7時間密閉
	医療従事者の手指消毒	流水と石鹸で手洗い。医療行為の前後に擦式塩化ベンザルコニウム加エタノールを使用
	医療器具・用具	グルタラールに20分間浸漬
法令・届出など		定めはない

MRSAの耐性メカニズム

メチシリンに感受性の黄色ブドウ球菌は、セフェム系抗菌薬が結合する4種のPBP（penicillin binding protein）を産生しているが、MRSAはさらにPBP2'と呼ばれる別のPBPも産生するものもある。

セフェム系抗菌薬のようなβ-ラクタム系抗菌薬はPBPと結合して、細胞壁合成を阻害して細菌の増殖を抑制するが、PBP2'には結合しない。そのためβ-ラクタム系抗菌薬は、PBP2'を産生するMRSAには効果を示さない。

[治療]

　MRSA以外の黄色ブドウ球菌に対してはペニシリナーゼに抵抗性のあるペニシリン系抗菌薬やセフェム系抗菌薬が用いられる。MRSAに対してはバンコマイシン、テイコプラニン、アルベカシンが用いられる。最近、バンコマイシンに耐性を示す新たなMRSAが出現しつつあり、問題になっている。

　黄色ブドウ球菌による院内感染の感染源は、患者あるいは医療従事者で、感染経路は手指や器具を介しての接触感染である。その感染防止対策が重要である（表9-1）。

❷表皮ブドウ球菌 *Staphylococcus epidermidis*

　コアグラーゼ陰性ブドウ球菌で、皮膚に常在する。病原性は弱く、毒素を産生しない。主に易感染性宿主における日和見感染症（尿路感染症、感染性心内膜炎、カテーテル菌血症など）の原因となる。

[治療]

　β-ラクタム系抗菌薬などが用いられる。

B. レンサ球菌 *Streptococcus* 属

増殖の過程で連鎖状に配列するグラム陽性球菌で、自然界に広く分布する。ヒトでは鼻咽頭、口腔、腸管などに常在する。レンサ球菌を血液寒天培地で培養すると、それぞれの菌が産生する溶血毒により集落周囲の赤血球が破壊（溶血）されて、透明または緑色の環（溶血環）ができる。不完全な溶血で緑色の環ができるものをα溶血、完全な溶血で透明の環ができるものをβ溶血という。そのためレンサ球菌は溶血性レンサ球菌、略して溶レン菌とも呼ばれる。また、細胞壁多糖体の抗原性によってA〜V群（I、Jはない）に分類されるが、A群に属するストレプトコッカス・ピオジェネス *Streptococcus pyogenes* はA群レンサ球菌、B群に属するストレプトコッカス・アガラクティエ *S. agalactiae* はB群レンサ球菌とも呼ばれる。

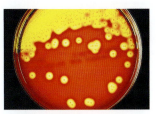

▶ A群レンサ球菌（*S. pyogenes*）
羊血液寒天培地（生方公子提供）

▶ B群レンサ球菌（*S. agalactiae*）
羊血液寒天培地（生方公子提供）

❶ A群レンサ球菌 *Streptococcus pyogenes*

化膿性レンサ球菌ともいう。血液寒天培地でβ溶血を示す。溶血毒 hemolysin としてストレプトリジンOとストレプトリジンSを産生する。また、発熱毒素 streptococcal pyrogenic exotoxin（SPE）を産生する。DNA分解酵素、ストレプトキナーゼ（フィブリンを溶解する酵素）、ヒアルロニダーゼ（結合組織を破壊する酵素）などの菌体外酵素を産生する。以下の感染症の病原体となる。

Ⓐ 咽頭炎・喉頭炎

飛沫などを介して経気道的に感染し、2〜3日の潜伏期を経て発症し、発熱、咽頭痛、咽頭および扁桃の腫脹、リンパ節腫脹などを呈する。舌が赤く腫脹することもある（イチゴ舌）。児童に多くみられる。中耳炎、副鼻腔炎、扁桃周囲膿瘍、敗血症などの化膿性合併症、猩紅熱、レンサ球菌性毒素性ショック症候群などの毒素性合併症、リウマチ熱、急性糸球体腎炎などの非化膿性合併症の原因となる。

[治療]
ペニシリンGの筋注、またはペニシリンVの経口投与が有効である。

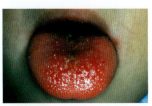

▶ イチゴ舌
（A群レンサ球菌感染症）

Ⓑ 猩紅熱

咽頭炎・喉頭炎に伴って全身の皮膚に紅斑が生じる。紅斑の発生には発赤毒素 streptococcal pyrogenic exotoxin が関

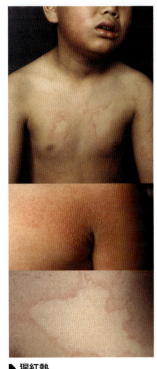

▶ 猩紅熱
（A群レンサ球菌感染症）

与している。

ⓒ膿痂疹（とびひ）、蜂巣炎

菌が皮膚の小さな傷から侵入して化膿性膿疱性病変が出現する化膿性皮膚炎の原因となる。皮下組織に侵入して蜂巣炎（局所の腫脹、発赤、疼痛を呈する）を起こすことがある。

ⓓ劇症型Ａ群レンサ球菌感染症

レンサ球菌性毒素性ショック症候群 streptococcal toxic shock syndrome（STSS）とも呼ばれる。敗血症ショック、多臓器不全などを起こし、致命率は30〜40％に達する。発熱毒が劇症型Ａ群レンサ球菌感染症の発症に寄与している。

［治療］

治療には適切な抗菌薬の静脈投与を要する。壊死した組織の外科的除去（デブリトメント）を必要とすることも多い。

ⓔ急性糸球体腎炎

Ａ群レンサ球菌による咽頭炎、膿痂疹に続発する。感染によってＡ群レンサ球菌成分に対して産生された抗体が抗原 - 抗体複合体を形成する。それが腎臓の糸球体基底膜に沈着し、免疫反応（補体の活性化）によって糸球体が障害され、急性腎不全に基づく症状が出現する。

ⓕリウマチ熱

Ａ群レンサ球菌による咽頭炎などに続発する。発熱、多発関節炎、心臓障害を特徴とする病態をいう。感染によって産生された抗体が心筋、心内膜炎などと交差反応し、心筋、心内膜に障害を起こすと考えられている。

❷Ｂ群レンサ球菌 *Streptococcus agalactiae*

学名をストレプトコッカス・アガラクティエという。腸管に、また、女性では腟に感染し存在していることもある。

新生児が分娩時にＢ群レンサ球菌に感染（産道感染）し、肺炎、髄膜炎、敗血症などを発症することがある。

［治療］

新生児の感染にはアンピシリンの点滴静注が行われる。

❸肺炎球菌 *Streptococcus pneumoniae*

口腔、上気道に常在する。2個の菌が配列しているため肺炎双球菌とも呼ばれる。血液寒天培地でα溶血を示す。特定の莢膜タイプを持つ菌は病原性が強い。莢膜の抗原性の違いから95種類以上の血清型肺炎球菌がある。

肺炎の他、中耳炎、髄膜炎などの原因となる。

[治療]

治療にはペニシリン系抗菌薬、セフェム系抗菌薬が用いられる、ただし、近年、ペニシリン耐性肺炎球菌 penicillin-resistant *Streptococcus pneumoniae*（PRSP）が出現し、問題になっている。

[予防]

予防には主要な莢膜多糖体を抗原とした肺炎球菌ワクチンの接種が有効である。

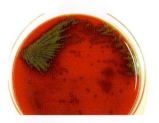

▶肺炎球菌
TCBS 寒天培地（生方公子提供）

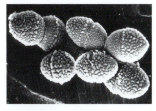

▶肺炎球菌
電子顕微鏡による肺炎球菌（双球菌状）の粒子所見（生方公子提供）

C. 腸球菌 *Enterococcus* 属

消化管に常在する。以前はレンサ球菌のD群に分類されていたが、**腸球菌属**に分類し直された。易感染性宿主に尿路感染症、菌血症、心内膜炎などを起こす。

[治療]

バンコマイシンが有効であるが、近年、バンコマイシン耐性腸球菌が出現し、それが院内感染の原因菌になるなど大きな問題になっている。

2 グラム陰性好気性桿菌および球菌

Note

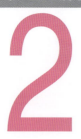

バークホルデリア・セパシア
Burkholderia cepacia

シュードモナス属に分類されていたが、バークホルデリア属に分類し直された。院内感染の原因菌の1つで、易感染性宿主に肺炎、敗血症などを起こす。

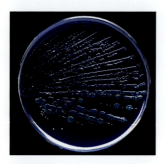

▶緑膿菌
BTB寒天培地（生方公子提供）

A. シュードモナス *Pseudomonas* 属

自然界に広く分布し、栄養の希薄な水中でも発育できる。一端に1〜数本の鞭毛があり、活発に運動する。いわゆる健康人に対する病原性は弱いが、免疫不全の患者や未熟児などの易感染性宿主に重篤な感染症（日和見感染症）を起こす。中でも臨床的に重要なのは緑膿菌 *Pseudomonas aeruginosa* で、院内感染の原因菌として頻度が高い。

❶緑膿菌 *Pseudomonas aeruginosa*

主に土壌や水に生息し、ヒトや動物の皮膚、腸などにも常在している。黄〜緑色の色素（ピオシアニン）を産生し、膿が緑色になるので、この名がつけられた。種々の毒素や菌体外酵素を産生し、主に易感染性宿主における肺炎、尿路感染症、皮膚感染症、敗血症などの原因となる。

[治療]
治療においては多くの抗菌薬に耐性を示すため、抗菌薬の選択が重要になる。アミノ配糖体系抗菌薬のゲンタマイシン、アミカシン、β-ラクタム系抗菌薬のピペラシリン、セフスロジンなどが有効である。しかし、これらにも耐性を示す多剤耐性菌が出現しており、治療を困難にしている。

B. ボルデテラ *Bordetella* 属

小型［$(0.2〜0.5) × 1.0 \mu m$］の桿菌で、重要なのは百日咳菌である。

❶百日咳菌 *Bordetella pertussis*

百日咳の原因菌で、ヒトからヒトへの伝播性が高く、免疫を持たない感受性宿主の場合は90％以上で感染が成立する。飛沫によって経気道的に侵入し、気管上皮に付着して増殖する。血中には侵入しない。種々の毒素（百日咳毒素、アデニルシクラーゼ毒素、気管細胞毒素など）を産生して気管支、細気管支に炎症を起こし、上皮細胞に傷害を与え、壊死させ

る。線毛運動も抑制されるため、気道に分泌物の貯留をきたす。

Ⓐ百日咳

5～14日の潜伏期を経て発症し、悪寒、発熱、倦怠感などのかぜ様症状を呈するカタル期が1～2週続く。カタル期では排菌が認められ、ヒトからヒトへの伝播が起こりやすい病期でもある。次いで咳が強くなり、特有の痙咳期（発作性の咳を反復する病期）が1～6週続く。とくに小児では吸気時に起こる吸気性喘鳴を伴う。通常、7～8週で治癒する。しかし、乳幼児では膿性の分泌物が気管支に貯留し、気管支肺炎を起こし、重篤な状態に陥り、致死的なこともある。百日咳ワクチン未接種の乳幼児、児童に典型的な症状が見られる場合、百日咳が強く疑われる。

[診断]

確定診断は菌の分離培養、蛍光抗体法による百日咳菌抗原の検出などによる。末梢血液検査で、白血球増多、特にリンパ球の著明な増多が特徴の1つである。

[治療]

治療はカタル期にマクロライド系抗菌薬（エリスロマイシンなど）を用いる。

[予防]

予防には百日咳ワクチン（内毒素を用いたコンポーネントワクチン）が有効である。予防接種法に基づいて、百日咳菌ワクチンが用いられる。これまでジフテリアトキソイド、破傷風トキソイドと合わせて3種混合ワクチン（DPTワクチン）接種が行われてきたが、4種混合ワクチン、5種混合ワクチンとして百日咳菌ワクチンが接種されている。

C. ブルセラ *Brucella* 属

ヒトに病原性を示す菌種としてブルセラ・メリテンシス *Brucella melitensis* がある。この菌は元来、ヤギ、ヒツジ、ウシ、ブタなどに感染し、流産を起こすことが知られている。ヒトは汚染された牛乳の摂取、感染動物との接触、汚物処理時の皮膚傷口からの侵入などによって感染する。

Ⓐブルセラ症

感染後1～3週の潜伏期を経て発症し、間欠的な発熱（波状熱）を呈し、倦怠感、背部痛、関節痛などを伴う。

Note 📖

4種混合ワクチン、5種混合ワクチン

2012年11月より、DPTワクチン（3種混合ワクチン）に、不活化ポリオワクチン（IPV）を加えた4種混合ワクチン（DTP-IPV）が使用されている。更に2024年には、この4種混合ワクチンにHibワクチンが混合された5種混合ワクチン（DPT-IPV-Hib）が導入された。

バルトネラ・ヘンゼレ *Bartonella henselae*

ネコひっかき病（皮膚のひっかき傷より侵入して感染し、発熱、局所リンパ節腫脹などを呈する）の原因菌である。

バルトネラ・バシリフォルミス *B. bacilliformis*

オロヤ熱という熱性疾患を起こす。オロヤ熱は免疫不全宿主が発生することが多く、菌血症を伴い、その致命率は約40％に及ぶ。黄疸、肝脾腫、リンパ節腫脹も認められる。慢性期には、四肢関節の裏側に結節が多発する（ペルーいぼ）。

第9章　主な病原細菌と細菌感染症

Note

菌血症

血流中から菌が検出できる状態。全身症状がみられない場合は菌血症、みられる場合は敗血症ということもある。

コクシエラ Coxiella 属

Q熱コクシエラ Coxiella burnetti が属する。従来、リケッチア科に分類されていたが、レジオネラ属と類縁の細菌であることがわかり、コクシエラ属に分類が変更された。本菌はウシ、ヤギ、ヒツジなどの動物の胎盤に多く存在するため、出産後の乾燥した胎盤により土壌が本菌に汚染され、ヒトはその土ぼこりを吸入して感染することが多い。ヒトが本菌に感染すると2～3週の潜伏期を経て、かぜ様症状を呈する（Q熱）。まれに肝炎、肺炎を起こすこともあるが、比較的軽症ですむことが多い。感染症法で「4類感染症」に指定されている。

通性細胞内寄生体（細胞内でも増殖できる細菌）で、抗菌薬が効きにくい。

[診断]

診断は内毒素抗原に対する抗体価の測定による。ブルセラ症は感染症法で「4類感染症」に指定されており、診断後ただちに最寄りの保健所に届け出なければならない。

[治療]

治療はテトラサイクリン、ストレプトマイシンの併用療法が用いられる。

D. フランシセラ *Francisella* 属

この属に含まれる**野兎病菌** *Francisella tularensis* は、野生動物（ウサギ、リス、ネズミ、シカなど）、鳥類、両生類、魚類などが保有する。この菌による野兎病は野ウサギ、リスなどの間で流行しており、ヒトの感染はダニなどに咬まれて感染することが多く、また、野ウサギの皮はぎ、調理などの際に皮膚から侵入、感染することもある。

Ⓐ野兎病

皮膚から菌が侵入すると、数日後に局所の紅斑、圧痛、かゆみを伴う丘疹が生じ、やがて潰瘍を形成する。続いてリンパ節炎を起こし、進行すると**菌血症**に至り、肝臓、脾臓、リンパ節などに壊死をきたす（皮膚潰瘍・腺型野兎病）。経気道経路で感染し、呼吸器感染症を起こすタイプもある（肺型野兎病）。

[診断]

診断は、凝集反応による血中抗体価の測定など血清学的診断による。野兎病は感染症法で「4類感染症」に指定されており、診断後にはただちに最寄りの保健所に届け出なければならない。

[治療]

ストレプトマイシン、ゲンタマイシンが有効である。

E. レジオネラ *Legionella* 属

これまで多くの菌種が発見されているが、40菌種以上のレジオネラ属菌がヒトに病原性を示すことが確認されている。そのうち、ヒトに感染する頻度が最も高いのは**レジオネラ・ニューモフィラ** *Legionella pneumophila* である。

❶レジオネラ・ニューモフィラ *Legionella pneumophila*

自然界では土壌、水などに広く分布し、クーリングタワー（冷却塔）、循環濾過式浴槽、噴水などの水利設備のような環境で増殖した菌がヒトへの感染源となる。水利設備などで増殖したレジオネラ菌はエアロゾル（浮遊粒子）に付着し、そのエアロゾルに含まれる菌が経気道的に体内に入ると感染する（空気感染）。そのためレジオネラ菌による肺炎患者が集団発生することがある。マクロファージなどの貪食細胞に取り込まれても、消化・殺菌効果から逃れて増殖する。増殖した菌はタンパク質分解酵素などの菌体外酵素を産生し、重篤な肺炎を起こす。

Ⓐポンティアック熱

菌の吸入後1〜2日の潜伏期を経て発熱、全身倦怠感、筋肉痛、頭痛などのかぜ様症状を呈する。多くは対症療法のみで1週間以内に治癒する。

Ⓑレジオネラ肺炎

菌の吸入後2〜10日の潜伏期を経て発熱、全身倦怠感、筋肉痛などのかぜ様症状で発症し、次第に咳、痰、胸痛などの呼吸器症状が現れて呼吸困難を呈する。傾眠、意識障害などの精神症状を伴う場合もある。適切な治療が行われないと、急性呼吸窮迫症候群（ARDS）、多臓器不全を起こし、死に至ることがある。

[診断]

診断は、血清中抗体価の測定（蛍光抗体法、酵素抗体法、凝集法など）、尿中抗原の検出などによる。本菌はグラム染色に染まりにくく、ヒメネス染色などの特殊な染色法が用いられる。レジオネラ症は感染症法で「4類感染症」に指定されており、診断後ただちに最寄りの保健所に届け出なければならない。

[治療]

エリスロマイシン、リファンピシン、ニューキノロン系抗菌薬が有効である。β-ラクタム系抗菌薬は無効である。

F. ナイセリア *Neisseria* 属

ソラマメ状の球菌が2個ずつ配列する双球菌で、グラム陰性球菌の代表的な菌である。ナイセリア属菌の中で、ヒトに病原性を示す代表的な菌は**淋菌** *Neisseria gonorrhoeae* と**髄膜炎菌** *N. meningitidis* である。

Note

急性呼吸窮迫症候群

Acute respiratory distress syndrome（ARDS）
疾患（病気）の種類は問わず、重症患者に起こる急速に進む呼吸不全の病態のことを ARDS と言う。血液中の酸素飽和度や動脈血中の酸素分圧が低下する。

Note

性感染症
sexually transmitted disease（STD）

梅毒 syphilis、淋病 gonorrhea、性器クラミジア genital chlamydia が細菌性性感染症で、性器ヘルペス genital herpes、尖圭コンジローマ genital warts がウイルスによる代表的な性感染症である。HIV 感染症、A 型肝炎なども性行為（特に MSM コミュニティの中で）を介してヒトからヒトに伝播している事実があることから、広い意味で性行為感染症に含まれる。性行為を介して男性から女性に伝播するヒト T 細胞白血病ウイルス 1 型（HTLV-1、成人 T 細胞白血病の原因ウイルス）による感染症は、伝播様式、症状の特徴から性感染症には含まれない。治療においては、患者だけでなく、パートナーの治療を同時に行うことが重要である。

---

❶淋菌 *Neisseria gonorrhoeae*

性感染症の 1 つ、淋病の原因菌である。体外の環境では死滅しやすく、培養は比較的難しい。

Ⓐ淋病

性行為を介して感染し、3〜5 日の潜伏期を経て、男性は尿道炎、女性は子宮頸管炎、尿道炎、腟炎を起こす。男性の場合は排尿痛、排膿を伴うので、感染に気づくことが多い。逆に女性の場合は症状が軽いことが多いため感染に気づかないことが多い。男性では膀胱炎、前立腺炎、精巣炎などの原因になり、女性では子宮頸管炎、バルトリン腺炎、子宮内膜炎、卵管炎、卵巣炎などの原因にもなる。不顕性感染でも、感染源となる。産道感染によって新生児に化膿性結膜炎（膿漏眼）を起こすことがある。

[診断]

尿道炎の診断には尿道分泌物をグラム染色し、好中球の中に存在する淋菌（グラム陰性双球菌）の確認が有用である。確定診断には患者の尿道、腟、子宮頸管分泌物などの検体からの淋菌遺伝子検出のための遺伝子増幅法（PCR 法）が用いられる。淋菌の分離・培養検査も有用である。

[治療]

治療はペニシリン系抗菌薬への耐性菌が増えているため、セフェム系抗菌薬のセフトリアキソンまたはアミノグリコシド系抗菌薬のスペクチノマイシンが推奨されている。

❷髄膜炎菌 *Neisseria meningitidis*

健常者の鼻咽頭から分離されることもある。常在菌の 1 つである。経気道的に感染し、血中に入り（菌血症）、中枢神経系に到達して髄膜炎を引き起こす。髄膜炎菌による菌血症では点状皮下出血、紫斑性皮下出血をきたし、致命率が高い。また、両側の副腎に病変が及ぶ劇症型の場合、播種性血管内凝固症候群（DIC）を起こしてショックに陥り、死亡する。ウォーターハウス・フリーデリクセン症候群 Waterhouse-Friderichsen syndrome と呼ばれる。

[診断]

診断は血液中、髄液中の分離培養やラテックス凝集反応などを用いた菌体抗原検出による。感染症法上、5 類感染症に分類されているので、診断後 1 週間以内に最寄りの保健所に報告しなければならない。

[治療]

ペニシリン系抗菌薬が有効である。

G. モラクセラ *Moraxella* 属

モラクセラ属はナイセリア科から、性状の違いにより独立した。ヒトに病気を起こすのは**モラクセラ・カタラーリス** *Moraxella catarrharis* である。かつては易感染性宿主における肺炎や敗血症の原因として知られていたが、近年、慢性気道感染症、副鼻腔炎、中耳炎の原因となることが報告されている。

第9章　主な病原細菌と細菌感染症

3 グラム陰性通性嫌気性桿菌

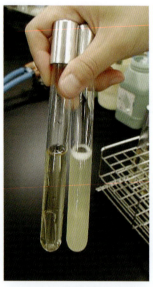

▶ EC管による大腸菌のガス産生
EC 培地（原田誠提供）

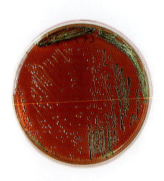

▶ 大腸菌群
EMB 寒天培地（原田誠提供）

1 腸内細菌科 Enterobacteriaceae

腸内細菌科の細菌はヒトや動物の腸管内、土壌、水などに広く分布する。下記のような共通する性質を持つ。

① 無芽胞通性嫌気性のグラム陰性桿菌である。つまり、芽胞を持たず、好気的条件下でも嫌気的条件下でも発育し、グラム染色に陰性を示す桿菌である。
② 検査で汎用される培地でよく発育し、特別な培養条件を必要としない。
③ ブドウ糖を発酵し、酸とガスを産生する。

感染症法で「1類感染症」に指定されているペスト、「3類感染症」に指定されている腸チフス、赤痢といった、ヒトからヒトへの伝播性と病原性が高いものから低いものまでさまざまである。

A. エシェリキア Escherichia 属

❶大腸菌 Escherichia coli

ヒトや動物の腸管内に常在する。大きさは（0.4〜0.7）×（1.0〜4.0）μm の桿菌で、周毛性鞭毛があり、活発に運動する。線毛を有するもの、莢膜を有するものもある。

大腸菌属のうちヒトに病原性を示すものは病原性大腸菌 pathogenic E. coli と総称される。病原性大腸菌は病型、病原因子によって5つに分類されている。

Ⓐ 腸管病原性大腸菌 enteropathogenic E. coli （EPEC）
粘膜上皮細胞に付着し、種々の物質を分泌して上皮細胞の機能に障害を与える。下痢（粘液性、まれに血性）、発熱、嘔吐などの症状が出現する。

Ⓑ 腸管組織侵入性大腸菌 enteroinvasive E. coli （EIEC）
粘膜上皮細胞に侵入し、増殖する。病原性の発現の機序が赤痢菌による赤痢の場合と同様に、腸管粘膜に出血を伴

う潰瘍性病変を引き起こす。症状も赤痢の症状に類似し、発熱、腹痛、水様性下痢、血性・粘液性下痢が出現する。

ⓒ 腸管毒素原性大腸菌 enterotoxigenic E. coli（ETEC）

コレラ毒素によく似た熱に弱い毒素（heat-labile enterotoxin、LT）、熱に強い毒素（heat-stable enterotoxin、ST）を産生し、粘膜上皮細胞の機能に障害を与える。発展途上国における乳幼児の下痢症、旅行者下痢症の主要な原因菌の1つである。

ⓓ 腸管出血性大腸菌 enterohemorrhagic E. coli（EHEC）

主要な病原因子はベロ毒素 Vero toxin（VT）（志賀毒素 Shiga toxin：Stx ともいう）で、タンパク質合成阻害作用を有し粘膜上皮細胞の機能に障害を与える。経口感染後3〜7日の潜伏期を経て、腹痛、下痢、発熱が出現し、血便となる。数％の頻度で溶血性尿毒症症候群 hemorrhagic uremic syndrome（HUS）を合併する。なお、この菌はベロ毒素産生性大腸菌 VT-producing E. coli（VTEC）、［志賀毒素産生性大腸菌 Stx-producting E. coli（STEC）］とも呼ばれる。

ⓔ 腸管凝集付着性大腸菌 enteroaggregative E. coli（EAggEC）

細菌が凝集し塊となって粘膜上皮細胞に付着し、ETECの産生するLTやSTとは異なる耐熱性腸管毒（EAggEC heat-stable enterotoxin、EAST）を産生する。腸管病原性大腸菌と似た症状（水様性下痢、嘔吐、ときに発熱など）を呈する。

これらの大腸菌を細分する血清型はO抗原（細胞壁のリポ多糖）で180種以上、H抗原（鞭毛）で約60種、K抗原（莢膜）で約80種が知られている。腸管出血性大腸菌のなかでもEHEC O157：H7菌による腸炎が食中毒として集団発生することがある。

EHEC O157：H7菌は、大規模な食中毒の原因となることが多い。1996年には大阪府堺市で小学校の給食が原因となるEHEC O157:H7菌による食中毒が発生し、約6,000人の患者が発生した。3人が合併症のHUSを発症して死亡した。

なお、他の大腸菌は食中毒菌として扱われているが、なかでも腸管出血性大腸菌による感染症は感染症法で「3類感染症」に指定されている。大腸菌は腸管以外の感染症の他に尿路感染症（膀胱炎、腎盂炎など）、新生児における髄膜炎、胆嚢炎、創傷感染、敗血症などを起こす。尿道炎などの尿路

Note

溶血性尿毒症症候群
hemorrhagic uremic syndrome（HUS）

溶血性貧血、血小板減少、急性腎機能障害の3徴候が満たされる状態（病態）をHUSと呼ぶ。意識障害を伴うこともある。VTEC感染症以外でもHUSの状態になることもあるが、小児のHUSのほとんどはVTEC感染症による。

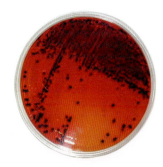

▶ 大腸菌 O157（1）
BCM O157（原田誠提供）

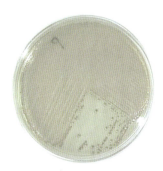

▶ 大腸菌 O157（2）
クロモアガー O157（原田誠提供）

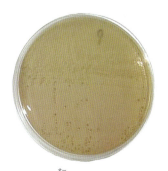

▶ 大腸菌 O157（3）
CT-SMAC（原田誠提供）

感染症の原因として、最も多いのが大腸菌である。

[診断]

　診断は検体からの菌の分離培養、蛍光抗体法、酵素抗体法を用いた菌体抗原の検出、PCR 法を用いた菌遺伝子の検出などによる。

[治療]

　抗菌薬を使用する場合は、セフェム系抗菌薬などの広域スペクトルを有するものを用いる。薬剤耐性菌が増加しているので、感受性試験を行い、適した抗菌薬に変更する。腸管出血性大腸菌は、二次感染、院内感染の原因菌になる場合があるので、その対策が重要である（表9-2）。

▼表9-2　腸管出血性大腸菌感染症の院内感染対策

隔離		頻回の下痢患者は個室管理が望ましい
防護		排泄物に接触する可能性がある時はガウンや手袋などを
消毒 衛生管理	身体の清潔	排泄物による汚染は清拭、シャワー、入浴により除去。手洗いの励行
	寝衣、リネン類	寝具が排泄物で汚染する可能性がある時はラバーシーツなどを使用。排泄物で汚染した下着等は２％クレゾール石鹸液に２時間浸漬後、洗濯
	食事・食器	排便後の手洗い。食器は通常の消毒
	ゴミなど	排泄物で汚染したゴミなどを扱う時は手袋を使用し、ビニール袋に入れて焼却
	排泄物	トイレに流す。トイレ周辺は５％クレゾール石鹸液を散布
	便器	洗浄後、５％クレゾール石鹸液、または蒸気消毒し、乾燥
	病室	病室の消毒は不要。トイレ周辺は５％クレゾール石鹸液を散布
	医療従事者の手指消毒	汚物処理にはディスポーザブル手袋を使用。患者と接触後、流水と石鹸で手洗い
	医療器具・用具	排泄物で汚染したものは材質に応じた薬液を用いて浸漬、清拭
法令・届出など		感染症法（３類感染症）に基づいて届出

B. シゲラ *Shigella* 属

　細菌性赤痢の原因菌で、鞭毛がなく、非運動性である。

❶赤痢菌

　志賀赤痢菌 *Shigella dysenteriae*（A 亜群）、**フレクスナー赤痢菌** *S. flexneri*（B 亜群）、**ボイド赤痢菌** *S. boydii*（C 亜群）、**ソンネ赤痢菌** *S. sonnei*（D 亜群）の４つの亜群に分類され

る。血清型によりさらに細分される。志賀赤痢菌は1898年に志賀潔により初めて分離されたもので、病原性が最も高く、重症の赤痢を引き起こす。

この菌は経口経路によって大腸に到達する。腸管の粘膜上皮細胞に侵入・増殖し、それにより腸管粘膜に出血を伴う潰瘍性病変が出現する。また、志賀赤痢菌の一部は毒素（志賀毒素、ベロ毒素とも呼ばれる）を産生し、粘膜上皮細胞の機能に障害を与える。

Ⓐ 細菌性赤痢

1〜5日の潜伏期を経て発熱、下痢、しぶり腹 tenesmus、膿性粘血便を呈する。通常、発症後1週間ほどで軽快し、その後10日ほどで便の性状も改善する。日本では以前は致死的な志賀毒素を産生するA亜群の感染が多く、重症例も多かったが、近年はD亜群、次いでB亜群の感染例が多い。そのため下痢と軽度の発熱で軽快する例が多く、重症例は減っている。

[診断]

診断は検体から菌の分離培養、菌の鑑別のための各種検査などによる。日本で発生する赤痢の約半数が輸入感染例であり、診断には海外渡航歴の確認も重要である。細菌性赤痢は感染症法で「3類感染症」に指定されており、診断後ただちに最寄りの保健所に届け出なければならない。

[治療]

治療にはニューキノロン系抗菌薬やカナマイシンなどが用いられる。薬剤耐性菌もみられるので、薬剤感受性試験によって適した抗菌薬を選択する。

赤痢菌は少数（10個程度）でも感染が成立するので、患者、保菌者からの二次感染、院内感染の防止が重要である（表9-3）。

C. サルモネラ *Salmonella* 属

サルモネラ属の菌は、ニワトリ、ブタ、ウシなどの家畜、ペットなどの腸管内に広く分布している。周毛性鞭毛があり、活発に運動する。食細胞（好中球、マクロファージなど）に貪食されても、その細胞内で増殖できる性質を持つ（細胞内寄生性）。

経口的に感染し、チフス性疾患や急性胃腸炎を主とする食中毒を起こす。サルモネラ属の菌は、チフス菌とパラチフスA菌、その他の非チフス性サルモネラ菌に大別できるが、

Note

サルモネラ属の菌名

慣用的に属名の後に血清型をつけて記す。たとえば、チフス菌は *Salmonella* Typhi と記すが、属名はイタリック体、血清型は標準体となる。

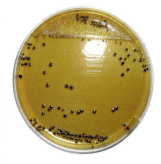

▶ サルモネラ菌
DHL 寒天培地（原田誠提供）

▼表9-3 細菌性赤痢の院内感染対策

隔離		隔離病棟へ
防護		入室時ガウン着用
消毒 衛生管理	身体の清潔	隔離病棟の専用シャワー。投薬後に入浴。排便後の手指消毒
	寝衣、リネン類	リネン類は高圧EO（エチレンオキサイド）ガス滅菌。便、血液で汚染されたものや下着は3％クレゾール石鹸液に浸漬後、80℃の湯で洗濯
	食事・食器	食器は逆性石鹸に浸漬後、煮沸消毒
	ゴミなど	焼却、消毒後廃棄。残飯は汚物浄化槽へ。書類は紫外線殺菌灯使用
	排泄物	汚物浄化槽にて汚水、汚泥に分離後、次亜塩素酸ナトリウムで消毒
	便器	洗浄後、煮沸消毒し、乾燥
	病室（入院中） 　　（退室後）	床等は1％クレゾール石鹸液、ベッド柵等は1％逆性石鹸を使用
	医療従事者の手指消毒	流水と石鹸で手洗い後、ペーパータオル使用。擦式塩化ベンザルコニウム加エタノールで消毒
	医療器具・用具	できるだけディスポーザルを使用。他は3％クレゾール石鹸液浸漬、ないしホルムアルデヒドガス消毒。体温計などは消毒用エタノールで清拭
法令・届出など		感染症法（3類感染症）に基づいて届出

菌体抗原（O抗原）と鞭毛抗原（H抗原）などによる分類で、血清型はなんと2,000種にも及ぶ。

❶チフス菌 *Salmonella enterica serovar Typhi*、パラチフスA菌 *S. enterica serovar Paratyphi A*

チフス菌は腸チフス、パラチフスA菌はパラチフスの病原菌である。腸チフスとパラチフスを総称してチフス症（チフス性疾患）という。パラチフスは腸チフスと類似の症状を呈するが、比較的軽症である。

Ⓐチフス症

チフス菌はヒトにのみ病原性を示し、ヒトからヒトへと伝播する。患者の便などに含まれるチフス菌に汚染された食物や水を摂取することよって経口感染する。菌は小腸の粘膜上皮に侵入し、腸管リンパ組織（パイエル板）で増殖して血中に入り、菌血症を引き起こし、悪寒高熱によって発症する。潜伏期は1〜2週である。40℃前後の高熱が長期にわたって持続し、皮膚に発疹（バラ疹）が生じる。菌はマクロファージ内に寄生し、全身に広がり、骨髄、脾臓、胆嚢、腸管リンパ組織などを侵し、糞便、尿、唾液に

排出されるようになる。後期には腸管リンパ組織の壊死が進み、腸管出血、穿孔などをきたす。パラチフスは腸チフスほど重症にならないのが普通である。

発展途上国の衛生状態のよくない地域で、しばしば流行する。現在の日本では腸チフス、パラチフスとも減少し、患者報告数は年間100前後である。インド、東南アジアなどの衛生環境のよくない地域で流行しており、そうした流行地からの輸入感染例も多い。

[診断]

診断は検体から（発病初期は血中から、それ以降は便や尿から）の菌の検出（分離培養を含む）、血清学的検査による。感染後3週間ほど経過すると、血中にチフス菌やパラチフス菌成分に対する抗体が出現するので、抗体価測定（ウィダール反応という）が行われる。

腸チフス、パラチフスは感染症法で「3類感染症」に指定されており、診断後ただちに最寄りの保健所に届出なければならない。

[治療]

治療はニューキノロン系抗菌薬、テトラサイクリン、セフェム系抗菌薬（第二世代）などが有効である。薬剤耐性菌が増加しているので、薬剤感受性試験によって適した抗菌薬を選択する。

患者、保菌者（健康保菌者の他、回復後も胆嚢内などに菌を長く保有する病後保菌者もいる）の排泄物は感染源となるので、二次感染、院内感染の防止対策も重要である（表9-3参照）。

❷非チフス性サルモネラ菌

急性胃腸炎を主とする食中毒（サルモネラ症）を起こす菌で、代表的なもの（血清型）には *S. enterica serovar Enteriditis*（ゲルトネル菌、腸炎菌）、*S. enterica serovar Typhimurium*（ネズミチフス菌）などがある。

菌を保有する動物やその排泄物で汚染された食物（鶏卵、ニワトリ、七面鳥、カモ、ブタ、ウシなどの肉、牛乳など）、水の摂取を介して経口感染する。ペット（アメリカミドリガメなど）からの感染もある。

🅐サルモネラ症

サルモネラ症は日本でも毎年多くの患者が発生し、菌の増殖活動が盛んになる暑い時期には集団発生も起こる。現在、サルモネラ症の原因菌として最も多いのはゲルトネル

N o t e 📖

ウィダール反応

培養したチフス菌、またはパラチフス菌と患者の血清を混合すると、菌と抗体の反応によって菌の凝集が生じる。

食中毒を起こす主な微生物

[細菌]

毒素型：セレウス菌、黄色ブドウ球菌、ボツリヌス菌。

感染型：サルモネラ属菌、腸炎ビブリオ、腸管出血性大腸菌、その他の病原性大腸菌、ウェルシュ菌、エルシニア・エンテロコリチカ、カンピロバクター・ジェジュニ、ナグビブリオ、セレウス菌、赤痢菌、コレラ菌、チフス菌、パラチフスA菌、エロモナス・ヒドロフィラ、エロモナス・ソブリア、プレジオモナス・シゲロイデス、ビブリオ・フルビアリス

[ウイルス]

ノロウイルスなど

[原虫]

クリプトスポリジウム原虫、サイクロスポーラ原虫、ランブル鞭毛虫、赤痢アメーバ原虫など

第9章　主な病原細菌と細菌感染症

菌で、鶏卵汚染によって世界的に流行している。しかも、鶏卵の汚染は殻表面だけでなく、白身や黄身にまで及んでいる。輸入感染、汚染輸入食品による感染も報告されている。

8〜48時間の潜伏期を経て発症し、下痢、腹痛、悪心・嘔吐、発熱などを呈する。下痢は水様性で、ときに粘血便となる。通常、1週間ほどで軽快する。しかし、小児の場合、敗血症を起こして重症化することもある。

[治療]

軽症の場合は補液以外の特異的な治療（抗菌薬投与）を要しない。症状が強い場合は抗菌薬（ニューキノロン系抗菌薬）を用いることがある。

D. エルシニア *Yersinia* 属

ヒトに病原性を持つのは**ペスト菌、エルシニア・エンテロコリチカ、仮性結核菌**である。ペスト菌は非運動性を、他は運動性を示す。

❶ペスト菌 *Yersinia pestis*

ペストの病原菌である。ペストは細菌感染症のなかで唯一、感染症法で「1類感染症」に指定されている。"致命率の高い細菌感染症"である。

ペスト菌は1894年、香港での流行時、北里柴三郎（1852〜1928）とエルサン（Yersin）によって発見された。元来、げっ歯類（ネズミ、リス、ウサギなど）がペスト菌に感染している。ヒトは菌を保有するネズミを吸血したノミの媒介によって感染する。発病して肺炎（肺ペスト）を起こすと、飛沫感染によってヒトからヒトへと伝播する。

過去何度かペストの大流行が起こっている。14世紀半ばにはヨーロッパで全人口の4分の1から2分の1にのぼる死亡者を出し、「黒死病」として恐れられた。その後、宿主および媒介動物の駆除、有効な抗菌薬の開発などによって感染者、死亡者は著しく減少した。日本では1927年以後発生していない。1994年にインドで比較的大きな流行があり、現在でも輸入感染症として警戒を要する。

Ⓐペスト

ペストは臨床像から腺ペストと肺ペストに分けられる。ノミの刺咬によって感染すると、局所のリンパ節腫脹、化膿・潰瘍が出現し、全身に広がり、敗血症を起こす。さら

に疼痛、発熱、肝腫、脾腫、意識障害、けいれん、出血斑などを呈し、死に至る（敗血症ペスト）。皮膚に出血斑が生じ、全身が黒色になって死亡することから「黒死病」と呼ばれた。患者の飛沫、感染動物の糞尿などの吸入によって感染すると出血性肺炎を起こし、死亡する（肺ペスト）。ヒトからヒトへの伝播性は比較的高い。無治療の場合、致命率は腺ペストで60〜90％、肺ペスト（敗血症ペストを含む）で100％と報告されている。

[診断]

診断は腫脹リンパ節、血液、喀痰などの検体からの菌の分離培養、各種細菌学的検査、血清学的検査による。

[治療]

治療はストレプトマイシン、テトラサイクリン、クロラムフェニコールなどが有効とされる。

❷ エルシニア・エンテロコリチカ *Y. enterocolitica*

家畜、ペット動物、土壌、環境水などに分布する。ヒトには下痢を主症状とする急性胃腸炎を起こす。食中毒原因菌の1つである。

汚染された食物、水を介して経口的に感染し、腸炎による下痢を起こし、微熱、腹痛、血便などを伴い、末梢血液検査では白血球増加を認めることが多い。回盲部の炎症を起こすので、虫垂炎と間違われやすい。

E. クレブシエラ *Klebsiella* 属

ヒトの腸管、口腔、上気道に常在する。厚い莢膜を有する。鞭毛はなく、運動性はない。ヒトに病原性を示すものに肺炎桿菌がある。

❶ 肺炎桿菌 *Klebsiella pneumoniae*

日和見感染、院内感染の原因菌として重要である。肺炎、気管支炎をはじめとして尿路感染症、胆道感染症、敗血症、髄膜炎などを起こす。抗菌薬投与による菌交代現象の主要な原因菌でもある。

[治療]

重症例にはカルバペネム系抗菌薬が、感受性が認められる場合にはセフェム系抗菌薬やペニシリン系抗菌薬が用いられる。

Note 📖

仮性結核菌
Y. pseudotubrculosis

げっ歯類に結核様病変を起こすのでこう呼ばれる。ヒトではエルシニア・エンテロコリチカと同様の症状を呈する。

肺炎桿菌 *K. pneumoniae* の抗菌薬耐性化とESBL

セフェム系抗菌薬やペニシリン系抗菌薬の構造を変化（β-ラクタム環の開裂）させ、抗菌活性を失わせる酵素、基質特異性拡張型β-ラクタマーゼ（extended-spectrum β-lactamase、ESBL）を産生する肺炎桿菌が増加している。そのため本菌による感染症にはカルバペネム系抗菌薬が選択されるようになっている。

第9章　主な病原細菌と細菌感染症

Note

プロテウス属とリケッチア

プロテウス・ブルガリスのOX-19、OX-2、OX-K 株は、リケッチア感染患者の血中の抗体と反応する。これをワイル - フェリックス Weil-Felix 反応といい、リケッチア症の血清学的検査に用いられている。

F. その他の腸内細菌

❶セラチア *Serratia* 属

　最小の細菌の1つ［(0.5〜0.8)×(0.9〜2.0) μm］。赤い色素を産生する（産生しない菌もいる）。代表的な菌は**セラチア・マルセッセンス** *Serratia marcescens* である。日和見感染、院内感染の原因菌で、創傷感染、肺炎、肺化膿症、膿胸、髄膜炎、尿路感染症、敗血症などの原因菌となる。とくに多くみられるのは尿路感染で、尿路カテーテル使用時に多発する。静脈カテーテル、腹腔カテーテルの使用時に菌血症を起こすこともある。

❷エンテロバクター *Enterobacter* 属

　ヒトや動物の腸管内に常在し、下水、河川、土壌などにも分布する。日和見感染の原因菌で、尿路感染症をはじめとして敗血症、肺炎、創傷感染などを起こす。

❸シトロバクター *Citrobacter* 属

　日和見感染の原因菌で、腸管内に常在する**シトロバクター・フレンディ** *Citrobacter freundii*、**シトロバクター・ディバーサス** *C. diversus* は下痢を起こす。新生児に髄膜炎を起こすこともある。

❹プロテウス *Proteus* 属

　ヒトから分離されるもので最も多いのは**プロテウス・ミラビリス** *Proteus mirabilis*、次いで**プロテウス・ブルガリス** *P. vulgaris* である。日和見感染の原因菌で、尿路感染、創傷感染、膀胱留置カテーテル使用時に菌血症を起こす。

2　ビブリオ科 *Vibrionaceae*

　海、河川、湖沼などの水系環境に生息する。形態はコンマ状に湾曲した桿菌で、鞭毛があり、活発な活動性を有する。ヒトに病原性を示すものは**ビブリオ属**、**エロモナス属**、**プレジオモナス属**に、なかでもビブリオ属に最も多く含まれる。

A. ビブリオ *Vibrio* 属

❶コレラ菌 *Vibrio cholerae*

　コンマ状またはバナナ状で、一端に単毛の鞭毛があり、運

動性を示す。

抗原性（O抗原）の違いにより200種以上の血清型に分類される。従来、コレラの原因菌として知られていたのはO1抗原もしくはO139抗原を持つ菌で、コレラ菌またはO1／O139型コレラ菌と呼ぶ。O1抗原もしくはO139抗原を持たない菌をNAG（ナグ）ビブリオと呼ぶ。

コレラ菌はコレラ毒素 cholera toxin（CT）を産生し、その毒素によって激しい下痢を主症状とする疾患（コレラ）を起こす。コレラ菌の生物学的性状の違いによってアジア型（古典型）コレラ菌とエルトール型コレラ菌に分けられる。コレラは19世紀まで何度か大流行しているが、それはインドから世界に拡がったアジア型コレラ菌によるものであった。しかし、20世紀半ばにインドネシアから世界に拡がったエルトール型コレラ菌によるものが流行しはじめ、今日も続いている。

コレラ菌の性状は複雑で、O1型にもコレラ毒素を産生しない菌が存在し、逆に非O1型にもコレラ毒素を産生する菌（O139型コレラ菌）が存在する。コレラ毒素を産生しない非O1型／非O139型、つまりNAGビブリオは、ヒトからヒトへ伝播することもなく、軽い下痢症を起こす程度の食中毒原因菌として知られる。O139抗原性コレラ菌もコレラ毒素を産生し、ヒトからヒトに伝播し、集団発生を起こす。O139型コレラ菌は、インド、バングラデシュのベンガル地方から他の地域に拡がったことから、ベンガルコレラとも呼ばれている。O139型コレラ菌感染症は新興感染症の1つにあげられている。

かつてコレラは日本でも流行していたが、現在は散発例のみで、その多くが輸入感染例である。インド、東南アジアなどでは流行が続いており、日本でも流行する可能性がある。感染症法で「3類感染症」に指定されている。ただし、同法で「コレラ」と指定されているのはO1型コレラ菌、O139型コレラ菌のうち、コレラ毒素産生菌による疾患である。

Ⓐコレラ

コレラ菌に汚染された食物、水を介して経口的に感染する。1～3日の潜伏期を経て、激しい水様性下痢で発症する。菌が小腸に達し、腸管上皮細胞に定着して増殖し、コレラ毒素を産生し、腸管内に多量の水分と電解質を漏出させる（図9-1）。嘔吐、腹痛、発熱が伴うことがある。大量の下痢によって失われる水分は1日10Lに及ぶこともあり、そのため脱水症をきたし、重い脱水症によって循環障害を起こし、死亡することがある。

Note

NAG（ナグ）ビブリオ

"NAG" は non-agglutinable の各単語の頭文字からなる略語である。O1抗原／O139抗原以外のO抗原を有するビブリオ菌のことをNAGビブリオ菌と呼ぶ。なお、NAGビブリオはコレラ毒素を産生しないことから、コレラの原因菌になることはない。

コレラによる下痢の特徴

腸管内に漏出した大量の水分に増殖したコレラ菌が浮遊し、下痢便は白く濁り、米のとぎ汁様になる。

第9章　主な病原細菌と細菌感染症　225

Note

コレラ毒素による下痢症発生のメカニズム

コレラ毒素（cholera toxin：CT）は1分子のAサブユニットと5分子のBサブユニットからなる。消化管の腸管上皮細胞の受容体にBサブユニットを介して結合する。Aサブユニットが腸管上皮細胞の代謝に影響を及ぼす。アデニル酸シクラーゼ活性を高めてアデノシン3リン酸（adenosine triphosphate、ATP）から環状アデノシン1リン酸（cyclic adenosine monophosphate、cAMP）を形成し、その濃度が高まる。その結果、cystic fibrosis transmembrane conductance regulator（CFTR）というCl⁻チャネルを介して細胞内からイオンと水が腸管腔側に移動し、下痢を引き起こす（図9-1）。

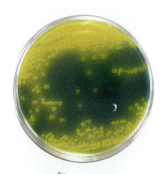

▶ コレラ O1
TCBS 寒天培地（原田誠提供）

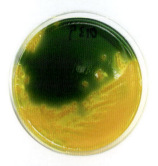

▶ コレラ O139
TCBS 寒天培地（原田誠提供）

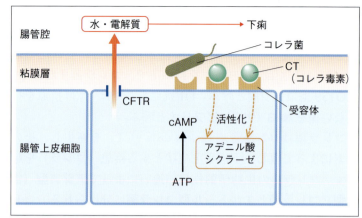

▲図9-1　コレラ毒素による下痢症のメカニズム

CT：cholera toxin（コレラ毒素）
CFTR：cystic fibrosis transmembrane conductance regulator（囊胞性線維症膜コンダクタンス制御因子）
cAMP：cyclic adenosine monophosphate（環状アデノシン1リン酸）
ATP：adenosine triphosphate（アデノシン3リン酸）

なお、O139型コレラ菌によるコレラは水様性下痢のほか、悪心・嘔吐、腹痛、発熱などの多彩な症状を呈するが、O1型コレラ菌によるコレラよりも相対的に軽症のことが多い。

[診断]

診断は検体（便）からの菌の分離培養と、菌型の鑑別のための生物学的検査、血清学的検査などによる。

[治療]

治療は、脱水症に対する対症療法が重要で、水分、電解質の輸液・補液を行う。経静脈輸液が困難な地域（発展途上国）では経口輸液（WHO推奨の経口補液もある）が用いられる。経静脈輸液では塩化ナトリウム、塩化カリウム、乳酸ナトリウム、グルコースの水溶液が用いられる。抗菌薬はテトラサイクリン、ニューキノロン系抗菌薬などが用いられ、罹病期間の短縮に有効とされている。

[予防]

予防には不活化ワクチンがあるが、その効果は限定的である。感染源は患者、保菌者の糞便であり、その扱いに十分な注意が必要である。

❷腸炎ビブリオ *V. parahaemolyticus*

代表的な食中毒原因菌の1つである。1950年に大阪で"シラス干し"による集団食中毒が発生した時、微生物学者の藤野恒三郎によって初めて分離された。好塩性で、海水に生息し、海産魚介類を汚染する。その魚介類を介して経口的

に感染し、毎年多数の腸炎ビブリオ患者が発生している。
　感染源の汚染食品の多くは近海産の魚介類で、多くはその魚介類の生食（刺身、寿司など）によって感染する。魚介類の調理で汚染された調理器具を介して野菜などが汚染され、その野菜などを生食して感染する場合もある。

Ⓐ 腸炎ビブリオ食中毒

　汚染食品の経口摂取後、6〜24時間の潜伏期を経て発症する。下痢、腹痛、嘔吐、発熱などを呈する感染型食中毒を起こす。この菌は小腸の粘膜上皮に定着し、増殖するとき、耐熱性溶血毒（thermostable direct homolysin、TDH）と呼ばれる毒素を産生し、この毒素の作用による腸管上皮細胞の機能障害により、腸管内へ粘液、血液が漏出して、粘血便性下痢が出現する。

[診断]
　診断は便検体からの菌の分離培養、血清学的検査などによる。

[治療]
　治療は脱水症に対して輸液を行う。ニューキノロン系、テトラサイクリン系抗菌薬を用いることもある。

B. エロモナス Aeromonas 属

　淡水中の常在菌で、河川、湖沼、汚水などに分布する。エロモナス・ヒドロフィラ Aeromonas hydrophila、エロモナス・ソブリア A. sobria は食中毒原因菌に指定されている。また、日和見感染症として敗血症、創傷感染などを起こすことがある。

C. プレジオモナス Plesiomonas 属

　プレジオモナス・シゲロイデス Plesiomonas shigelloides のみが属する。淡水中に常在し、淡水魚などを介して経口感染し、急性胃腸炎を起こす。食中毒原因菌の1つである。

3　その他のグラム陰性通性嫌気性桿菌

A. ヘモフィルス Haemophilus 属

　非運動性で多形性を示す。多くはヒト、哺乳類の上気道の常在菌である。

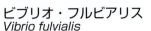

Note

ビブリオ・フルビアリス
Vibrio fulvialis

魚介類を介して食中毒を起こす。食中毒原因菌の1つであり、海外旅行者下痢症の原因菌の1つでもある。

ビブリオ・ミミカス
V. mimicus

魚介類を介して食中毒を起こす。食中毒原因菌の1つである。

ビブリオ・バルニフィカス
V. vulnificus

基礎疾患を持つヒトに創傷感染や敗血症を起こす。

耐熱性溶血毒（TDH）

TDHと呼ばれる毒素は、①細胞破壊作用、②実験用小動物への毒性、③エンテロトキシン様作用、を有する。心筋細胞はTDHに感受性が高く、血中に入ったTDHが心臓に達すると、心不全により死亡することがある。

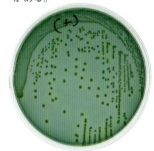

▶ 腸炎ビブリオ菌(1)
TCBS寒天培地（原田誠提供）

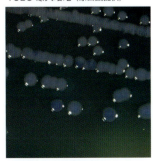

▶ 腸炎ビブリオ菌(2)
ビブリオ寒天培地（原田誠提供）

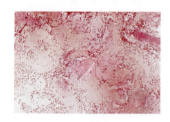

▶インフルエンザ菌
髄液のグラム染色後（生方公子提供）

❶インフルエンザ菌 *Haemophilus influenzae*

　季節性インフルエンザの原因菌と間違われて名づけられた。インフルエンザ菌は莢膜の抗原性の違いからa〜fの6型に分類される。中でもb型インフルエンザ菌の病原性が最も高く、小児の髄膜炎や敗血症、気管支炎、肺炎などの原因菌の1つである。とくに小児では化膿性髄膜炎や喉頭蓋炎の原因となる。b型インフルエンザ菌による喉頭蓋炎では、急激に呼吸不全が出現することから、迅速な治療を要する。

[治療]

　治療には、アンピシリン、セフェム系抗菌薬が有効である。Penicillin-binding protein（PBP）変異によるアンピシン耐性菌の割合が高くなっている。このような菌は β-lactamase negative ampicillin resistant *H. influenzae*（BLNAR）と呼ばれる。アンピシリンなどに耐性を示す菌に対しては第三世代セフェム系抗菌薬、ニューキノロン系抗菌薬が用いられる。ただし、第三世代セフェム耐性菌も増加傾向にある。

[予防]

　b型インフルエンザ菌に対する有効なワクチン（Hibワクチン）が開発され、日本を含め同ワクチンが広く接種されている国ではb型インフルエンザ菌による重症感染症は激減している。

❷軟性下疳菌 *H. ducreyi*

　性感染症の1つである、軟性下疳の原因菌である。性行為によって感染し、24〜48時間の潜伏期を経て、外性器の腫脹、膿疱、疼痛を伴う潰瘍（下疳）を生じる。アフリカ、東南アジアに多い。日本ではまれな疾患である。

第9章　主な病原細菌と細菌感染症

4 グラム陰性嫌気性桿菌および球菌

A. バクテロイデス *Bacteroides* 属

　腸内細菌のなかで最も優勢な属で、糞便中に含まれる細菌の約80%を占め、なかでも多いのが**バクテロイデス・ブルガタス** *Bacteroides vulgatus* である。

　形態は多形性で、大きさは （0.5〜0.8）×（1.5〜4.5）μm であり、芽胞はなく（無芽胞）、鞭毛もない。健康な人に対する病原性は弱いが、易感染性宿主では条件が揃うと種々の感染症を起こす。日和見感染症の原因菌の1つである。代表的な菌種は**バクテロイデス・フラジリス** *B. fragilis* で、莢膜（莢膜多糖体に抗原性があり、膿瘍の形成などにかかわる）があり、酸素による毒性に抵抗性がある（嫌気性菌は酸素下では長く生存できないが、この菌は比較的長く生存できる）。

　消化管に常在するバクテロイデス属菌は、潰瘍、外傷、手術創などを介して血中に入り（菌血症）、腹腔、子宮、皮下・軟部組織、肺、中枢神経系などに達し、そこで病変を起こすことがある。病変としては膿瘍が最も多い。単独で感染を起こすことは少なく、他の菌種と混合感染を起こすことが多い。

　バクテロイデス属菌が関与する感染症としては、婦人科領域では骨盤内炎症、卵巣卵管膿瘍、バルトリン腺膿瘍、腹腔内感染症では腹腔内膿瘍、肝膿瘍、腎周囲膿瘍、中枢神経系では脳膿瘍、硬膜外膿瘍、呼吸器領域では肺化膿症、膿胸などがある。

［治療］

　セフェム系、カルバペネム系抗菌薬、また、β-ラクタマーゼ阻害薬とβ-ラクタム系抗菌薬の併用が有効である。

B. その他のグラム陰性嫌気性桿菌

❶プレボテラ *Prevotella* 属

　口腔内、腟内に常在する。代表的な菌種に**プレボテラ・メラニノゲニカ** *Prevotella melaninogenica*、**プレボテラ・インターメジア** *P. intermedia* などがある。歯肉炎などの原因にな

N o t e

嫌気性菌

嫌気性菌は酸素のない環境下でのみ増殖できる細菌である。グラム陽性桿菌のクロストリジウム属、グラム陰性桿菌のバクテロイデス属、グラム陰性球菌のベイヨネラ属などが知られている。

り、肺化膿症の発生にも関与する。

❷ポルフィロモナス *Porphyromonas* 属

代表的な菌種に**ポルフィロモナス・ジンジバリス** *Porphyromonas gingivalis* がある。歯周病などの原因になる。

❸フソバクテリウム *Fusobacterium* 属

形態が両端が尖った紡錘形をしている。主に口腔に常在する**フソバクテリウム・ヌクレアタム** *Fusobacterium nucleatum*、主に消化管に常在する**フソバクテリウム・ネクロフォルム** *F. necrophorum* が重要である。歯肉炎、肝膿瘍などの原因となる。

C. ベイヨネラ *Veillonella* 属

ヒトの口腔、上気道、腸管、腟内に常在する小球菌（直径 $0.3 \sim 0.5 \mu \mathrm{m}$）である。芽胞は形成しない。この菌は心内膜炎、肝膿瘍、肺感染症、慢性副鼻腔炎などの感染部位から他の菌種とともに分離される。病原性についてはまだ十分にわかっていない。

第9章　主な病原細菌と細菌感染症

5 グラム陽性桿菌

1 有芽胞桿菌

　増殖に必要な栄養素が枯渇し、増殖に適さない環境になると、芽胞を形成する細菌である。数多くの有芽胞菌が存在するが、ヒトに病原性を示す重要な有芽胞菌は**バシラス属**と**クロストリジウム属**に含まれる。

　芽胞はいわば休眠状態にある菌で、熱、放射線、抗菌薬、消毒薬などに強い抵抗性を示す。煮沸しても死滅させることはできず、芽胞を死滅させるためには、高圧蒸気滅菌器を用いた、高圧下、121℃、20分間の加熱処理が必要である。医療器具・用具の滅菌には、高圧蒸気滅菌法を用いる必要がある。

A. バシラス *Bacillus* 属

　好気性または通性嫌気性の大型の桿菌で、土壌、水などの環境中に広く分布する。ヒトに病原性を示すものとして重要なのは**炭疽菌** *Bacillus anthracis* と**セレウス菌** *Bacillus cereus* である。

❶炭疽菌 *Bacillus anthracis*

　1877年にコッホ Robert Koch により炭疽の病原菌として初めて純培養された菌である。炭疽は本来家畜の病気で、ヒトはヒツジ、ヤギ、ウシなどの感染動物との直接的接触によって感染する。

　この菌は（1.0〜1.2）×（3〜10）μm の大型の桿菌で、鞭毛はなく、運動性はない。莢膜があり、この莢膜が病原性の発現に影響を与えている（莢膜を欠くと病気を起こさない）。死んだ動物の体内で芽胞を形成し（生きた動物の体内では芽胞を形成しない）、芽胞に汚染された草や飼料を食べた動物が感染すると、炭疽を発病して死亡することがある。

Note

枯草菌（こそう）

学名はバシラス・サチリス *B. subtilis*。腐生菌で、土壌などに広く分布する。非病原性であるが、まれに日和見感染を起こすことがある。

炭疽菌とバイオテロ

2001年にアメリカで、この菌を含む"白い粉"を郵便で政府機関やマスコミ機関に送りつけるというバイオテロが発生し、この菌の芽胞を吸入もしくは接触によって約20人が感染し、死亡者も出ている。

第9章　主な病原細菌と細菌感染症　231

Ⓐ炭疽

ヒトの感染では皮膚炭疽、肺炭疽、腸炭疽の3つの型がある。皮膚炭疽は芽胞が皮膚の傷から侵入し、水疱、膿疱などの皮膚症状が出現し、膿疱が破れて潰瘍となる。リンパ節腫脹を起こし、敗血症に進展して多臓器不全で死亡することがある。肺炭疽は芽胞の吸入により発熱、胸痛、咳などで発症し、次いで呼吸困難とチアノーゼを呈し、死に至る。腸炭疽は感染動物の肉を食する経路で感染する場合が多い。

治療にはペニシリン系、フルオロキノロン系、テトラサイクリン系の抗菌薬が用いられる。

❷セレウス菌 *Bacillus cereus*

細菌性食中毒の原因菌の1つである。大型の桿菌で、鞭毛があり、莢膜はない。

この菌による食中毒は下痢型と嘔吐型に分けられる。下痢型は8～16時間の潜伏期を経て発症する。食物中で増殖した菌が消化管に達し、下痢原性毒素を産生し、腸管上皮細胞を刺激して腹痛を伴う水様性下痢を引き起こす。嘔吐型は1～6時間の潜伏期を経て、食物中で増殖した菌が産生した嘔吐毒によって発症する。日本では嘔吐型が多い。また、セレウス菌は易感染性宿主に対し、日和見感染症として創傷感染、菌血症、敗血症、心内膜炎などを起こすことがある。

B. クロストリジウム *Clostridium* 属

クロストリジウム属の細菌は、嫌気性菌、つまり無酸素の状態でのみ増殖する。土壌中や哺乳動物の消化管内に常在する。芽胞を形成し、熱、乾燥、薬剤に対して強い抵抗性を示す。ヒトに病原性を示す菌種は破傷風菌 *Clostridium tetani*、ボツリヌス菌 *C. botulinum*、ウェルシュ菌 *C. perfringens*、ディフィシル菌 *C. diffcile* である。

❶破傷風菌 *Clostridium tetani*

破傷風の原因菌で、細長い $[(0.3～0.6) \times (3～9) \mu m]$ 桿菌である。周毛性鞭毛があり、運動性を有する。莢膜はない。芽胞は菌体の末端に位置し、菌体の幅より大きいので、"太鼓のバチ状" に見える。

破傷風菌は土壌に生息し、ヒトは創傷が土壌などで汚染され、創傷部の組織が壊死したり、異物（土壌など）の汚染によって嫌気状態となったときに芽胞が発芽して増殖する。破

傷風菌の増殖過程で破傷風菌毒素（テタノスパスミン tetanospasmin）が産生される。この毒素は神経毒で、創傷部より血中に入り、血流にのって神経筋接合部に到達し、神経内に取り込まれる。上行性に移動して脳脊髄（中枢神経）に達して病原性を発揮する。中枢神経系に到達した破傷風菌毒素は、抑制性シナプスを遮断し運動系の活動の亢進（痙性麻痺）を引き起こす。次いで興奮性シナプスも遮断し、麻痺が増強する。

Ⓐ破傷風

　通常、創傷発生4〜7日後に創傷付近に違和感、不快感を生じ、肩こり、舌のもつれ、顔のゆがみなどを伴う。その1〜2日後に特有の開口障害（牙関緊急（がかんきんきゅう）という）が出現し、嚥下障害、発語障害、歩行・起立障害などを伴う。顔面筋がけいれんし、苦笑いに似た顔つきになる。発症数日後にけいれん発作を起こすようになり、多くが呼吸筋のけいれんによって呼吸困難状態に陥り、死亡することもある。

[予防]

　予防接種（破傷風トキソイド）が有効である（p. 211、「百日咳」参照）。

[治療]

　治療は、感染後できるだけ早期に十分な抗毒素血清（破傷風免疫ヒトグロブリン）を投与することである。抗毒素血清は毒素が神経細胞に結合してからでは効果が期待できない。

❷ボツリヌス菌 *C. botulinum*

　ボツリヌス菌は土壌、河川、湖沼に分布する。嫌気性で周毛性鞭毛があり、運動性を有する。莢膜はなく、芽胞は中央または端近くに位置する。ボツリヌス毒素 botulinum toxin を産生し、ボツリヌス中毒を起こす。毒素型食中毒を起こす代表的な細菌の1つである。ボツリヌス毒素はその抗原性の違いからA〜Gの7つの型があり、ヒトに食中毒を起こすのは主としてA型、B型、E型である。ボツリヌス菌に汚染された食品が十分に処理されないまま缶詰やびん詰などで密閉されると、菌が嫌気的条件下に置かれて増殖し、菌体内で毒素を産生し、菌の自己融解によって毒素が食品中に放出される。この食品を摂取すると、毒素が小腸で吸収されて血流にのって全身をまわり、運動神経末端と自律神経末端に作用し、アセチルコリンの分泌を抑制する。その結果、筋肉の弛緩性麻痺が現れる。

Note

飯寿司

飯寿司は生の魚肉と飯を麹で発酵させて製造される（麹はカビであり、酸素を消費し、嫌気状態をつくる）。食べる前に十分加熱すれば、毒素を不活化することができる。ボツリヌス毒素は熱に弱いタンパク質で、100℃で1分間、75〜85℃で5〜10分間の加熱で不活化が可能である。近年、自宅で飯寿司が製造されなくなりつつあり、メーカーにより安全管理下で製造されるようになっている。そのため飯寿司によるボツリヌス中毒例は減少している。

「からしレンコン」によるボツリヌス中毒の発生

1984年に熊本において製造された食品「からしレンコン」が、ボツリヌス菌（A型）に汚染されていて、これを原因とするボツリヌス中毒流行が（患者数36人、死亡者11人）が発生した。

第9章　主な病原細菌と細菌感染症　233

Ⓐボツリヌス中毒

食品摂取後2〜40時間の潜伏期を経て、下痢、嘔吐などの胃腸症状、複視、瞳孔散大、眼瞼下垂、嚥下困難などの運動神経麻痺症状を呈する。呼吸筋麻痺によって自発呼吸ができなくなり、死亡する例もある。致命率は数％〜30％といわれる。原因食品は、欧米では自家製のハム、ソーセージ、缶詰、びん詰など（A型、B型）が主であるが、日本ではほとんどが飯寿司（E型）である。

他には乳児ボツリヌス症、外傷性ボツリヌス症がある。前者はボツリヌス菌の芽胞を含むハチミツなど（離乳食）を介して生後3週間〜8か月の乳児が消化管感染症を起こすもので、便秘、筋力低下などを呈する。消化管（大腸と考えられている）内で増殖する際に産生されるボツリヌス毒素の作用による症状である。致命率は食中毒型ボツリヌス症より低い。後者は破傷風と同様に創傷感染によるボツリヌス症である。日本では毎年数例が報告されているが、発展途上国では比較的多い。

[治療]

治療はできるだけ早期に十分な抗毒素血清（ボツリヌスヒト免疫グロブリン）を投与することである。なお、抗毒素血清は、発症初期には原因毒素の型がわからないので、A型、B型、E型に対する抗体が含まれる多価血清を用いる。

❸ウェルシュ菌 *C. perfringens*

嫌気性の大型［(0.8〜1.5)×(2〜4)μm］の桿菌で、鞭毛はない。芽胞はやや端寄りに位置する。毒素を産生し、その毒素によってガス壊疽や毒素型食中毒を起こす。

Ⓐガス壊疽

クロストリジウム属菌の創傷感染によって、皮下組織、筋肉の急激な壊死が引き起こされる疾患をガス壊疽という。組織中の糖類が分解されてガスが発生し、組織が破壊され、細かい気泡を生じる。最も多い原因菌がウェルシュ菌 *Clostridium perfringens* で、次いでクロストリジウム・セプチカム *C. septicum*、クロストリジウム・ノヴィ *C. novyi* である。

ウェルシュ菌は種々の毒素を産生する。ガス壊疽に関与する重要な毒素の1つは細胞膜に損傷を与え、溶血や細胞壊死を起こす毒素（α毒素）である。

[診断・治療]

ガス壊疽の診断は創傷部の組織、膿汁からの菌の検出に

よる。治療は、高圧酸素療法、創傷部の外科的切除（デブリードメント）を行う。

❸毒素型食中毒
食中毒は、**ウェルシュ菌**が産生する**エンテロトキシン**に汚染された食物の摂取によって起こる。摂取後12〜24時間の潜伏期を経て下痢、腹痛で発症するが、一過性のことが多い。
[診断・治療]
食中毒の診断は糞便中からのエンテロトキシンの検出による。治療は輸液などの対症療法である。

❹ディフィシル菌 *C. difficile*
嫌気性の長い桿菌 [$0.5 \times (6〜8) \mu m$] で、周毛性鞭毛がある。**腸管毒**（トキシンA）と**細胞毒**（トキシンB）を産生し、抗菌薬の投与によって腸内細菌叢が乱されたとき、ディフィシル菌が増殖して**偽膜性大腸炎**や下痢症を引き起こす。増殖時に産生される毒素の作用による症状である。
[治療]
治療は原因である抗菌薬の投与を中止することである。**バンコマイシン**、**メトロニダゾール**が用いられる。

2 無芽胞桿菌

A. リステリア *Listeria* 属

ヒトに病原性を示す菌種に**リステリア・モノサイトゲネス** *Listeria monocytogenes* がある。比較的小さな桿菌 [$0.5 \times (0.5〜2) \mu m$] で、数個の菌がレンサ状に連なるグラム陽性菌である。周毛性鞭毛があり、運動性を有する。芽胞、莢膜はない。**通性嫌気性**、または**微好気性**である。マクロファージに貪食されても殺菌されず、増殖する**細胞内寄生菌**である。

この菌は土壌、水などの環境に広く分布し、哺乳類、鳥類、魚類、昆虫類などからも分離される。ヒトは土壌などの環境から感染する。動物が感染源となることもある。

妊婦が感染し、胎盤を介して胎児が感染した場合、多くは流産や死産となる（**周産期リステリア症**）。出生しても、新生児は敗血症、肺炎、髄膜炎などを起こし、死亡したり後遺症を残したりすることが多い（**新生児リステリア症**）。

成人では、易感染性宿主（臓器移植患者、糖尿病患者、肝

Note

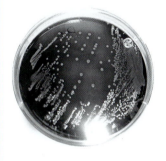

▶リステリア
パルカム・リステリア選択寒天培地
（原田誠提供）

乳酸桿菌 *Lactobacillus* 属

ヒトへの病原性はないが、口腔、消化管、腟で常在細菌叢を形成し、ヒトと関係の深い細菌である。通性嫌気性で、糖を分解してエネルギー代謝を行うため、糖がないと生育できない。乳酸桿菌の代謝産物の約半分は乳酸である。腟においては糖から産生された乳酸によりpHを酸性に保って他の菌の増殖を抑制し、感染防御に役立っている。また、いくつかの菌種はヨーグルト、チーズなど発酵や食品の製造に用いられている

疾患患者、エイズ患者、副腎皮質ステロイド剤服用者、抗菌薬を投与されている者など）が日和見感染として同菌による髄膜炎や敗血症などをきたすこともある（成人リステリア症）。

　また、この菌に汚染された食品（殺菌不完全な牛乳、チーズ、野菜など）を摂取して下痢、嘔吐、発熱などの症状を引き起こすが、数日で治癒する。

[治療]

　治療は、ペニシリンG、アンピシリン、エリスロマイシン、テトラサイクリンが有効である。

第9章　主な病原細菌と細菌感染症

6 らせん菌

1 スピリルム科 *Spirillaceae*

らせん状のグラム陰性桿菌で、一端または両端に鞭毛を持つ。**スピリルム属、カンピロバクター属、ヘリコバクター属**を含む。

A. スピリルム *Spirillum* 属

菌体の形状は、らせん状で2〜3回ねじれている。両端に鞭毛を有し、運動性がある。

スピリルム・ミナス *Spirillum minus* は鼠咬症スピリルムの病原菌である。この菌に感染しているラット、マウス、モルモット、ネコ、イヌなどの動物の咬傷によってヒトが感染する。受傷後7日以上の潜伏期を経て、咬傷部の腫脹、疼痛、潰瘍で発症し、悪寒、発疹、発熱が起こる。

[治療]

ペニシリン、ストレプトマイシン、テトラサイクリン系抗菌薬などが有効である。

B. カンピロバクター *Campylobacter* 属

菌体の形状は、らせん状で1〜数回ねじれている。一端または両端に1本の鞭毛があり、運動性を有する。微好気性で、芽胞は形成しない。

カンピロバクター・ジェジュニ *Campylobacter jejuni* はヒトに急性胃腸炎（カンピロバクター腸炎）を起こす。感染型食中毒原因菌の1つである。この菌に汚染された食物（生肉、飲料水など）を介して感染し、1〜7日の潜伏期を経て下痢、腹痛、発熱、全身倦怠感などを呈し、ときに嘔吐、血便を伴う。下痢は水様性であったり、泥状で、膿、粘液、血液が混じることがある。まれに敗血症、髄膜炎を起こすこともある。

Note 📖

ビブリオ属とカンピロバクター属

ビブリオ *Vibrio* 属菌も菌体が長く、ねじれているが、カンピロバクター属菌はさらに長く、ねじれも多い。現在カンピロバクター属に分類される菌種は以前ビブリオ属に分類されていた。たとえば、家畜に流産や腸炎を起こすビブリオ・フィタス *V. fitus* と呼ばれていた菌は、カンピロバクター属の分類がビブリオ属から独立すると、カンピロバクター属に分類されることになりカンピロバクター・フィタス *C. fitus* となった。

Note

[治療]

　治療は対症療法で軽快する例が多いが、**エリスロマイシン、ニューキノロン系抗菌薬**などが有効である。

C. ヘリコバクター *Helicobacter* 属

　オーストラリアの医師ウォーレン（Warren）とマーシャル（Marshall）によって慢性胃炎患者の胃粘膜病変から分離された。形態はカンピロバクターに似ており、一端に複数の鞭毛（カンピロバクターは1本）があり、活発な運動性を有する。鞭毛はタンパク質の膜に包まれ、胃酸から守られている。微好気性で、芽胞は形成しない。

　ヒトの胃から検出されるのは**ヘリコバクター・ピロリ** *Helicobacter pylori*、**ヘリコバクター・ハイルマニ** *H. heilmannii* などで、他に腸管から検出される菌種、肝・胆道系から検出される菌種もある。

　ヘリコバクター・ピロリは強いウレアーゼ活性を発現し、胃内で食物に含まれる尿素を分解してアンモニアを生成して胃酸を中和し、胃内に定着する。急性胃炎および慢性胃炎を起こし、**胃・十二指腸潰瘍**の発生、再発に関与する。また、動物実験で、ヘリコバクター・ピロリ感染によって胃がんが生じることが確認されており、この菌の感染が**胃がん**発生の重要な危険因子の1つに挙げられている。

[診断]

　診断は胃生検材料から菌の分離培養、染色による組織中の菌体抗原の検出、ウレアーゼテスト、ヘリコバクター・ピロリ抗体検査、尿素呼気テストなどによる。

[治療]

　胃潰瘍や胃炎の原因がヘリコバクター・ピロリによる感染であることが明らかにされ、抗菌薬による治療が可能となった。外科的治療を要する胃潰瘍患者が減少したメリットはとても大きい（p. 146 参照）。

　抗菌薬としては**アモキシシリン、クラリスロマイシン、エリスロマイシン、テトラサイクリン、メトロニダゾール**などが有効である。ヘリコバクター・ピロリ感染の胃・十二指腸潰瘍患者に対し、胃酸の分泌を抑制する**プロトンポンプ阻害剤**である**ランソプラゾール**または**オメプラゾール、アモキシシリン、クラリスロマイシン**の3剤併用療法が行われている。

ウレアーゼテスト

胃生検材料からヘリコバクター・ピロリのウレアーゼを検出する検査法。尿素を含む培地に生検材料を加えて、1〜2時間後に培地の色の変化をみる。陽性の場合、本菌のウレアーゼにより尿素がアンモニアに変化し、培地を橙〜赤色へと変化させる。

尿素呼気テスト

生体に無害な ^{13}C でラベルした尿素を被験者に飲ませる。胃粘膜中にヘリコバクター・ピロリが陽性の場合、^{13}C ラベル尿素が分解され、呼気中に $^{13}CO_2$ が排出される。

2 スピロヘータ科 Spirochaetaceae

形態が細長いらせん状で、特有のらせん運動を行う細菌群を**スピロヘータ**と総称する。ヒトに病原性を示すものにはスピロヘータ科の**トレポネーマ属、ボレリア属**、レプトスピラ科の**レプトスピラ属**が含まれる。

グラム陰性菌であるが、一般のグラム陰性菌と異なり、外側が膜状構造（外鞘）で包まれている。鞭毛によって運動するが、一般の細菌と異なり、その鞭毛が菌体の外に出ていない。軸糸またはペリプラスム鞭毛と呼ばれる鞭毛線維が菌体内（外鞘の内側で、細胞表面に密着）に収まっている。（図9-2、図9-3）

A. トレポネーマ Treponema 属

大きさが $(0.1～0.4) × (5～20) \mu m$ のらせん状で、らせんが右巻きのものと左巻きのものがある。梅毒の原因体として知られる**トレポネーマ・パリダム** Treponema pallidum はこの属に含まれる。

❶梅毒トレポネーマ Treponema pallidum subsp. pallidum

性感染症の1つ、**梅毒** syphilis の病原体である。中央の軸糸（鞭毛線維）を中心に活発な回転運動性を有する。ほとんどが性行為による接触感染であるが、母体から胎児への経胎盤感染、輸血による感染もある。

一般的に適切な抗菌薬による治療を受けなければ梅毒は以下のように進行する。

①第1期梅毒

性的接触の約3週間（10～30日）後、感染局所（陰茎、外陰部、腟、口唇など）に硬結（初期硬結）が出現する。この硬結は無痛性で、暗赤色の丘疹となり、自然に消失するか、潰瘍（**硬性下疳**）を形成して治癒する。その後、鼠径部リンパ節の無痛性腫脹をきたすが、3～4週で治り、しばらく無症状で経過する。

②第2期梅毒

感染後約3か月を経過すると、全身の皮膚、粘膜に発疹が出現する。体幹、四肢、顔面に生じるかゆみを伴わない紅斑（**梅毒性バラ疹**）、全身に生じる暗赤色の丘疹（**丘疹性梅毒疹**）をはじめ、扁平コンジローマ（陰部、口腔粘膜に生じる**扁平丘疹**）、脱毛などの多彩な皮膚・粘膜病変を

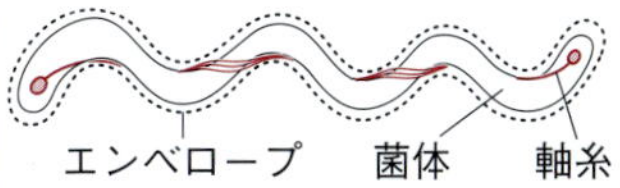

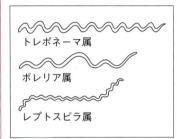

▲図9-2　スピロヘータの基本構造
（山西弘一監：標準微生物学．p.220、医学書院、2005 より改変）

▲図9-3　スピロヘータの形態

Note

先天梅毒
congenital syphilis

妊娠中の女性が梅毒トレポネーマに感染している場合、または、新たに感染した場合に、適切な治療を受けなければ、経胎盤経路で胎児が梅毒トレポネーマに感染し、死亡したり重篤な障害を持って生まれたりする。約半数の先天梅毒患者は、出生時無症状であっても、実質性白内障、難聴、ハッチンソン歯（**ハッチンソン三徴候**という）が出現する。近年、梅毒患者が増加し、それに伴い先天梅毒患者報告数も増加している。

Note

梅毒血清反応

[非特異的反応]
カルジオリピンという脂質を抗原として用いる方法で、ワッセルマン反応（抗梅毒トレポネーマ抗体を検出するための補体結合反応）、ガラス板法（カルジオリピンと患者血清を混ぜ、凝集の有無を判定する）、RRRカードテスト（着色剤を用いてカルジオリピンと患者血清中の抗体との反応複合体を観察する迅速診断法）がある。

[特異的反応]
梅毒トレポネーマ（またはその菌体成分）を抗原として用いる方法で、梅毒トレポネーマ赤血球凝集テスト（菌体抗原をヒツジ赤血球に吸着させ、患者血清を加えて赤血球凝集反応を見る）、梅毒トレポネーマ蛍光抗体吸収テスト（菌体に結合した患者の抗体を蛍光色素で標識した抗ヒト免疫グロブリン抗体で検出する）がある。

新興回帰熱

2011年にロシアで流行している回帰熱が新規のボレリアによることが明らかにされた。その病原体が、1995年に北海道のツルツェマダニから分離されていた *Borrelia miyamotoi*（本菌を発見した宮本健司博士にちなんで命名されている）であった。日本では北海道を中心に毎年10人程度の患者が報告されている。

生じ、治癒と再発を繰り返す。

③第3期梅毒

感染後約3年を経過すると、諸臓器（皮膚、骨、内臓臓器）にゴムのような硬さの腫瘤（ゴム腫と呼ばれる）が形成され、動脈には大動脈炎、大動脈瘤などをきたす。

④第4期梅毒

感染10年以後は中枢神経系が障害され、運動障害、知覚障害、記憶障害、認知症などをきたす。

第1期、第2期梅毒では潰瘍などの病変部に多数の梅毒トレポネーマが存在し、ヒトからヒトへの伝播性も高い。第3期以降では病変部の梅毒トレポネーマはわずかとなり、他者への感染源にはならなくなる。

[診断]

診断は病変部の梅毒トレポネーマの検出（第1期のみ。第2期以降は検出が困難）、血清中の抗体の検出（梅毒血清反応）による。後者には非特異的反応と特異的反応により調べる方法がある（Note参照）。

[治療]

治療には経口合成ペニシリン系抗菌薬の28日間投与が有効であるが、ペニシリンアレルギーのある場合はエリスロマイシン、テトラサイクリン系抗菌薬などが用いられる。

B. ボレリア *Borrelia* 属

形態は3〜10回のゆるやかならせん状で、周毛性鞭毛がある。ヒトはシラミ、ダニの媒介によって感染する。

回帰熱ボレリア *Borrelia recurrentis* は東、中央アフリカ、南米の一部にみられる回帰熱（3〜4日の発熱期と1〜2週の無熱期を交互に繰り返す疾患）の病原体である。

ライム病ボレリア *B. burgdorferi* は1975年に米コネチカット州ライムで発見され、新興感染症の1つにあげられているライム病の病原体である。ヒトは、ライム病ボレリアを有するマダニに咬まれて感染する。吸血部の遊走性紅斑、インフルエンザ様症状で発症し、髄膜炎、神経根炎、脳神経炎を起こす（ライム病）。

なお、ライム病は、日本では北海道や長野で流行している。

[治療]

治療は、ペニシリン、テトラサイクリン、マクロライド系抗菌薬が有効である。

C. レプトスピラ *Leptospira* 属

人獣共通感染症の1つ、レプトスピラ症の病原体である。形態が細いらせん状で、両端が鉤状に曲がっている。鞭毛があり、運動性がある。偏性好気性菌で、酸素下でないと増殖できない。

ヒトに病原性を示すものではレプトスピラ・インタロガンス *Leptospira interrogans* が重要である。この菌には300近くの血清型があり、黄疸性レプトスピラ症（以前はワイル病と呼ばれていた）を起こす黄疸出血性レプトスピラ菌 *L. interrogans serovar icterohaemorrhagiae* はその代表の1つである。

Ⓐ レプトスピラ症 *Leptosprosis*

レプトスピラ症は、感染動物（げっ歯類、ウシ、ブタ、ヒツジ、イヌなど）の尿を介して、あるいは尿に汚染された水、土壌を介して経皮感染する。3〜15日の潜伏期を経て発熱、頭痛、筋肉痛、結膜充血、発疹などを呈し（第1期）、その後、黄疸、出血傾向、腎不全、循環不全などをきたすこともある（第2期、黄疸出血性レプトスピラ症）。多くの場合、第1期で軽快するが、第2期に進展すると致命率が高い。

[治療]

治療はテトラサイクリン系抗菌薬（ドキシサイクリンなど）が著効する。ペニシリン、ストレプトマイシン系抗菌薬も有効である。予防にワクチンが開発されているが、日本ではその使用は認可されていない。

第9章　主な病原細菌と細菌感染症　241

7 放線菌と関連細菌

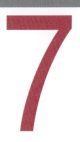

Note

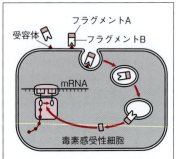

ジフテリア毒素の感受性
細胞への結合と侵入

▲図9-4　ジフテリア毒素のタンパク質合成抑制の作用機序
（山西弘一監：標準微生物学．p.274、医学書院、2005より改変）

フラグメントAとフラグメントBからなり、フラグメントBが宿主細胞の受容体に結合し、細胞内に取り込まれると、毒性を持つフラグメントAが分離し、リボソームに達してタンパク質合成を阻害する。

A. コリネバクテリウム *Corynebacterium* 属

一端が**棍棒状**の（coryneは棍棒の意）グラム陽性の桿菌である。鞭毛はなく、芽胞を形成しない。ヒトに病原性を示すもので重要なのは**ジフテリア菌** *Corynebacterium diphtheriae* である。

❶ジフテリア菌 *Corynebacterium diphtheriae*

1884年に初めてジフテリア菌が培養され、1888年にジフテリア毒素が発見された。そして1891年に北里柴三郎とベーリングによってジフテリア抗毒素血清療法が開発された（p.28参照）。この菌は大きさが（0.3〜0.8）×（1〜8）μmの多形性を示す桿菌で、好気性あるいは通性嫌気性である。アニリン色素で染色すると、菌体内に本来の染色と異なった色に染まる顆粒（**異染小体**）が観察される。

ジフテリア毒素 diphtheria toxin と呼ばれる外毒素を産生し、ジフテリアを起こすことで知られるが、ジフテリア菌には毒素を産生する菌としない菌がある。ジフテリア菌は元来毒素を産生しない（染色体DNAに毒素産生の遺伝情報がコードされていない）菌であるが、一部がジフテリア毒素を産生する遺伝子を有するファージ（細菌に感染するウイルス）に感染し、増殖の際にその毒素を産生してジフテリアを起こす菌となる。

患者、保菌者の飛沫を吸入することによって経気道的に感染し、気道粘膜で増殖し、毒素を産生して粘膜組織の壊死を引き起こす。壊死部に炎症が生じ、フィブリン、白血球などが滲出して灰白色の偽膜を形成する。この偽膜が咽頭から鼻腔に広がると鼻咽頭ジフテリア、喉頭、気管にまで広がると喉頭ジフテリアとなる。

［症状］

2〜7日の潜伏期を経て、咽頭痛と発熱で発症し、頭痛、倦怠感、嚥下痛などを呈し、ときに嘔吐を伴う。咽頭、扁桃に偽膜が生じ、鼻咽頭ジフテリアになると鼻閉塞、鼻出血を、喉頭ジフテリアになると嗄声、**犬吠様咳嗽**、呼吸困難な

どをきたす。小児では偽膜が気道を閉塞し、窒息死することがある。

菌は気道に形成されている偽膜中で、毒素を産生する。偽膜局所は出血によって暗赤色となり、組織の壊死が進む。毒素が血流にのって全身に拡がり、心筋、肝臓、腎臓、副腎などに障害を起こし、神経系組織にも障害を起こす。局所病変の回復後、軟口蓋、眼筋、下肢筋などの麻痺（ジフテリア後麻痺）、心筋障害を起こすことがある。

[診断]

診断は検体（偽膜片、または偽膜部位のぬぐい液）からの菌の検出（染色検査で異染小体を確認、培養検査で菌の分離）による。菌の毒素産生性の検査も行う。ジフテリアは感染症法で「2類感染症」に指定されており、診断した医師はただちに最寄りの保健所に届出なければならない。

[治療]

治療は毒素に対する抗毒素血清療法と菌に対する化学療法を併用する。抗毒素血清療法はできるだけ早期に行う（毒素が細胞に結合すると、抗毒素抗体の作用を受けにくくなる）。抗毒素血清はジフテリア毒素に対する抗体を含むウマの血清（ウマに毒素を投与し、毒素に対する抗体を誘導してつくる）が用いられる。抗菌薬はペニシリン系、マクロライド系、テトラサイクリン系抗菌薬などが用いられる。

[予防]

予防にはトキソイドワクチンが有効である。トキソイドはジフテリア毒素をホルマリン処理して無毒化したものである。これを接種することで、ジフテリア毒素に対する免疫（抗ジフテリア毒素抗体）が誘導される。日本では予防接種法により乳児期から幼児童期（生後3か月〜小学6年）にジフテリアトキソイドワクチンが接種されている（p. 211、「百日咳」参照）。

B. マイコバクテリウム *Mycobacterium* 属

Myco は真菌、bacterium は細菌を意味し、マイコバクテリウムは真菌と細菌の中間という意味である。この属の菌は細胞壁に多量の脂肪酸を含むため、染色されにくく、いったん染色されると酸やアルコールで脱色されにくい性質（抗酸性）を持つことから、抗酸菌 acid-fast bacteria とも呼ばれる。グラム陽性、偏性好気性の桿菌で、分岐状に発育する。芽胞、莢膜、鞭毛はない。

この属には多くの菌種が含まれるが、培養可能な菌群と培

第9章　主な病原細菌と細菌感染症　243

非結核性抗酸菌

結核に似た肺疾患を起こすマイコバクテリウム・カンサシイ *Mycobacterium kansasii*、トリ型結核菌 *M. avium*、マイコバクテリウム・イントラセルラレ *M. intracellulare*、皮膚潰瘍を起こすマイコバクテリウム・ウルセランス *M. ulcerans*、マイコバクテリウム・マリナム *M. marinum*、化膿性病変を起こすマイコバクテリウム・フォーチュイタム *M. fortuitum* などが含まれる。

養不能な菌に大別される。前者はさらに結核菌群と非結核性抗酸菌に分類される。結核菌群にはヒト型結核菌、ウシ型結核菌、ネズミ型結核菌、アフリカ型結核菌の4菌種が含まれる。培養不能な菌には、ヒトに病原性のあるものとして、らい菌 *Mycobacterium leprae* が含まれる。

❶結核菌 *Mycobacterium tuberculosis*

結核の病原菌である。大きさが $(0.2～0.6)×(1～10)\mu m$ の細長い桿菌で、グラム陽性であるが、染色されにくい。抗酸染色（チール・ネルゼン染色）により陽性を呈する。発育が遅いため、培養に長時間を要する（小川培地と呼ばれる固形培地で4～8週間、液体培地で10～14日）。環境に安定で、喀痰中の菌は直射日光下で20～30時間、日陰で数週間～数か月生存する。熱、消毒薬にも抵抗性を示す。加熱による殺菌には60℃で20～30分、75℃で5分間かかる。消毒薬による殺菌には5％フェノール溶液、5％クレゾール液で24時間を要する。

世界的には有病者は2,000万人を超えている。抗菌薬が発達し、感染症で死亡するヒトが減少している今日においても、結核は人類にとっては、いまだに脅威となっている。先進国のなかでは日本の結核患者は比較的多かったが、今では他の先進国の患者数の頻度まで低下している。

感染源は結核患者で、その飛沫核を介して伝播する（いわゆる空気感染）。結核菌は細胞内寄生性である。初感染の場合、経気道的に吸入された結核菌が肺に達し、肺胞マクロファージに貪食されて肺門リンパ節に移行し、マクロファージ内で増殖し（細胞内寄生性）、マクロファージを破壊し、別のマクロファージに感染する。この感染に対し、約4～6週後に免疫が誘導される。細胞性免疫が誘導されると、細胞傷害性Tリンパ球が感染マクロファージを破壊する。破壊されたマクロファージは、結核性病変に特徴的な乾酪壊死を伴う肉芽腫を形成する。結核菌はこの病巣に存在するが、低酸素などの環境のため、増殖は抑制されている。これが第一次感染であり、約85％は免疫が成立して発病せず、約15％が発病する（初感染結核症）といわれている。

その後、感染者の10～20％が二次結核を発病する（既感染結核症）。宿主側の発病要因としては過労、低栄養、高齢、免疫抑制剤の使用、慢性疾患（悪性腫瘍、糖尿病、腎不全など）、HIV感染などによる免疫能の低下があげられる。感染から発病するまでの期間も感染後数か月～数十年と幅がある。

肺で結核菌が増殖し、肺結核となり、病巣は慢性炎症、乾

酪壊死をきたし、肉芽腫を形成する。病巣と気管支がつながり、内容が排出されるようになると、結核性の空洞を生じる。肺全体にびまん性に結核病変が広がることもある（粟粒結核）。その空洞でも結核菌の増殖が続き、患者は咳、痰とともに菌を排出し続け、他者への感染源となる。結核の80％は肺結核であるが、肺の病巣から結核菌がリンパ節、胸膜、泌尿・生殖器、骨・関節、髄膜・中枢神経系、腹膜・消化管などへ血行性、リンパ行性に移行し、肺外結核を発病することがある。肺結核では咳、痰が持続し、血痰、胸痛、軽度発熱、体重減少などを伴う。肺外結核ではそれぞれの部位に特有の症状を呈する。また、易感染性宿主では結核菌が急速に増殖して全身に播種することがある。

　結核予防には BCG（bacille Calmette-Guerin）ワクチンがある。ウシ型結核菌を継代培養してつくられた弱毒生ワクチンで、初感染結核症の発病をある程度（幼児期の接種で70〜80％、成人の接種で50％程度）抑制するといわれている。

[診断]

　診断には検体（喀痰など）中の結核菌の証明が重要である。1つは喀痰塗抹検査で、抗酸性染色をして喀痰中の結核菌を検出し、その菌数（ガフキー号数）によって排菌の程度・状態を判定する（表9-4）。分離培養は一般的に小川培地を用いて行うが、4〜8週間を要する。PCR 法（核酸増幅法）を用いて結核菌の遺伝子を検出する方法もある。この方法は迅速性においてすぐれている。また、胸部 X 線所見、ツベルクリン皮内反応は補助検査として有用である。

[治療]

　治療は抗結核薬による。抗結核薬のうちイソニアジド（isoniazid、INH）、リファンピシン（refampicin、RFP）、エタンブトール（etanbutol、EB）、ストレプトマイシン（streptomycin、SM）、ピラジナミド（pyrazinamide、PZA）は肺結核に対する標準的な初回治療法に用いられている。抗結核薬は一般的な化学療法薬に比べて副反応が起こりやすく、治療中は十分な注意が必要である。

・標準治療法 A

　初期2か月は INH、RFP、PZA、SM（または EB）を併用、その後4か月は INH、RFP（または EB）を併用。治療期間は計6か月。

・標準治療法 B（PZA 投与不能の場合）

　6か月は INH、RFP、SM（または EB）を併用（SM は初めの2〜3か月は毎日）、その後3〜6か月は INH、RFP を併用。治療期間は計9〜12か月。

Note

ガフキー号数

喀痰塗抹検査で結核菌が検出された場合、その検体に含まれる菌の量を、顕微鏡の1視野（拡大500倍）あたりに検出される菌の個数に応じて段階分けする基準。

▼表9-4　ガフキー号数

1	全視野 1〜4	少数（±）
2	数視野 1	（＋）
3	1視野 1	中等数（＋＋）
4	〃 2〜3	
5	〃 4〜6	
6	〃 7〜12	
7	〃 13〜25 やや多数	多数（＋＋＋）
8	〃 26〜50 多数	
9	〃 50〜100 はなはだ多数	
10	〃 100〜 無数	

ツベルクリン反応

ツベルクリンは結核菌を液体培地で培養した際、培地中に放出される菌体成分（タンパク質）で、結核感染の有無を判定する免疫反応の抗原として用いられている。皮内に接種すること（ツベルクリン反応）によって結核菌に対する細胞性免疫を検知することができる。

▼表9-5 抗結核薬

薬剤	作用	副作用
イソニアジド（INH）	細胞壁構成成分（ミコール酸）合成を阻害	肝障害、末梢神経炎、皮疹
リファンピシン（RFP）	菌のRNA合成を阻害	肝障害、胃腸障害
エタンブトール（EB）	菌のRNA合成を阻害	視力障害、肝障害、四肢のしびれ
ストレプトマイシン(SM)	菌のタンパク質合成を阻害	第8脳神経障害（聴力障害、平衡障害、耳鳴り、めまい）、腎障害
ピラジナミド（PZA）	ピラジン酸に変換し、菌に毒性を示す	関節痛、高尿酸血症、肝障害
カナマイシン（KM）	菌のタンパク質合成を阻害	第8脳神経障害、腎障害
エンビオマイシン(EVM)	菌のタンパク質合成を阻害	第8脳神経障害、腎障害
エチオナミド（TH）	細胞壁構成成分合成を阻害	胃腸障害、肝障害、中枢神経症状、脱毛、生理不順
サイクロセリン（CS）	細胞壁合成を阻害	けいれん、精神障害、多幸症
パス（PAS）	葉酸合成を阻害	胃腸障害、アレルギー反応、肝障害、腎障害

N o t e

感染危険度指数

ガフキー号数×咳の持続期間（月単位）により算出し、10以上を「最重要」、0.1〜9.9を「重要」、0および肺外結核を「その他」として二次感染対策実施の目安とする（厚生労働省のガイドライン）。

▼表9-6 結核の院内感染対策

隔離		排菌者は個室隔離（陰圧、独立空調、HEPAフィルター）気管支内視鏡室、採痰、喀痰吸引、吸入などを行う部屋も同様が望ましい。また、結核患者と一般患者がエレベーターなどを同時使用することがないように配慮
防護		排菌者と接する場合はN95規格のマスク(空気感染防止)、ガウン
消毒衛生管理	身体の清潔	隔離病室専用の風呂、シャワー
	寝衣、リネン類	寝具は日光消毒、紫外線殺菌灯。通常の洗濯、または0.1％次亜塩素酸ナトリウムに浸漬後、洗濯
	食器類	通常の洗浄、または次亜塩素酸ナトリウムに浸漬後、水洗い
	病室	十分に換気する（7〜12回/時間）。空調を再循環させないベッド柵、オーバーテーブル、椅子。床などは次亜塩素酸ナトリウム、または消毒用アルコールで清拭
	医療従事者の手指消毒	処置ごとに擦式手指消毒、クレゾール石鹸水、流水で手洗い
	医療器具・用具	患者と接触した器具（内視鏡、カテーテルなど）は滅菌し、他は洗浄後、慎重に消毒（次亜塩素酸ナトリウム、消毒用エタノール使用）
届出など		感染症法による。発生届、入退院届、医療費の公費負担など

近年、多剤耐性結核菌（RFP、INHを含む2剤以上の抗結核薬に耐性を示す）が出現し、問題になっている。

[結核対策]

日本における結核対策は結核予防法に基づいて行われていたが、2007年4月に「感染症の予防及び感染症の患者に関する法律（感染症法）」に統合された。結核は2類感染症に位置づけられ、結核を診断した場合、医師は最寄りの保健所

に報告しなければならない。外来患者にしても、入院患者にしても、結核患者が発生した場合、院内感染委員会に報告して対応のあり方を決定する。喀痰塗抹検査の結果が陽性であれば隔離要、陰性であれば隔離不要となる。隔離は一般的には結核病床を持つ施設への転院による。

結核菌感染を調べるための検診では<u>ツベルクリン反応</u>を実施し、最近の感染が疑われる場合には抗結核菌薬の予防投与を行う（INH を 6〜12 か月内服する）。

❷らい菌 *M. leprae*

<u>ハンセン病</u>（Hansen's disease）の病原菌である。グラム陽性、抗酸性の桿菌で、"らい球"と呼ばれる塊を形成する。

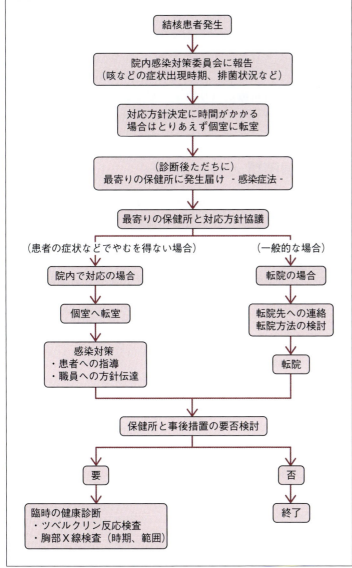

▲図9-5　結核院内感染予防の手引き

> **Note**
>
> **非結核性抗酸菌（non-tuberculosis mycobacterium、NTM）感染症**
>
> 結核菌 *Mycobacterium tuberculosis*、らい菌 *M. leprae* 以外の抗酸菌は NTM と呼ばれる。NTM は、土壌や河川などの環境中に存在する菌であり、ヒトは吸入等の気道経路で感染する。ヒトからヒトへの感染伝播はない。肺に主な病巣を形成する<u>肺 NTM 感染症</u>と皮膚に病巣を形成する<u>皮膚 NTM 感染症</u>がある。
>
> 最近の日本では、結核患者の新規発生数よりも、NTM 感染症患者の新規発生数の方が多くなっている。
>
> 抗菌薬による治療に抵抗性を示す場合が多く、治療に難渋し、死亡する場合も比較的多い。

まだ、人工培養はできていない。経気道的に感染するが、ヒトからヒトへの伝播性は非常に低いとされている。

　感染すると皮膚、末梢神経、粘膜に増殖性炎症に基づく特徴的な病変が出現する。斑、丘疹、結節（らい腫）などの皮疹を生じ、病変部に菌が多数存在する（らい腫型）。皮膚には斑（紅斑、色素脱失斑など）が生じる（類結核型）。ただし、病変部に菌がほとんど存在しない。末梢神経の障害により知覚障害、運動障害を起こす。

　1996年4月にそれまでハンセン病流行予防の基礎的指針であった患者隔離を基本とした「らい予防法」が廃止され、感染症法に統一された。長期にわたり患者の人権を著しく侵害してきた隔離や行動制限などの規制は撤廃された。

［診断］

　診断には検体（鼻粘膜、皮膚の組織）の抗酸性染色による菌の検出、特異的な血清抗体の検出、PCR法による菌遺伝子の検出などを行う。

［治療］

　治療は多剤併用療法（リファンピシン、ジアミルジフェニルスルホン、クロファジミン）が推奨されている。

C. 放線菌類 *Actinomycetes*

　菌糸 hypha をつくって発育する。放線菌属とノカルジア属などが含まれ、真菌に性状が近い細菌群である。

❶放線菌属 *Actinomyces*

　土壌、ヒトや動物の口腔内に常在する菌で、放線菌症を起こす。放線菌症では頭部、腹部、胸部などに慢性肉芽腫病変が生じ、蜂巣炎，膿瘍が形成され、脳膿瘍、肺膿瘍が引き起こされることもある。

❷ノカルジア属 *Nocardia*

　土壌、水、動物などに分布し、経気道的に感染し、ノカルジア症を起こす。ノカルジア症は易感染性宿主における日和見感染症として発症することが多く、肺膿瘍、脳膿瘍、腎膿瘍、皮下膿瘍などが引き起こされる。

8 マイコプラズマ リケッチア クラミジア

第9章 主な病原細菌と細菌感染症

A. マイコプラズマ *Mycoplasma*

　グラム陰性で、細胞壁とペプチドグリカンはなく、通常の細菌よりも小型の細菌である。細胞壁がないため柔軟で多形性、大きさも直径0.1〜0.5μmとまちまちである。小型のため素焼きの濾過器を通過するので、細菌ではあるにもかかわらずウイルスと同様に「濾過性病原体」に分類される。鞭毛はなく、非運動性である。リケッチア、クラミジアと異なって細胞寄生性はなく、自立増殖を行う。寒天培地で培養すると、目玉焼き様のコロニーを形成するのが特徴である。

　マイコプラズマは自然界に広く分布しており、すべての動物、植物、昆虫にも寄生し、ヒトの粘膜にも常在する。ヒトに病原性を示すのは**マイコプラズマ属**、**ウレアプラズマ属**で、中でも**肺炎マイコプラズマ**が重要である。

❶肺炎マイコプラズマ *Mycoplasma pneumoniae*

　飛沫によって経気道的に感染し、マイコプラズマ肺炎を起こす。典型的な胸部X線所見は、間質性の浸潤影で、原発性非定型肺炎（primary atypical pneumonia）または異型肺炎（atypical pneumonia）と呼ばれる。マイコプラズマ肺炎は頭痛、発熱、倦怠感などのインフルエンザ様症状で発症し、高熱と激しい咳が続く。一般に1〜2週間で軽快する。しかし、中耳炎、発疹、肝機能障害、心内膜炎、心筋炎、ギラン・バレー症候群、髄膜炎、血小板減少症などの血液異常などの肺外合併症を起こすこともある。

[診断]
　診断には、一般的に抗体を検出する方法が用いられる。IgM抗体の検出またはIgG抗体の急性期と回復期における上昇を確認する。

[治療]
　治療にはマクロライド系、ニューキノロン系、テトラサイクリン系抗菌薬が有効である。ペプチドグリカンを持たないため、β-ラクタム系抗菌薬は無効である。

Note

ウレアプラズマ
Ureaplasma urealyticum

ヒトに非淋菌性尿道炎を起こす。また、子宮頸管炎との関連も疑われている。

ギラン・バレー症候群
Guillam-Barré syndrome (GBS)

感染症罹患の1〜2週間後に四肢麻痺の症状が出現することがある。感染症の原因となった病原体に対する免疫反応が、運動神経優位の機能障害を引き起こす病態をGBSという。ただし、GBSの原因となる病原体が明らかにされる例はまれである。

Note

B. リケッチア *Rickettsiaceae*

グラム陰性で、普通の細菌より小さく〔(0.2〜0.6)×(0.4〜2.0) μm〕、多形性である。偏性細胞寄生性（生きた細胞のなかでのみ増殖できる）で、2分裂によって増殖する。

自然界でリケッチアを保有している動物を宿主（保有動物）、宿主である哺乳動物にリケッチアを媒介する節足動物をベクター（媒介動物）という。ヒトはベクター（ノミ、シラミ、ダニ）の媒介によって感染する。ヒトに病原性を示すものにはリケッチア *Rickettsia* 属の発疹チフスリケッチア *Rickettsia prowazekii*、発疹熱リケッチア *R. typhi*、紅斑熱リケッチア、オリエンチア *Orientia* 属のツツガムシ病リケッチア *Orientia tsutsugamushi* などがある。

❶発疹チフスリケッチア *Rickettsia prowazekii*

発疹チフスの病原体で、学名をリケッチア・プロワツェキィという。コロモジラミ、アタマジラミによって媒介される。発疹チフスはシラミが繁殖する非衛生的な環境下で流行する。

Ⓐ発疹チフス

感染後1〜2週の潜伏期を経て、突然の悪寒、発熱、頭痛、筋肉痛で発症し、その後、全身に発疹（バラ疹）が生じる。意識障害、幻覚などの中枢神経症状、頻脈、血圧低下などの循環器障害を呈することもある。

シラミが患者を吸血すると、リケッチアはシラミの体内に入る。シラミの体内に入ったリケッチアは消化管内で数日かけて増殖し、糞便とともに排泄される。シラミが人を吸血する際にシラミが脱糞し、吸血部位はかゆみを伴う刺し口となり、そこを掻くとリケッチアが擦りこまれて感染する。

❷発疹熱リケッチア *R. typhi*

発疹熱の病原体で、学名をリケッチア・チフィ *R. typhi* という。ネズミを宿主、ノミをベクターとし、ヒトはノミに刺されて感染する。比較的軽症で予後はよい。

❸日本紅斑熱リケッチア *R. japonica*

日本紅斑熱の病原体で、学名をリケッチア・ジャポニカという。四国、九州、本州に存在する。ベクターはマダニで、2〜10日の潜伏期を経て頭痛、発熱、悪寒によって急激に発

発疹チフスの国内流行

日本では1914年（大正3年）に7,000人を超える発疹チフス患者が報告されている。その後次第に減少したが、第2次世界大戦中から戦後にかけて再び増加した。戦後の1946年（昭和21年）には、3万人を超える患者が報告されている。しかし、1957年（昭和32年）の発疹チフス患者1名の報告を最後に国内発生例はない。

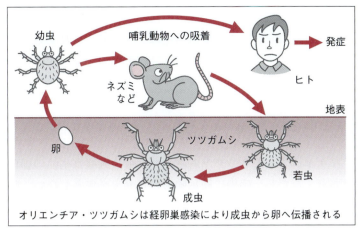

▲図9-6　オリエンチア・ツツガムシの生活環と感染様式

症し、その後、高熱、紅斑を生じ、刺し口（ダニに刺された局所の皮膚病変）を認める。

❹ツツガムシ病リケッチア *Orientia tsutsugamushi*

ツツガムシ病の病原体で、学名**オリエンチア・ツツガムシ**という。ツツガムシはマダニよりも小型の節足動物である（図9-6）。

日本では2種類のツツガムシ病がみられる。1つは秋田、山形、新潟の河川流域にみられる古典的ツツガムシ病で、7月から9月にかけて発生する。アカツツガムシによって媒介される。他方は北海道、沖縄を除く日本全国で発生する新型ツツガムシ病で、秋から冬にかけて発生し、フトゲツツガムシ、タテツツガムシによって媒介される。流行の時期が異なるのは、媒介ダニの孵化の時期の違いによる。

Ⓐツツガムシ病

ツツガムシに咬まれて1～2週の潜伏期を経て、頭痛、関節痛を伴って急激に発熱し、全身に発疹が生じ、リンパ節腫脹を呈し、刺し口（ツツガムシに刺された局所の皮膚病変）を認める。発疹が全身に広がる。肺炎、脳炎などを合併して死亡することもある。

❺腺熱リケッチア症

病原体は**ネオリケッチア・センネツ** *Neorickettsia sennetsu* である。発熱、全身のリンパ節腫脹、リンパ球の増加などを呈する。主に西日本で流行している。

> **Note**
>
> **ロッキー山紅斑熱**
> 病原体はリケッチア・リケッチィ *Rickettsia rickettsii*。マダニの媒介によって感染し、発熱、発疹を呈する。北米、中南米で流行している。

[治療]

　いずれのリケッチア症も治療はテトラサイクリン系抗菌薬が有効である。リケッチアには細胞壁はないので、β-ラクタム系抗菌薬は無効である。

C. クラミジア Chlamydiaceae

　リケッチアと同じくグラム陰性で、偏性細胞寄生性の細菌である。ただし、感染に節足動物の媒介を必要としない。感染（寄生）した細胞のエネルギー代謝に依存して増殖する。感染細胞内で封入体を形成し、基本小体と網様体と呼ばれる特異な増殖環（増殖過程）を有するなどの点でリケッチアと異なる。

　クラミジアは基本小体→網様体→基本小体という増殖過程を示す。基本小体は小型の粒子で、感染性を有する。基本小体は、細胞表面に吸着し、貪食によって細胞内に入り、食胞（ファゴソーム）に取り込まれ、網様体に変換する。網様体は大型の菌体で、2分裂によって増殖し、基本小体に変換する。多くの基本小体が細胞外に放出され、新たな細胞に吸着・感染する（図9-7）。

　クラミジアの新しい分類ではクラミジア科は病原性クラミジア pathogenic Chlamydia と環境クラミジア environmental Chlamydia に分類される。ヒトに病原性を示すものとしてはクラミジア属のトラコーマ・性器クラミジア Chlamydia trachomatis と肺炎クラミジア C. pneumoniae、オウム病クラミジア C. psittaci が重要である。

❶トラコーマ・性器クラミジア Chlamydia trachomatis

　眼や泌尿・生殖器の粘膜に感染し、それぞれトラコーマや性

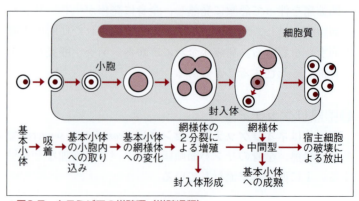

▲図9-7　クラミジアの増殖環（増殖過程）
（水口康雄、中山宏明、南嶋洋一：微生物学. p.165、南堂、2003 より改変）

器クラミジア感染症などを起こす。ヒトからヒトへ伝播する。

Ⓐトラコーマ

急性濾胞性結膜炎として発症し、やがて角膜に血管が侵入して慢性化する（トラコーマ性パンヌスという）。角膜混濁などによって視力低下を起こす。現在の日本ではほとんど見られなくなったが、アフリカ、アジアの途上国では現在も流行している。患者や保菌者の眼粘膜分泌物が付着した指やタオルを介してヒトからヒトへ伝播する。

Ⓑ性器クラミジア感染症

性感染症のなかで最も多い。男性では尿道炎を起こす。1〜2週の潜伏期を経て排尿時痛、尿道不快感などで発症する。病原体による感染が上行性に拡がり、精巣上体炎、前立腺炎を起こすこともある。女性では尿道炎や腟炎のほか、子宮頸管炎、子宮内膜炎、卵管炎、さらに骨盤腹膜炎を起こすことがある。男性であっても女性であっても症状が比較的軽い場合が多く、気づかないまま感染源となる。また不妊の原因、子宮外妊娠の原因にもなる。

生殖器から指やタオルを介して眼へ伝播され、封入体結膜炎を起こすことがある。また、妊婦がトラコーマ・性器クラジミアに感染していると、分娩時に新生児が経産道的に感染（接触感染）し、新生児結膜炎、肺炎を発症することがある。

[診断]

男性の初尿、女性の頸管分泌物を検体としてPCR法によりクラミジアのDNAを増幅、検出して診断する。

[治療]

治療はテトラサイクリン系、マクロライド系、ニューキノロン系抗菌薬が有効である。

❷肺炎クラミジア *Chlamydia pneumoniae*

クラミジア肺炎の病原体である。肺炎マイコプラズマ同様に異型肺炎の原因となる。肺炎以外に上気道炎、副鼻腔炎、気管支炎などを起こし、咳、発熱、咽頭痛も伴う。白血球増加、CRP上昇などが認められる。不顕性感染も多く、発症しても軽症のことが多い。成人では抗体保有率が60〜70%に達する。

[診断]

診断は抗体価の測定、菌の分離培養、抗原の検出などによる。

Note

鼠径リンパ肉芽腫

以前、第4性病といわれていた、クラミジアによる性感染症の1つ。感染4週頃に鼠径リンパ節が腫脹し、その後、化膿して膿汁を排出する。現在はまれである。

[治療]

治療はテトラサイクリン系、マクラロイド系、ニューキノロン系抗菌薬が有効である。

動脈硬化病変に肺炎クラミジアの存在が確かめられた例があることから、肺炎クラミジアと動脈硬化や冠動脈疾患（心筋梗塞や狭心症）との関連が注目されているが、いまだに結論は得られていない。

❸オウム病クラミジア *Chlamydia psittaci*

オウム病の病原体である。種々の鳥類に感染しており、ヒトはトリの排泄物を吸入することによって感染する。オウム病と名づけられているが、オウムに限らず、セキセイインコからの感染も多く、ハトも感染源となる。ヒトからヒトへは伝播しない。オウム病は、人獣共通感染症の1つである。

❹オウム病

感染後7～14日の潜伏期を経て悪寒、発熱、頭痛、倦怠感が出現し、肺炎を発症することがある。軽症の場合は数日で解熱するが、重症の場合は2週間ほど高熱が続く。

[治療]

治療にはテトラサイクリン系抗菌薬が有効である。

第10章
主な病原真菌と真菌症

本章の内容　　1．表在性真菌症を起こす真菌

　　　　　　　　2．深部皮膚真菌症を起こす真菌

　　　　　　　　3．深在性真菌症を起こす真菌

　　　　　　　　4．輸入真菌症の病原菌

学習目標　　・皮膚糸状菌（白癬）について説明できる。

　　　　　　　・マラセチア属と癜風について説明できる。

　　　　　　　・スポロトリックス属とその感染症について説明できる。

　　　　　　　・カンジダ属について説明できる。

　　　　　　　・クリプトコックス属について説明できる。

　　　　　　　・アスペルギルス属について説明できる。

　　　　　　　・接合菌類とムーコル症について説明できる。

　　　　　　　・輸入真菌症（コクシジオイデス、ブラストミセス、パラコクシジオ
　　　　　　　　イデス、ペニシリウム）について説明できる。

第10章 主な病原真菌と真菌症

1 表在性真菌症を起こす真菌

> **Note**
>
> 皮膚糸状菌
> ──────────
> トリコフィトン、ミクロスポルム、エピデルモフィトンなどの属は無性世代の胞子の形により区別される。

❶ 皮膚糸状菌 Dermatophyte

　トリコフィトン *Trichophyton* 属（白癬菌）、ミクロスポルム *Microsporum* 属（小胞子菌）、エピデルモフィトン *Epidermophyton* 属（表皮菌）を総称して**皮膚糸状菌** dermatophyton という。これらの真菌による疾患を総称して**皮膚糸状菌症** dermatophytosis という。トリコフィトン属による皮膚糸状菌症が最も多い（60〜80%を占める）。白癬 tinea とも呼ばれる。

　皮膚糸状菌は皮膚の角質層、毛根に限局して感染し、角質層に含まれるケラチンを栄養源として増殖する。まれに真皮から皮下組織に及び、膿疱を伴った深部皮膚真菌症を起こすことがある（深在性白癬：毛瘡、ケルスス禿瘡など）。

　主な原因真菌は、**トリコフィトン・ルブルム** *Trichophyton rubrum* と**トリコフィトン・インターディジターレ** *T. interdigitale* である。

　治療はイミダゾール系、チオカルバミン酸系、ベンジルアミン系、アリルアミン系、モルホリン系などの外用抗真菌薬、爪白癬、ケルスス禿瘡などにはグリセオフルビン、テルビナフィン（アリルアミン系）、イトラコナゾール（トリアゾール系）などの経口抗真菌薬が用いられる。

　白癬は罹患部位によって以下の病型に分けられる。

Ⓐ 頭部白癬 *tinea capitis*

　頭部有髪部に円形〜楕円形の鱗屑面を生じる。しらくもとも呼ばれる。ネコから感染する**ミクロスポルム・カニス** *Microsporum canis*、ウサギやネズミなどのげっ歯類から感染する**トリコフィトン・メンタグロフィテス** *Trichophyton mentagrophytes* が原因となる（図10-1）。

Ⓑ 体部白癬 *tinea corporis*

　体部に輪状に丘疹、または小水疱がならび、発赤、鱗屑を伴う。原因菌は頭部白癬と同じ。たむしとも呼ばれる。柔道、レスリングなどの格闘技選手における**トリコフィトン・トンスランス** *T. tonsurans* の頭部・体部白癬の流行

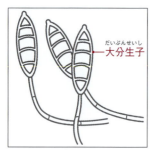

▲図10-1　ミクロスポルム・カニス
（原図：村山琮明提供）

が報告されている。

- Ⓒ **陰股部白癬** tinea cruris

  陰股部、殿部に境界明瞭な発赤を伴う鱗屑面を生じる。瘙痒感が強い。いんきんたむしとも呼ばれる。**トリコフィトン・ルブルム**と**トリコフィトン・インターディジターレ**に加えて、**トリコフィトン・メンタグロフィテス**、**エピデルモフィトン・フロッコーサム** Epidermophyton floccosum が原因となる。

- Ⓓ **足白癬** tinea pedis

  趾間、足底に発赤、水疱、落屑を生じる。瘙痒感を伴う。小水疱型のものは、いわゆる水虫と呼ばれている。原因菌は陰股部白癬のそれと同じである。

- Ⓔ **爪白癬** tinea unguium

  爪の肥厚、混濁、凹凸を生じる。原因菌は陰股部白癬のそれと同じである。

皮膚糸状菌症はヒトからヒトに感染する真菌症である。ミクロスポルム・カニスやトリコフィトン・メンタグロフィテスなどはペットなどから感染する例も多い。

❷カンジダ Candida 属

カンジダ属（**カンジダ・グラブラータ** Candida glabrata を除く）の病原菌種は酵母だけでなく、菌糸形でも発育する（二形性）。

ヒトに真菌症を起こすもので最も多いのが**カンジダ・アルビカンス** C. albicans、次いで多いのが**カンジダ・トロピカリス** C. tropicalis、**カンジダ・パラプシローシス** C. parapsilosis、および**カンジダ・グラブラータ**などである。カンジダ・アルビカンスはヒトの口腔、腸管、腟などに存在し、宿主の感染防御能の低下に伴って種々の症状を引き起こす（日和見感染症）。また、抗菌薬の投与によって菌交代現象が生じた際に、カンジダ・アルビカンスが増殖することが多い（図10-2）。

カンジダ属による感染症（カンジダ症）はヒトではよくみられる真菌症の1つで、表在性真菌症から深在性真菌症までその病態は多様である。表在性真菌症には**皮膚カンジダ症**、**粘膜カンジダ症**などがある。

- Ⓐ 皮膚カンジダ症

  カンジダ性間擦疹、カンジダ性指間びらん症、外陰部カ

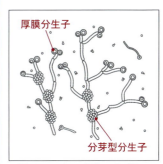

▲図10-2　カンジダ・アルビカンス
（原図：村山琮明提供）

ンジダ症、カンジダ性爪炎・爪囲炎などがある。カンジダ性間擦疹は肥満者、多汗症患者に生じやすく、腋窩、乳房下、陰股部、肛囲などに紅斑、びらん、膿疱、落屑、浸軟を呈する。カンジダ性指間びらんは痒みを伴うびらんと浸軟を生じる。外陰部カンジダ症は女性の腟カンジダ症とほぼ同じ病態である。男性では陰嚢、亀頭、包皮（陰股部白癬では侵されない）などにも紅斑、びらん、変形および肥厚が生じる。カンジダ性爪炎は爪甲側の白色混濁が、爪囲炎は爪囲の発赤腫脹、排膿を認める。また、乳児カンジダ症は肛囲、陰股部などに鱗屑を伴う境界明瞭な紅斑、丘疹を生じる。

[治療]

皮膚カンジダ症の大半は外用抗真菌薬（イミダゾール系、チオカルバミン酸系、ベンジルアミン系、ポリエン系など）で治癒するが、カンジダ爪炎、難治例には経口抗真菌薬（ミコナゾール系、ポリエン系など）が用いられる。

Ⓑ粘膜カンジダ症

口腔カンジダ症（鵞口瘡）、咽喉頭カンジダ症、食道粘膜カンジダ症、腟カンジダ症などがある。口腔カンジダ症は口唇、口腔頬部、舌表面に白色～黄白色の斑状病変が生じ、咽喉頭カンジダ症、食道粘膜カンジダ症へと病変が拡大することがある。腟カンジダ症は成人女性の腟粘膜が侵されて強い痒みとおりものを伴う。幼児の鵞口瘡、成人女性の腟カンジダ症は、健常者でも発症することがある。カンジダ症が咽喉頭や食道の粘膜にまで拡がるような場合には、免疫能の低下が原因であることが多い。

[治療]

口腔カンジダ症、食道粘膜カンジダ症には経口抗真菌薬（イミダゾール系、ポリエン系など）、腟カンジダ症には腟錠（イミダゾール系のオキシコナゾール、イソコナゾール、クロトリマゾール、エコナゾール、ミコナゾールなど）が用いられる。

❸マラセチア *Malassezia* **属**

マラセチア・フルフル *Malassezia furfur* は、健常者の皮膚に常在する真菌で、癜風（ナマズと呼ばれる）の原因菌となる。癜風は体幹、四肢に褐色または白色の落屑斑が多発する疾患で、表在性皮膚真菌症の約5%を占める。慢性に経過するが、症状は軽い。

マラセチア毛包炎や脂漏性皮膚炎の原因となる病原体は、それぞれマラセチア・グロボサ *M. globosa* とマラセチア・レストリクタ *M. restricta* による。

マラセチア属

現在14菌種が知られており、*M. furfur* はその一種。ヒトへの病原性が確認されているのは、*M. furfur*、*M. pachydermatis*、*M. restricta*、*M. globosa* などである。

第10章 主な病原真菌と真菌症

2 深部皮膚真菌症を起こす真菌

❶ スポロトリックス *Sporothrix* 属

スポロトリックス・シェンキイ *Sporothrix schenckii* は、深部皮膚真菌症のスポロトリコーシス *sporothricosis* の原因菌で、酵母または菌糸の二形性をとる。

スポロトリコーシスは成人では顔面と上肢、小児では顔面が好発部位で、膿疱、膿瘍または小潰瘍を生じる。初感染部位に病変がとどまる固定型と、病原体がリンパ系を介して全身に拡がり、他部位に病巣をつくるリンパ型とがある。

[治療]

治療はヨウ化カリウムの内服、局所温熱療法のほか、イトラコナゾール（トリアゾール系抗真菌薬）の内服などが行われる。

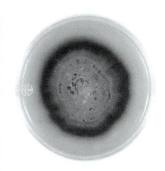

▶スポロトリックス・シェンキィ
（村山琮明提供）

❷ 黒色真菌 dematiaceous fungus

細胞壁にメラニン色素を含み、培養すると黒色の集落をつくるため、**黒色真菌**と呼ばれる。**黒色酵母菌**と**黒色糸状菌**がある。

黒色酵母菌症（クロモミコーシス *chromomycosis*）は黒色酵母菌が外傷より皮膚、皮下組織に侵入して感染し、下肢、前腕、殿部、顔面などに平坦、疣状、乳頭状の肉芽腫性病変をつくる。黒色糸状菌症（フェオヒフォミコーシス *phaeohyphomycosis*）は皮下組織内に膿瘍か嚢疱の病変をつくる。慢性に経過し、病変が徐々に増大する。

[治療]

治療は外科的切除、抗真菌薬の内服、局所温熱療法なども行われる。

❸ その他の真菌

後述するアスペルギルス属、クリプトコックス属、ムーコル科なども、深部皮膚真菌症の原因となる。

3 深在性真菌症を起こす真菌

❶カンジダ Candida 属

カンジダ属真菌は表在性真菌症の他、深在性真菌症も起こす。これにはカンジダ血症、播種性カンジダ症、肺カンジダ症、カンジダ髄膜炎、カンジダ心内膜炎、カンジダ眼内炎などがある。感染防御能、免疫能が低下した患者では、常在するカンジダ属真菌が粘膜下組織に侵入し、血行性、リンパ行性に全身に拡がり、種々の臓器に病変が出現する（播種性カンジダ症）。

カンジダ・アルビカンスなどのカンジダ属真菌が血液中に入り（カンジダ血症）、全身の臓器に感染が拡がる。しばしば眼内炎（脈絡網膜炎）を伴う。肺カンジダ症では慢性気管支炎を起こし、咳・痰などの症状を呈する。心内膜炎、敗血症を起こすこともある。

[治療]

深在性のカンジダ症には深在性真菌症に用いられる抗真菌薬であるアムホテリシンB、フルシトシン、ミコナゾール、ミカファンギンなどが有効である。

❷アスペルギルス Aspergillus 属

アスペルギウス属真菌の中では**アスペルギルス・フミガーツス** *Aspergillus fumigatus*、**アスペルギルス・フラブス** *A. flavus*、**アスペルギルス・ニゲル** *A. niger*、**アスペルギルス・テレウス** *A. terreus* などがヒトに疾患を起こす（図10-3）。

アスペルギルス属真菌は暖かく湿った場所でよく繁殖し、病室の空調器のフィルター、加湿器などが汚染されやすく、院内感染源となりやすい。アスペルギルス・フミガーツスは煙のようにみえる多量の胞子を産生し、その胞子が経気道的に肺に達し、アスペルギルス症を引き起こす。アスペルギルス症は好中球減少などの易感染性宿主に日和見感染症として発症する。肺炎、結核、気管支拡張症などによって生じた空洞内に、菌球 fungus ball が形成される病態、肺アスペルギローマを発症することが多い。

全身諸臓器への播種により、消化管障害、心内膜炎、脳・骨の膿瘍が形成されることがある。

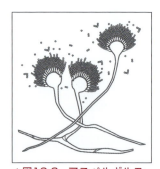

▲図10-3　アスペルギルス・フミガーツス
（原図：村山琮明提供）

耳のアスペルギルス症

アスペルギルス・ニゲルが原因のことが多い。外耳道で増殖し、外耳道の閉塞、瘙痒、疼痛、難聴を起こす。

アフラトキシン aflatoxin

アスペルギルス・フラブスが産生するマイコトキシン（真菌が産生する毒性物質）。強力な肝臓毒で、実験動物に高率に肝がんを発生させる。

[治療]

治療には、アムホテリシンB、フルシトシンなどが用いられる。

❸クリプトコックス *Cryptococcus* 属

クリプトコックス属真菌の中でヒトに病気を起こすのは**クリプトコックス・ネオフォルマンス** *Cryptococcus neoformans* である。この真菌は健常者の皮膚・消化管などからも分離されるが、ハトなど鳥類の糞で汚染された土壌に多く存在する。

莢膜(きょうまく)を持つため乾燥に強く、ヒトは空中を浮遊して経気道的に感染し、肺クリプトコックス症 pulmonary cryptococcosis を発症する。肺クリプトコックス症では咳・痰などの呼吸器症状、発熱、全身倦怠感などの症状を呈する。

健常者では発症せず、不顕性感染のことが多い。しかし、感染防御能の低下した患者（とくにエイズ患者）などでは髄膜炎（クリプトコックス性髄膜炎）を起すことがある。髄膜炎では頭痛、めまい、嘔吐、意識障害、視力障害などの症状を呈する。

[診断]

診断には、喀痰、膿汁、髄液などの検体材料をそのまま顕微鏡検査をすることで真菌体の存在を確認する方法がある。墨汁を一滴加えて顕微鏡検査すると、莢膜を確認することができる。

[治療]

治療には、アムホテシリンB、フルコナゾールが用いられる。

❹接合菌類 zygomycetes

接合菌症は、その原因菌のほとんどが**ムーコル科** *Mucoraceae* に分類される真菌であることから、**ムーコル症** mucormycosis とも呼ばれる。原因菌は**アブシジア** *Absidia* 属、**ムーコル** *Mucor* 属、**リゾムーコル** *Rhizomucor* 属、**リゾプス** *Rhizopus* 属のいずれかに分類される真菌で、頻度が高いのは**リゾプス・オリザエ** *R. oryzae*、**アブシジア・コリムビフェラ** *A. corymbifera* である。

肺ムーコル症と**播種性ムーコル症**があり、前者は肺血管を侵して出血性梗塞を起こし、後者は全身に播種して脳、消化管などを侵す。後者のうち鼻、眼、脳を侵すものを鼻眼脳型ムーコル症と呼び、脳に出血性梗塞をきたすこともある。

肺ムーコル症は白血病、悪性リンパ腫の患者に、鼻眼脳型ムーコル症はアシドーシスを伴う糖尿病患者に併発すること

クリプトコックス-ネオフォルマンス

フィロバシジエラ・ネオフォルマンス *Filobasidiella neoformans* が本菌の有性世代である。

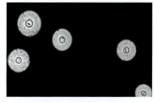

▶ クリプトコックス・ネオフェルマンスの墨汁染色

菌体の周囲に莢膜がみられる。
（村山琮明提供）

アシドーシス

血液、体液の酸塩基平衡異常（HCO_3^- の低下）により、pHが低下する方向に進む病態をアシドーシスとよぶ。糖尿病患者がアシドーシス状態になるのは、インシュリンなどによる治療が適切に行われていない場合が多い。高血糖、高ケトン血症、アシドーシスの3徴候を伴うことが多い。

Note

ニューモシスチス・カリニ *Pneumocystis carinii*

2001年にヒト寄生性のものはニューモシスチス・カリニからニューモシスチス・イロヴェチに名称が変わった。

ニューモシスチス・イロヴェチのヒトからヒトへの伝播

ニューモシスチス肺炎の原因菌であるニューモシスチス・イロヴェチは、深部真菌症の原因菌の中では、例外的に飛沫などを介してヒトからヒトへ伝播する。

が多い。接合菌症は極度の免疫不全状態にある患者に発症する（日和見感染症）。診断、治療とも困難である。

❺トリコスポロン *Trichosporon* 属

深在性真菌症の原因菌として最も多くみられるのはトリコスポロン・アサヒ *Trichosporon asahii*、次いでトリコスポロン・ムコイデス *T. mucoides* である。これらの真菌による深在性真菌症をトリコスポロン症と呼ぶ。トリコスポロン症を発症する患者は、主に白血病などの血液疾患、悪性腫瘍患者など易感染性宿主である（日和見感染症）。

また、近年、夏型過敏性肺炎の原因菌であることが明らかにされている。夏型過敏性肺炎は古い家屋内などでのトリコスポロン属菌の吸入によるアレルギー反応で起こる肺の炎症性疾患である。

❻ニューモシスチス *Pneumocystis* 属

ニューモシスチスは従来、原虫に分類されていたが、分子系統学的解析から、真菌に分類されている。**ニューモシスチス・イロヴェチ** *Pneumocystis jirovecii* は哺乳動物の気道粘膜に寄生している。ヒトは2〜3歳までに不顕性感染するとされているが、免疫能が低下すると、内在性のあるいは再感染したニューモシスチス・イロヴェチによる肺炎（ニューモシスチス肺炎）を発症することがある。まれに、肝臓、腎臓、骨髄などに病変が及ぶ。

ニューモシスチス肺炎は感染防御能の低下によって発症する日和見感染症の1つであるが、免疫不全（とくにエイズ）患者では急激に発症し、慢性に経過する。

[診断]

診断は喀痰、気管支分泌物の直接顕微鏡検査（直接鏡検）〔ギムザ染色によって栄養型、トルイジンブルー染色によって嚢子（シスト cyst）〕による病原体の検出および、PCR法による遺伝子検出によってなされる。

[治療]

治療にはST合剤が用いられる。

第10章 主な病原真菌と真菌症

4 輸入真菌症の病原菌

日本には常在しない真菌による感染症患者の発生が、海外からの入国者において確認されることがある。これを輸入真菌症という。その病原体として重要なのはコクシジオイデス *Coccidioides* 属、ヒストプラスマ *Histoplasma* 属、ブラストミセス *Blastomyces* 属、パラコクシジオイデス *Paracoccidioides* 属、ペニシリウム *Penicillium* 属※の5種である（表10-1）。いずれもバイオセーフティレベル3の病原体に分類され、深在性真菌症を引き起こす（図10-4）。

コクシジオイデス・イミチス *Coccidioides immitis* は、ヒトからヒトへは伝播しないが、培養検体を取り扱って飛散した胞子を吸入し、感染した例が少なくない。真菌症のなかで唯一、コクシジオイデス感染症は、感染症法で「4類感染症」に指定されている。コクシジオイデス症患者を診た医師は、直ちに最寄りの保健所に報告しなければならない。

> ### Note
>
> **バイオセーフティレベル**
> Biosafety level
>
> ヒトに対する感染症および、病状から、レベル1～レベル4に分類されている。国内では国立感染症研究所で公開されている。
> **BSL-4病原体**：ヒトからヒトへの伝播性が高く、病原性が極めて高い病原体（エボラウイルス、痘瘡ウイルスなど）。
> **BSL-3病原体**：BSL-4病原体と特徴を同じくする病原体ではあるが、治療薬やワクチンなどがあるもの。
> **BSL-2病原体**：ヒトに病原性を示す。麻疹、風疹のような、いわゆる一般的感染症の病原体。
> **BSL-1病原体**：麻疹ワクチンのような弱毒生ワクチン株。
>
> ※ペニシリウム属感染症は他にもあり、ここで示しているのはマルネッフェイ型ペニシリウム症のみが該当する。

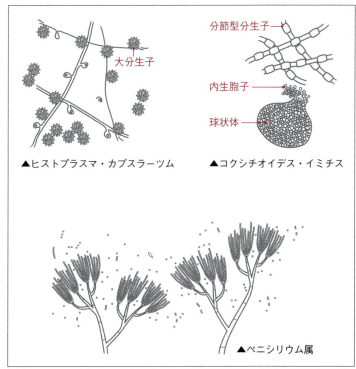

▲図10-4 輸入真菌症の病原菌　　（原図：村山琢明提供）

▼表10-1 輸入真菌症

真　菌	疾　患	多発地域
コクシジオイデス・イミチス *Coccidioides immitis*	**コクシジオイデス症** 分節胞子の吸入により呼吸器感染を起こし、インフルエンザ様症状、発熱、全身倦怠感、咳を伴う。しばしば皮膚その他の組織に播種する。	アメリカ（アリゾナ、カリフォルニア、テキサス、ニューメキシコ）、中南米の特定地域
ヒストプラスマ・カプスラーツム *Histoplasma capsulatum*	**ヒストプラスマ症** 菌の吸入によって感染し、肺炎様症状を呈し、肺、膵臓に炎症性あるいは肉芽腫性の小病巣をつくるが、石灰化して治癒する。リンパ節炎、肝脾腫、高熱、貧血をみることがある。	アメリカ中央部（ミシシッピー〜オハイオ）、中南米、東南アジア、オーストラリア、中央アフリカ
ブラストミセス・デルマチチジス *Blastomyces dermatitidis*	**ブラストミセス症** 菌の吸入によって感染し、肺に慢性の肉芽腫を形成する。全身感染の皮膚に潰瘍性のイボ状の肉芽腫を形成する。他に骨、前立腺、精巣などに播種する。	アメリカ南東部・中部
パラコクシジオイデス・ブラシリエンシス *Paracoccidioides brasiliensis*	**パラコクシジオイデス症** 菌の吸入によって感染し、肺に病巣（肉芽腫）を形成する。しばしば脾臓、肝臓、粘膜、皮膚に播種する。リンパ節腫脹、胃腸障害がみられる。	中南米諸国（ブラジル、コロンビア、ベネズエラ）
ペニシリウム・マルネッフェイ *Penicillium marneffei*	**マルネッフェイ型ペニシリウム症** 吸入によって肺に感染し、全身諸臓器、皮膚、粘膜に播種する。	中国南部、ベトナム北部、タイ
クリプトコックス・ガッティ *Cryptococcus gattii*	**クリプトコックス症** 症状は *C. neoformans* によるクリプトコックス症と同様であるが、中枢神経症状を伴う患者の予後は不良である。	熱帯・亜熱帯地域、アメリカ大陸（カナダ、アメリカの太平洋岸地域）

Note

クリプトコックス・ガッティ *Cryptococcus gattii* によるクリプトコックス症の流行

1999年以降、カナダのバンクーバーからアメリカ北部太平洋岸の地域で、クリプトコックス症患者が多発している。この地域のクリプトコックス症は、クリプトコックス・ガッティ *C. gattii* によることが明らかにされている。なぜこの地域で *C. gattii* によるクリプトコックス症が流行しているのかは、よくわかっていない。

第11章
主な病原原虫と原虫症

本章の内容　1．腸管寄生性原虫類
　　　　　　　　2．性・泌尿器寄生性原虫類
　　　　　　　　3．血液・組織寄生性原虫類

学習目標　・アメーバ赤痢の感染経路、病態について説明できる。
　　　　　　・ジアルジア(ランブル鞭毛虫)症の病態について説明できる。
　　　　　　・クリプトスポリジウムの感染経路、病原性について説明できる。
　　　　　　・腟トリコモナス症について説明できる。
　　　　　　・トキソプラズマ症について説明できる。
　　　　　　・リーシュマニア症について説明できる。
　　　　　　・マラリア原虫の感染経路、増殖過程について説明できる。
　　　　　　・マラリアの種類と病態について説明できる。

第11章 主な病原原虫と原虫症

1 腸管寄生性原虫類

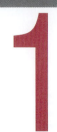

Note

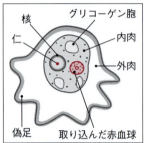
▲図11-1 赤痢アメーバ
（栄養型）

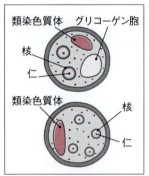
▲図11-2 赤痢アメーバ
（シスト）

消化管寄生性非病原性アメーバ

消化管に寄生する病原性を持たないアメーバ。大腸アメーバと小形アメーバ（栄養型、嚢子）、二核アメーバ（嚢子のみ）などがあり、口腔内に寄生する歯肉アメーバ（栄養型のみ）も腸管内にみられる。

❶赤痢アメーバ原虫 *Entamoeba histolytica*

熱帯、亜熱帯地方に多く分布する。栄養型と嚢子（シスト cyst）の形をとる。栄養型の形態は20～50μmの舌状で、偽足を有し、活発にアメーバ様の運動を行う（図11-1）。嚢子の形態は約13μmの球形で、硬い殻を被り、運動性はない。

主として大腸に寄生し、栄養型は大腸で2分裂を繰り返して増殖する。大腸粘膜に侵入して組織を破壊し、潰瘍を形成すると、下痢、イチゴゼリー状の粘血便、腹痛などの症状を呈する。アメーバ赤痢、アメーバ性大腸炎と呼ばれる。

大腸で増殖した赤痢アメーバ原虫の一部が嚢子（シスト）となり、糞便とともに排出され、外界で4核が認められる成熟嚢子となる。別の人が成熟嚢子の経口摂取（食物や水を介して）によって感染すると、小腸で分裂・増殖して、その後、大腸に寄生する（図11-2）。また、保虫者とのオーラルまたはアナルセックスによっても感染するので、性感染症の1つでもある。

大腸で2分裂増殖した赤痢アメーバ原虫の栄養型は、主として肝臓に転移し、アメーバ性肝膿瘍（腸管外アメーバ症）を起こすことがある。発熱、右季肋部痛を伴う。さらに肺、または脳などにも転移し、膿瘍を形成することもある。

［診断］
診断は顕微鏡検査で、下痢便、粘血便から栄養型の赤痢アメーバ原虫の検出、固形便から嚢子の検出［ホルマリン・エーテル法（別名：MGL法）およびヨード染色］による。

［届出］
アメーバ赤痢は感染症法で「5類感染症の全数把握疾患」に指定されており、アメーバ赤痢患者を診た医師は、7日以内に最寄りの保健所に届出なければならない。

［治療］
赤痢アメーバ原虫による下痢症、赤痢アメーバ肝膿瘍の治療にはメトロニダゾールやパロモマイシンが有効である。

❷ランブル鞭毛虫 *Giardia lamblia*

世界中に広く分布するが、熱帯・亜熱帯地域に多い。とくに衛生環境のよくない地域で感染率が高い。下痢を主症状とするジアルジア症を起こす。

栄養型と嚢子の形態をとる（図11-3、図11-4）。栄養型は4対8本の鞭毛を持ち、前方に吸着円盤を持つ洋梨形である。ヒトの小腸上部（十二指腸、空腸）、胆管・胆嚢内に寄生し、ときに組織内にも侵入する。吸着円盤で粘膜に吸着し、消化吸収障害を引き起こし、脂肪性下痢を特徴とする下痢症を起こす。脱水症状を起こし、悪心、食欲不振、上腹部痛などの消化器症状を呈し、胆管・胆嚢炎を起こすこともある。

栄養型は寄生部位の小腸上部などで2分裂によって増殖し、小腸下部で一部が嚢子となって糞便とともに排出される。その嚢子の経口摂取（嚢子で汚染された食物や水、また手指を介して）によってヒトからヒトへの伝播が起こる。

潜伏期は1～8週とされているが、不顕性感染も少なくない。症状の有無にかかわらず、嚢子を排出する保虫者は他者への感染源となる。また、ジアルジア症は性交為という濃厚接触による感染経路もあり、性感染症の1つでもある。

[診断]
診断は顕微鏡検査で、下痢便、十二指腸ゾンデ液から栄養型虫体の検出、固形便からホルマリン・エーテル法とヨード染色による嚢子の検出による。

[届出]
ジアルジア症は感染症法で「5類感染症の全数把握疾患」に指定されており、ランブル鞭毛虫が検出された場合、7日以内に最寄りの保健所に診断した医師が届出なければならない。

[治療]
治療にはメトロニダゾールが用いられる。

❸クリプトスポリジウム・パルブム原虫
Cryptosporidium parvum

世界に広く分布し、感染すると激しい下痢（クリプトスポリジウム症）を起こす。水道水などを介して本症の集団感染が発生することがある。水系感染症の1つである。感染症法で「5類感染症の全数把握疾患」に指定されている。

クリプトスポリジウム原虫は胞子虫に属する腸管寄生性原虫で、栄養型（メロゾイト）と、オーシスト（卵嚢子）の形態をとる。栄養型は腸管上皮細胞内で無性生殖を繰り返して

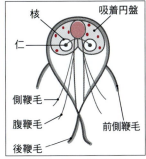

▲図11-3　ランブル鞭毛虫（栄養型）

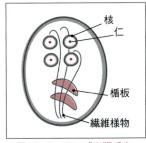

▲図11-4　ランブル鞭毛虫（シスト）

原虫感染症における性感染症

原虫感染症に含まれる膣トリコモナス症、アメーバ赤痢、ジアルジア症が（性行為だけが感染経路ではないが）性感染症に分類される。

オーシスト

雌雄が合体受精し接合体（ザイゴート）からオーシスト（直径約5μmの類円形）が形成される。成熟したオーシストのなかにはバナナ状の4個の胞子小体（スポロゾイト）が認められ、糞便内に排出された時点ですでに感染性がある。

Note

クリプトスポリジウム症の水系集団感染事例

1993年にアメリカ、ウィスコンシン州ミルウォーキー市で、水道水を介したクリプトスポリジウム症の大規模流行が発生した。この流行では、40万人超の住民が本症に罹患した。日本でも1994年に神奈川県で460人の患者が発生した流行、1996年に埼玉県で8,800人におよぶ患者が発生した流行が確認されている。いずれも水道水を介した大規模流行であった。

増殖し、娘虫体を放出する。一部は雌性生殖母体と雄性生殖母体となり、合体して受精（有性生殖）し、感染性のあるオーシストが多数形成され、糞便とともに体外に排出される。ヒトはそのオーシストを経口的経路で摂取して感染する。また、ヒトからヒトへの感染が拡がることもある。オーシストが宿主であるヒトの小腸に達すると、脱殻した胞子小体（スポロゾイト）が小腸の粘膜上皮細胞の絨毛内に侵入し、栄養型となり、無性生殖を開始する。

潜伏期は4〜5日、主要症状は水様性粘液下痢で、腹痛、倦怠感、悪心・嘔吐を伴う。軽度の発熱が約半数に認められる。症状の軽重は摂取されたオーシストの数、初感染か再感染か、宿主の免疫状態などによって異なる。

一般に小児や高齢者は感受性が高く、初感染では症状が重く、再感染では軽く、免疫能が低下した患者（エイズ患者、低γグロブリン血症などの患者）では慢性化、重症化しやすい。免疫低下患者では病変が腸管から胃、胆嚢・胆管、膵管、呼吸器に拡がり、慢性の下痢に加えて胆嚢・胆管炎、膵炎、呼吸器症状を併発し、著しい体重減少、衰弱に至る。死亡する場合もある。

クリプトスポリジウム原虫のオーシストは塩素系消毒薬では滅菌されない。先進国でも水道水を介したクリプトスポリシウム症の集団感染が多発している。プールでの集団感染、汚染食品による集団感染も世界各地で発生している。

クリプトスポリジウム症の特徴をまとめると、以下のようになる。

①感染すると激しい下痢を起こし、エイズなどの免疫不全患者は重篤で、致命的となる場合がある。

②数個のオーシストの経口摂取で発症する。

③家畜、イヌ、ネコ、ネズミなども感染しており、感染源が身近に存在する。本症は人獣共通感染症の1つである。

④患者、感染動物の糞便中に1日数十億〜数百億個のオーシストが排出されるので、環境水が汚染されやすい。

⑤オーシストは塩素系消毒薬に強い抵抗性を示すので、水道水、プールなどが汚染されると集団感染が発生する。

⑥診断は糞便からの成熟オーシストの検出（ショ糖液浮遊法、抗酸染色、蛍光抗体法など）による。クリプトスポリジウム症は感染症法で「5類感染症の全数把握疾患」に指定されており、糞便検査でオーシストが検出された場合、7日以内に最寄りの保健所に診断した医師が届け出なければならない。

⑦脱水症状に注意した対症療法を行う。

❹大腸バランチジウム原虫 *Balantidium coli*

栄養型と囊子の形態をとる。栄養型は卵形で大きく、表面に多数の繊毛が存在する。ヒトは囊子に汚染された食物を経口摂取することによって、または、濃厚接触により経口的に感染する。大腸に寄生して赤痢様の腸炎を起こす。

大腸バランチジウム原虫は、ブタに寄生しているので、ブタとの接触による感染防止に留意する必要がある。

[治療]

治療にはメトロニダゾール、テトラサイクリンが用いられる。

2 性・泌尿器寄生性原虫類

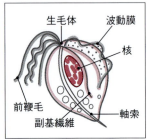

▲図11-5　膣トリコモナス

❶膣トリコモナス原虫 *Trichomonas vaginalis*

健康な女性で数％、婦人科疾患を持つ患者で20％前後が**膣トリコモナス** *Trichomonas vaginalis* に感染している。

栄養型のみで、嚢子はない。形態は紡錘形または楕円形で12〜28μm、遊離する4本の前鞭毛と波動膜を持ち、遊離しない1本の後鞭毛を有し、活発に運動する（図11-5）。2分裂で増殖する。

膣トリコモナス症（トリコモナス性膣炎）の病原体で、性行為によってヒトからヒトへ伝播する。主に女性では膣や尿道に、男性では尿道に寄生する。性感染症の1つである。

膣トリコモナス原虫に感染しても無症状の場合が多い。女性では膣炎を起こし、帯下（おりもの）の増加、悪臭、外陰部のかゆみを呈する。おりものは白濁色、泡沫状となる。膣トリコモナスは膣粘膜上皮のグリコーゲンを取り込んで増殖するので、膣内のpHが上昇して細菌の増殖が促進されて、悪臭を伴う。男性では無症状のことが多いが、尿道炎を起こし、排尿痛などを呈することもある。

膣トリコモナス原虫は膣の他、女性ではバルトリン腺（膣分泌液の分泌腺）、尿道、男性では尿道、前立腺などでも増殖して炎症性疾患を起こすこともある。

[診断]

診断は膣、または尿道の分泌物、尿沈渣の顕微鏡検査による栄養型虫体の検出、培養による虫体の検出による。顕微鏡検査により膣分泌液中に回転運動する虫体を認めることもある。

[治療]

治療はメトロニダゾール、チニダゾール（内服、膣錠）が用いられる。通常、性パートナーも感染していることが多く、同時に治療を行う必要がある。

3 血液・組織寄生性原虫類

❶ トキソプラズマ・ゴンディ *Toxoplasma gondii*

ネコ科の動物が宿主である。世界全域に広く分布する。

栄養型（急増虫体、増殖型、タキゾイト）、囊子（シスト）、オーシスト（卵囊子）の形態をとり、いずれも感染性がある（図11-6）。ネコ科動物の小腸の粘膜上皮細胞中で無性生殖、あるいは有性生殖によってオーシストを形成し、糞便の中に排出される。ヒトはその糞便に汚染された食物を摂取することや、汚染された環境の中で感染する。ヒトからヒトには伝播しない。

トキソプラズマ症は、人獣共通感染症の1つである。また、ヒトを含めネコ科以外の哺乳類（ブタ、イヌ、ヒツジなど）や鳥類も感染する。ネコの糞便の約1%にオーシストの排出が認められるといわれている。ヒトはオーシスト、囊子が寄生する生肉（ブタ、ヒツジ、ウシなど）の経口摂取によっても感染する。妊婦がトキソプラズマ・ゴンディに感染すると、胎児は経胎盤経路で母体内で栄養型（急増虫体：細長い三日月状）に感染することがある。

成人では無症状に経過する不顕性感染が大部分である。ただし、免疫能が低下していると、顕性感染となり、急性期に発熱、発疹、リンパ節腫脹、肺炎、心筋炎などを呈し、慢性期に移行して網脈絡膜炎などを起こすことがある。エイズ患者では、髄膜脳炎を併発するリスクが高まる。

女性が妊娠中にトキソプラズマ・ゴンディに感染すると、増殖した栄養型（急増虫体）が胎盤を通過して胎児も同原虫に感染する。胎児は流産、死産となることが多い。生きて生まれても網脈絡膜炎、水頭症、脳内石灰化、精神・運動障害などを伴ったトキソプラズマ性髄膜脳炎を徴候とする重篤な症状が認められる（先天性トキソプラズマ症）。

[診断]

診断は原虫の検出による。トキソプラズマ症が疑われる患者のリンパ節や脳脊髄液などのスタンプ標本をギムザ染色して検出する。

血清学的検査では色素試験（ダイテスト dye test）が最も信頼度が高い。しかし、生鮮原虫を必要とするので、検査機

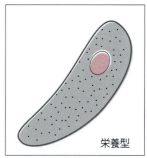

▲図11-6 トキソプラズマ・ゴンディ

関が限られる。キットが販売されているラテックス凝集反応試験が最も実用的である。

　ちなみに、妊婦のIgG抗体陽性がみられたときは、抗体価の経日的上昇を確認する必要がある。脳脊髄液などを用いたPCRによる原虫ゲノム検出は陰性だからと言って感染していないことを意味する訳ではないが、陽性の場合は診断的価値は高い。

[治療]
　治療には主に**ST合剤**（スリファメトキサゾール・トリメトプリム合剤）が用いられる。また、副作用の少ない**アセチルスピラマイシン**は、妊婦、小児、網脈絡膜炎の際に使用される。

[予防]
　食肉は十分に加熱し、調理の衛生に注意すること、妊婦はネコとの過剰な接触を避けることが重要である。

❷トリパノソーマ原虫 Trypanosoma spesies

　鞭毛を持つ原虫で、**トリパノソーマ症**を起こす病原体である（図11-7）。日本では流行していない。世界的に3種類の病原体が知られている。

Ⓐガンビアトリパノソーマ原虫 Trypanosoma brucei gambiense

　アフリカ中・西部に分布。アフリカ睡眠病の病原体。ヒト（患者）や野生動物が保有している。

Ⓑローデシアトリパノソーマ原虫 T. brucei rhodesiene

　アフリカ東・南部に分布。アフリカ睡眠病の病原体。カモシカなどの野生動物が保有している。

①アフリカ睡眠病

　アフリカトリパノソーマ症ともいう。ツェツェバエの刺咬によりガンビアトリパノソーマ原虫、ローデシアトリパノソーマ原虫がヒトや野生動物に感染する。**人獣共通感染症**である。ガンビアトリパノソーマ症の初期には発熱が出現し、原虫は血中で2分裂増殖し、脳脊髄液中に侵入し増殖する。発症後期には中枢神経症状が顕著となり、髄膜脳炎を起こし、高熱、意識障害、嗜眠、死亡の経過をとる。なお、ローデシアトリパノソーマ症はガンビアトリパノソーマ原虫によるものよりも重症で、急性経過をとる。

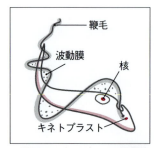

▲図11-7　トリパノソーマ原虫

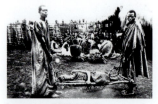

▶アフリカ睡眠病患者
1892年、Robert Kochが睡眠病の大流行地ウガンダのビクトリア湖畔Jinjaで撮影した睡眠病患者（蛭海啓行提供）

ⓒクルーズトリパノソーマ原虫 T. cruzi

メキシコ農村部、中南米に分布。シャーガス病の病原体である。イヌ、ネコ、アルマジロ、コウモリ、キツネ、フクロネズミ、アカネズミ、ハツカネズミ、リス、ブタなどの野生動物が保有している。

①シャーガス病

アメリカ型トリパノソーマ症ともいう。皮膚に付着したサシガメが吸血時に脱糞する。糞中にはクルーズトリパノソーマ原虫が存在する。サシガメの吸血部位は、発赤が出現し、かゆくなることから、皮膚を爪で掻いたときに同原虫が擦りこまれて感染する。急性期には局所の発赤およびリンパ節の腫脹、高熱を呈し、慢性期には食道（巨大食道）、大腸（巨大結腸）、心臓（心室肥大）などの障害が進行し、死に至ることがある。

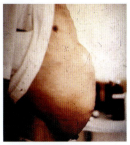

▶巨大結腸症の患者
シャーガス病に感染後、巨大結腸症の患者（慢性期患者からのクルーズトリパノソーマ原虫検出は時として困難である）（江下優樹提供）

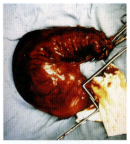

▶摘出された巨大結腸
シャーガス病患者から摘出された巨大結腸の摘出部位（大腸の閉塞が生じている）（江下優樹提供）

❸リーシュマニア原虫 Leishmania spesies

鞭毛を持つ原虫で、ヒトに感染する3種類のリーシュマニア原虫が知られている（図11-8）。いずれも世界的に広く分布し、熱帯・亜熱帯地域にも多い。ヒトはサシチョウバエの吸血・刺咬により原虫が媒介されて感染する。

流行地域、症状などから以下のように分類されている。

Ⓐドノバンリーシュマニア原虫 Leishmania donovani

インド、アフリカ、地中海沿岸、中近東、中国、中南米に分布。内臓リーシュマニア症（カラ・アザール Kala azar）の病原体である。

①内臓リーシュマニア症

ドノバンリーシュマニア原虫が肝臓、脾臓、骨髄などの細網内皮系細胞、とくにマクロファージ内に寄生・分裂増殖する。

高熱、貧血、白血球減少、肝腫、脾腫などを生じ、慢性期には皮膚が黒ずむことから黒熱病ともいう。

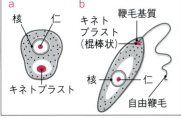

▲図11-8　リーシュマニア原虫
a. 人体の細胞（マクロファージ）内に寄生するアマスチゴート型、2〜6×1〜3μm
b. サシチョウバエの腸内にみられるプロマスチゴート型、長さ10〜20μm

Ⓑ熱帯リーシュマニア原虫 L. tropica

中近東、地中海沿岸、インド、ロシア、アフリカに分布。皮膚リーシュマニア症の病原体である。

①熱帯リーシュマニア症

リーシュマニア原虫が皮膚、皮下組織のマクロファージ内で増殖し、潰瘍を形成する。東洋癤腫ともいう。

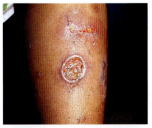

▶皮膚リーシュマニア症（下肢）
リーシュマニア原虫に感染した皮膚リーシュマニア症患者の下肢（円形の周囲膨隆部に原虫に感染したマクロファージが多数検出される）（江下優樹提供）

Note

自由生活性アメーバ

動植物に依存することなく、土壌や水中などの環境で生息するアメーバで、その一部はヒトに対して病原性を有する。アカントアメーバ原虫の他、ネグレリア・フォレリ *Naegleria fowleri* などがある。ネグレリア・フォレリ原虫は土壌や淡水中に生息し、水泳や水浴の際に、ヒトの鼻腔から嗅神経を介して脳に侵入し、突然の頭痛と発熱を呈し、致命的なアメーバ性髄膜脳炎を起こす。

マラリア原虫の潜伏期間

・**熱帯熱マラリア**：8〜14日
・**三日熱マラリア**：12〜17日
・**四日熱マラリア**：18〜40日
・**卵形マラリア**　：16〜18日
なお、三日熱と卵形マラリアには、ヒプノゾイト（休眠体）が知られているので、数十年の潜伏期後に再発することがある。

ヒプノゾイト

三日熱マラリア原虫と卵形マラリア原虫の胞子小体（スポロゾイト）の一部は、ヒトの肝細胞内に侵入後、すぐに発育しないヒプノゾイト（休眠体）を形成する。感染後数十年経過して再発する原因となる。ちなみに、血液中の原虫をクロロキンなどで不完全に治療した際の発病を「再燃」といい、「再発」とは意味が異なる。

ⓒブラジルリーシュマニア原虫 *L. braziliensis*

ブラジル、ペルー、ボリビア、ベネズエラなどの主に南米に分布。粘膜皮膚リーシュマニア症の病原体。

①粘膜皮膚リーシュマニア症

アメリカ粘膜皮膚リーシュマニア症ともいう。ブラジルリーシュマニア原虫による感染症で、当初皮膚リーシュマニア症として始まり、鼻腔・咽頭などに転移し、皮膚、粘膜に壊死性の肉芽腫を形成し、組織欠損に至ることがある。

❹アカントアメーバ・カルバートソニ原虫
Acanthamoeba calbertsoni

土壌・淡水中に生息する自由生活性アメーバの一種である。栄養型と嚢子がある。コンタクトレンズの使用者に角膜炎（アメーバ性角膜炎）を起こす。コンタクトレンズの保存液中で増殖し、そのレンズを介して角膜に感染し、眼痛、結膜充血などを呈する。

また、免疫能が低下した患者に脳炎を起こすことがある（皮膚の創傷から、あるいは経気道的に侵入し、血行性に脳に達すると考えられている）。

❺プラスモジウム原虫 *Plasmodium spesies*（マラリア原虫）

マラリアの病原体原虫である（巻頭写真参照）。主に熱帯、亜熱帯地域に分布する。現在、日本では流行していないが、流行地で感染して国内で発症する輸入マラリアが年間40〜80例発生している。WHOの報告によると、例えば2022年には世界85ヶ国で約2億5,000万人のマラリア患者が発生し、約60万人が死亡したと推定されている。薬剤耐性マラリアの出現によって治療の困難な例が増加している。

マラリア原虫には熱帯熱マラリア原虫 *Plasmodium falciparum*、三日熱マラリア原虫 *P. vivax*、四日熱マラリア原虫 *P. malariae*、卵形マラリア原虫 *P. ovale* の4種類があり、それぞれ潜伏期や症状の重篤度に違いがある。熱帯熱マラリアが最も重症である。

プラスモジウム原虫は、ヒトと蚊（ハマダラカ）の間で吸血を介して伝播が繰り返されながら自然界に存在する。ヒトはマラリア原虫を有する蚊（ハマダラカ）に咬まれることによって感染する（p. 79 参照）。そのためヒトからヒトへは感染しない。しかし、輸血や注射器の使いまわしによる機械的伝播は起こり得る。

マラリアの特徴的症状である発熱発作は、原虫の赤血球内増殖サイクルに同調して起こる。つまり、感染赤血球が破壊されて娘虫体が血液中に放出されるときに発熱し、娘虫体（メロゾイト）が新しい赤血球に侵入し終わったときに解熱する。

発熱（39～41℃）は悪寒戦慄を伴って急激に起こり、2～4時間続く。悪心・嘔吐、頭痛、筋肉痛などを伴うこともある。これを三日熱マラリア、卵形マラリアでは約48時間ごとに、四日熱マラリアでは約72時間ごとに、熱帯熱マラリアでは36～48時間ごとに繰り返される。ただし熱帯熱マラリアでは、赤血球内増殖サイクルが同調していないので、発熱が持続する。発熱発作時以外は平熱である。

慢性期に至ると、発熱発作は起こらなくなるが、貧血（多数の赤血球を破壊されるため）、脾臓の腫大（破壊された赤血球を処理するため）、肝臓の腫大（肝細胞が破壊されるため）が起こる。

熱帯熱マラリアは症状が激しく、急速に進行して脳機能障害、腎障害、肺水腫、低血糖、播種性血管内凝固症候群（DIC）、ショックなどを合併し、死亡する場合がある。

[診断]

海外渡航歴（マラリア流行地からの帰国者）、症状（悪寒戦慄を伴う発熱、頭痛、筋肉痛など）、一般検査所見（貧血、血小板減少、LDH上昇、肝機能障害、ビリルビン上昇、低血糖、CRP陽性など）からマラリアを疑う。末梢血をギムザ染色した塗抹標本をつくり、顕微鏡検査をして原虫を検出する。迅速診断法（末梢血塗抹標本のアクリジンオレンジ染色による原虫の検出）もある。

[届出]

マラリアは感染症法で「4類感染症」に指定されており、診断後ただちに診断した医師が最寄りの保健所に届け出なければならない。

[治療]

クロロキン、キニーネ、ST合剤（トリメトプリムとスルファメトキサゾール）、ファンシダール、メフロキンのいずれかで治療をした後、三日熱マラリア、四日熱マラリア、卵形マラリアでは根治療法としてプリマキンを用いる。クロロキンやファンシダールなどの薬剤に耐性を示す熱帯熱マラリア原虫も出現している。熱帯熱マラリアの重症患者に対する緊急治療として、グルコン酸キニーネの点滴静注が行われる。

Note

マラリア流行地

最も高度な汚染地域はサハラ以南の海抜1,000m以下、年間雨量2,000mmを超える森林、サバンナ地帯。アフリカ以外で患者発生数が多いのはインド、東南アジア、中南米である。

マラリアの発熱周期

三日熱マラリアは48時間（2日）周期、四日熱マラリアは72時間（3日）周期となるが、病名と実際の発熱周期が異なるのは発熱初日を第1病日と数えるため。

第11章　主な病原原虫と原虫症

［予防］

　流行地では、蚊に刺されないようにすることが最も重要である。とくにハマダラカが吸血活動を行う夕暮れから朝方までの外出を避ける。外出する場合は明るい色の長袖上衣、長ズボンを着用し、露出部に昆虫忌避剤を使用する。室内では殺虫剤をしみこませた蚊帳を使用する。蚊取り線香、殺虫剤の噴霧も有効である。

［予防薬］

　WHO は、熱帯熱マラリアに対しては、中国の薬草から抽出されたアルテミシニンの誘導体と、それと作用機序の異なる抗マラリア薬（クロロキンやメフロキンなど）との併用を推奨している。日本ではアルテメテル／ルメファントリン合剤が認められている。熱帯熱マラリア以外のマラリアには、クロロキンが有効である。

第**12**章
主な病原ウイルスと
ウイルス感染症

本章の内容　1．DNA ウイルス
　　　　　　　 2．RNA ウイルス
　　　　　　　 3．肝炎ウイルス

学習目標　・痘瘡ウイルスと痘瘡について説明できる。
　　　　　 ・単純ヘルペスウイルス、水痘・帯状疱疹ウイルスについて説明できる。
　　　　　 ・サイトメガロウイルスによる日和見感染について説明できる。
　　　　　 ・アデノウイルスと咽頭結膜炎、流行性角結膜炎ついて説明できる。
　　　　　 ・ポリオウイルスとポリオについて説明できる。
　　　　　 ・ロタウイルスとそれによる下痢症について説明できる。
　　　　　 ・ノロウイルスとそれによる下痢症について説明できる。
　　　　　 ・デングウイルス、黄熱ウイルス、日本脳炎ウイルスについて説明できる。
　　　　　 ・西ナイルウイルスと西ナイル熱、西ナイル脳炎について説明できる。
　　　　　 ・インフルエンザウイルスとインフルエンザについて説明できる。
　　　　　 ・麻疹ウイルスとムンプスウイルスについて説明できる。
　　　　　 ・SARS コロナウイルス 1 型による SARS、および SARS コロナウイルス 2 型による COVID-19 について理解し、両疾患の相違を説明できる。
　　　　　 ・ウイルス性出血熱（エボラ出血熱、マールブルグ出血熱、腎症候性出血熱、クリミア・コンゴ出血熱、ラッサ熱）について説明できる。
　　　　　 ・重症熱性血小板減少症候群（SFTS）ウイルスとそれによる SFTS について説明できる。
　　　　　 ・ヒト免疫不全ウイルス（HIV）とエイズについて理解する。
　　　　　 ・A 型、B 型、C 型、E 型肝炎ウイルスについて説明できる。

1 DNAウイルス

Note

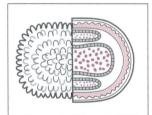

▲図12-1 ポックスウイルス科
(David O White、Frank J Fenner 著、北村敬訳：医学ウイルス学. p.17、近代出版、1996 より改変)

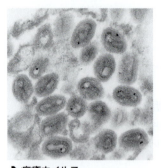

▶痘瘡ウイルス
(国立感染症研究所提供)

ワクチニアウイルス
vaccinia virus

痘瘡ウイルスと同様に、ポックスウイルス科オルソポックスウイルス属に分類されるウイルスである。このウイルスの宿主は、ある種のげっ歯類（ネズミなど）と考えられている。痘瘡の予防のための弱毒生ウイルスワクチンとして用いられてきた。痘瘡根絶活動にワクチニアウイルスが痘瘡ワクチンとして用いられたが、数万人に1人の割合で脳炎、全身感染症を発症し死亡した。そうであっても痘瘡を根絶させるために、ワクチニアウイルスからなる痘瘡ワクチン接種が優先された。

❶ ポックスウイルス科 Poxviridae

ウイルスのなかで大きさが最大（長径が300nmを超える）のウイルスの1つである。形態はレンガ状〜卵状で、内部に巨大な2本鎖DNAが存在し、最外層の外側膜で包まれている（図12-1）。ウイルスは細胞質内で増殖する。

A 痘瘡ウイルス variola virus

痘瘡（天然痘ともいう）は、ポックスウイルス科のオルソポックスウイルス属に含まれる痘瘡ウイルスによる感染症である。痘瘡という感染症は、痘瘡ワクチンを効果的に接種することによって、1987年のアフリカ・ソマリアでの患者を最後に地球上から根絶され、WHO は 1980 年に根絶を宣言した。根絶に大きな役割を果たした予防接種（種痘）に用いられてきた痘瘡ワクチンは、オルソポックスウイルス属のワクチニアウイルスで、このワクチン接種を受けることで、痘瘡ウイルスに対する抵抗性が誘導される。痘瘡が根絶された理由は、①ヒトだけに感染（痘瘡ウイルスを保有する動物がヒト以外にはない）する、②免疫のないヒトにおいて不顕性感染がない、③有効なワクチンがある、これらの3つの特徴による。不顕性感染が起こらないということは、痘瘡患者のいるところだけに痘瘡ウイルスが存在することを意味する。そのため患者が存在する地域でワクチン接種を行うことにより、ウイルスの伝搬を阻止することが可能であった。痘瘡の根絶により、現在では痘瘡ワクチン接種は行われていない。

痘瘡ウイルスは飛沫感染によって経気道的に侵入し、局所リンパ節を経て全身に広がる。潜伏期は7〜17日で、急激な発熱、頭痛、悪寒にて発症する。続いて皮膚および粘膜に発疹が出現し、口腔、咽頭から顔面、四肢、全身に広がる。発疹は紅斑、丘疹、水疱、膿疱、痂皮、落屑と規則正しく進行する。ヒトからヒトへの伝播性が高く、重症化しやすく、死亡率も高い。

痘瘡は感染症法では「1類感染症」に指定されている。

Ⓑ **エムポックスウイルス** mpox virus（旧、**サル痘ウイルス** monkeypox virus）

エムポックスウイルスは、ヒトに痘瘡様の感染症を引き起こす（エムポックス、旧ヒトサル痘）。潜伏期は7～21日で、発疹、発汗、頭痛、悪寒、咽頭痛、リンパ節腫脹で発症する。痘瘡と同様の皮膚病変が出現するため、エムポックスは痘瘡と臨床的に区別できない。

エムポックスウイルスの宿主は、アフリカに生棲するげっ歯類などの野生動物であり、これらと接触したサルなどの動物が感染する。ヒトの場合も同様で、ヒトへの感染はウイルス保有動物に咬まれたり、その血液・体液に接触したりして起こる。中央・西アフリカで散発的に流行している。ヒトからヒトへも濃厚接触により感染する。2003年にはアメリカのペットショップで、アフリカから輸入されたアフリカ産げっ歯類からプレーリードッグにエムポックスウイルス感染が拡がり、そしてプレーリードッグからヒトにも感染が拡がった。このようにして、アメリカでエムポックス（旧ヒトサル痘）が流行したことがある。更に2022年からエムポックスが men who have sex with men（MSM）コミュニティの中で世界規模で流行した（p. 158 参照）。エムポックスは、痘瘡ワクチン接種で予防可能である。日本では感染症法で「4類感染症」に指定されている。エムポックス患者を診た医師は、直ちに最寄りの保健所に報告しなければならない。

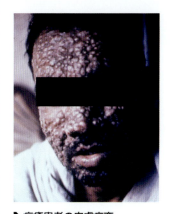

▶ 痘瘡患者の皮膚病変
（国立感染症研究所提供）

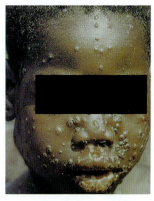

▶ エムポックスウイルス感染症（エムポックス）患者の皮膚病変
皮膚症状だけからは、痘瘡と区別がつかない。（WHO提供）

Ⓒ **伝染性軟属腫ウイルス** molluscum contagiosum virus

伝染性軟属腫はポックスウイルス科モルスキポックスウイルス属に分類される**伝染性軟属腫ウイルス**による感染症である。手掌、足底を除き、体幹、陰部、四肢の皮膚に軟らかい無痛性の結節で、伝染性軟疣、俗にいう「水いぼ」が生じる。主に小児の病気である。

[治療]

治療はピンセットなどで切除、硝酸銀あるいは液体窒素などで凍結切除する。瘢痕を残さず治癒する。

❷ **ヘルペスウイルス科** *Herpesviridae*

ヘルペスウイルス科のヒトを宿主とするヘルペスウイルスは、**単純ヘルペスウイルス1型** herpes simplex virus-1（HSV-1）、**単純ヘルペスウイルス2型** herpes simplex virus-2（HSV-2）、**水痘・帯状疱疹ウイルス** varicella-zoster virus（VZV）、**ヒトサイトメガロウイルス** human cytomegalovirus（HCMV）、ヒ

第12章 主な病原ウイルスとウイルス感染症 279

▼表12-1 ヘルペスウイルス亜科

亜科	特徴	ウイルス学名	ウイルス通称
α-ヘルペスウイルス	神経系組織に親和性があり、知覚神経節に潜伏する。ウイルス性チミジンリン酸化酵素を発現し、抗ウイルス薬アシクロビルにより増殖が抑制される。	Human herpesvirus-1	単純ヘルペスウイルス1型 Herpes simplex virus type 1（HSV-1）
		Human herpesvirus-2	単純ヘルペスウイルス2型 Herpes simplex virus type 2（HSV-2）
		Human herpesvirus-3	水痘・帯状疱疹ウイルス Varicella-zoster virus（VZV）
β-ヘルペスウイルス	分泌腺、リンパ網様系細胞、腎、肺などに持続感染する。	Human herpesvirus-5	ヒトサイトメガロウイルス Human cytomegalovirus（HCMV）
		Human herpesvirus-6	ヒトヘルペスウイルス-6 Human herpesvirus-6（HHV-6）
		Human herpesvirus-7	ヒトヘルペスウイルス-7 Human herpesvirus-7（HHV-7）
γ-ヘルペスウイルス	T細胞かB細胞どちらかに感染することが多い。リンパ系組織に潜伏感染。腫瘍ウイルスである。	Human herpesvirus-4	エプスタイン-バールウイルス Epstein-Barr virus（EBV）
		Human herpesvirus-8	ヒトヘルペスウイルス-8（HHV-8） ［カポジ肉腫関連ヘルペスウイルス Kaposi's sarcoma-associated herpesvirus（KSHV）］

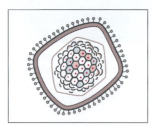

▲図12-2 ヘルペスウイルス科

トヘルペスウイルス6型 human herpesvirus-6（HHV-6）、同7型（HHV-7）、同8型（HHV-8）、EBウイルス Epstein-Barr virus（EBV）である。これらのウイルスの特徴の違いにより、HSV-1、HSV-2、VZVはα（アルファ）-ヘルペスウイルス亜科に、HCMV、HHV-6、HHV-7はβ（ベータ）-ヘルペスウイルス亜科に、EBVとHHV-8はγ（ガンマ）-ヘルペスウイルス亜科に細分類される（表12-1）。

　ヘルペスウイルスの形態は直径120〜200nmで、ほぼ球形であり、ウイルス粒子表面の内側には正20面体のカプシドを有する。内部に線状2本鎖のウイルスゲノムDNAを、外側にエンベロープを有する（図12-2）。宿主に感染したら持続感染および潜伏感染を起こすのが特徴である。細胞に感染すると、ウイルス遺伝子が核内に移行し、初期および後期タンパク質合成を制御する前初期タンパク質が合成される。次いで、主にDNA合成に関与する前期タンパク質、そしてウイルス粒子を構成する後期タンパク質が合成される。核内で、次いで細胞質内でウイルス粒子が組み立てられ、細胞外へと放出される（図12-3）。

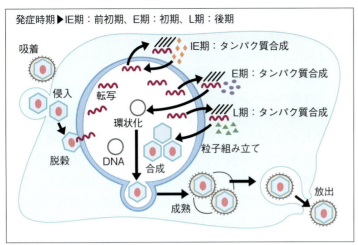

▲図12-3　ヘルペスウイルスの増殖環
（山西弘一監：標準微生物学．p.525、医学書院、2005 より改変）

A 単純ヘルペスウイルス 1 型、2 型 herpes simplex virus type1, 2（HSV-1、HSV-2）

単純ヘルペスウイルスには 1 型と 2 型がある。1 型は主として口唇、眼などに病変を引き起こすのに対し、2 型は主として陰部に病変を引き起こす。神経系組織と親和性が強く、口唇、眼、陰部などの粘膜に感染し、感染部位において水疱性、潰瘍性病変を起こす。その過程で、知覚神経である三叉神経や脊髄後根神経を上行性（中枢神経組織、いわゆる脳の方向に）に輸送され、三叉神経節や脊髄後根神経節に入り、そこで潜伏感染する。一旦、HSV-1 又は HSV-2 が知覚神経節に潜伏感染すると、宿主の免疫力の低下など、種々の誘因によって知覚神経を下行性（皮膚組織方向）に輸送され（再活性化 reactivation という）、下記の疾患を再発する（回帰発症 recurrence という）。

①急性歯肉口内炎 gingivostomatitis

HSV-1 の初感染で、口腔内に潰瘍性病変が出現し、発熱を伴うことが多い。通常 1 週間以内に治癒する。主に小児期に発症する。

②口唇ヘルペス herpes labialis・眼瞼ヘルペス periorbital herpes

唇や眼の周辺に小疱を形成し、2〜3 日で痂皮化して治癒する。三叉神経節に潜伏感染していた HSV-1 の回帰発症による。

③角膜ヘルペス corneal herpes

三叉神経節に潜伏感染する HSV-1 が再活性化し、角膜に到着して増殖し、炎症を起こす（角膜炎）。角膜に潰瘍、浮腫、混濁を生じて失明に至ることもある。

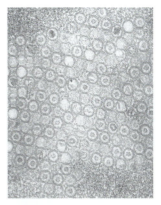

▶単純ヘルペスウイルス
（国立感染症研究所提供）

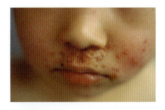

▶口唇ヘルペス

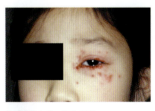

▶眼瞼ヘルペス（1）

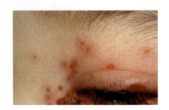

▶眼瞼ヘルペス（2）

第 12 章　主な病原ウイルスとウイルス感染症

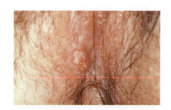
▶性器ヘルペス

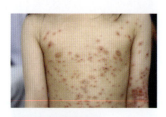
▶カポジ水痘様発疹
アトピー性皮膚に合併することの多いHSV-1の全身性皮膚感染症である。

④ヘルペス脳炎 herpes encephalitis
　三叉神経節に潜伏感染していたHSV-1が再活性化し、まれに上行性に輸送され、脳に達して脳炎を発症することがある。死亡したり、後遺症を残す。

⑤性器ヘルペス genital herpes
　性感染症の1つで、欧米ではHSV-2が主であるが、日本ではHSV-1とHSV-2がそれぞれ半数を占める。初感染時には、女性では腟・外陰部、男性では亀頭などの皮膚、粘膜に痛みを伴う水疱を形成し、潰瘍化し、痂皮を形成して治癒する。しかし、脊髄後根神経節に潜伏感染しているウイルスは繰り返し再活性化し、下方性に輸送され、性器ヘルペスを発症する（再発生性器ヘルペス）。再発生の場合、ほとんどはHSV-2による。

⑥新生児ヘルペス neonatal herpes
　妊婦が分娩時に産道粘膜にHSV-1またはHSV-2を排出していると、新生児が感染（産道感染）することがある。新生児が分娩時にHSV-1やHSV-2に感染すると全身臓器に感染が拡がり、致死的な経過をたどることがある。

[治療]
　治療は抗ウイルス薬のアシクロビル（ACV）やバラシクロビルが用いられる。ACVは経口用、静注用、外用があり、ウイルス感染細胞に取り込まれてDNA合成酵素の働きを阻害する（p. 194参照）。

Ⓑ水痘・帯状疱疹ウイルス varicella-zoster virus（VZV）
　①水痘 varicella
　水痘は、VZVに初めて感染したときの熱性発疹性疾患である。発熱、発疹を主症状とする。水痘ワクチンを受けることなく、成人になって初めてVZVに感染すると、あるいは免疫不全患者が感染すると、重症化する。飛沫感染で気道、粘膜から侵入し、局所のリンパ節で増殖し、血行性に肝臓、脾臓に達して（第一次ウイルス血症）、そこでVZVが増殖して血行性に全身に広がり（第二次ウイルス血症）、皮膚・粘膜に到達して発疹・水疱を形成する。潜伏期は約2週である。

[予防・治療]
　水痘ワクチンによる予防が有効である。治療はアシクロビル（ACV）やバラシクロビルが用いられる。
　②帯状疱疹

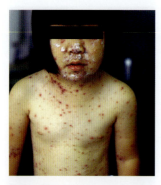
▶水　痘

初感染の後、VZV は HSV と同様に知覚神経節に潜伏感染する。疲労、免疫力の低下など種々の要因で、知覚神経節に潜伏していた VZV が再活性化し、頭部や胸部などに強い痛みを伴う水疱性病変が知覚神経支配領域に出現する。知覚神経支配領域に病変が出現するため、病変が帯状にみえる。これを帯状疱疹という。水疱は痂皮化して治癒するが、治癒しても痛みが残ったり（帯状疱疹後神経痛）、顔面神経麻痺 いわゆる Bell 麻痺を残すこともある。

[予防・治療]

帯状疱疹の治療にはアシクロビルや最近認可されたヘリカーゼ／プライマーゼ阻害薬のアメナメビルが用いられる。水痘ワクチンは帯状疱疹発症リスクを低下させる。

●ヒトサイトメガロウイルス human cytomegalovirus（HCMV）

ヒトは HCMV に初めて感染しても、多くは症状は出現しない（不顕性感染）。HCMV はリンパ球、腺組織に潜伏感染する。免疫能が極度に低下したときに再活性化して回帰発症する。エイズ、造血幹細胞・臓器移植、がん治療などに伴い、免疫力が低下すると潜伏感染している HCMV が再活性化して肺炎、腸炎、網膜炎を起こす（日和見感染症）。

妊婦が妊娠初期に HCMV に初めて感染すると、胎盤を経て胎児が HCMV に感染し、小頭症、肝脾腫、黄疸、脈絡網膜炎などの症状が出現する［先天性ヒトサイトメガロウイルス感染症（先天性巨細胞封入体症ともいう）］。

[予防]

臓器移植患者などのハイリスク群に対し、予防的に抗ウイルス薬の ガンシクロビル 投与が試みられている。

[治療]

治療はガンシクロビル、抗 HCMV 高力価免疫グロブリンの併用が行われる。

●エプスタイン - バールウイルス Epstein-Barr virus（EBV）

日本では3歳までに80％、成人になるまでにほとんどのヒトが EBV に感染する。多くは不顕性感染で、B リンパ球や唾液腺に潜伏感染する。健常者の約20％が唾液中に感染性のウイルスを排泄しており、直接的接触を通じてヒトからヒトに伝播する。

①伝染性単核症 Infectious mononucleosis

Note

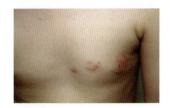

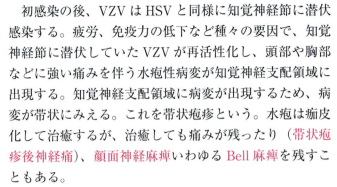

▶帯状疱疹

Bell 麻痺

末梢性顔面神経麻痺のこと。原因不明のこともあるが、多くはヘルペスウイルス（単純ヘルペスウイルス1型、水痘・帯状疱疹ウイルス）による。

フクロウの目

HCMV は全身の臓器に感染し、感染細胞核内に巨大な封入体を形成する（核内封入体）。その細胞がフクロウの目のように見えることから owl's eye cell と呼ばれている。

EB ウイルスの名前の由来

発見した病理学者エプスタイン（Epstein, MA）とウイルス学者バール（Barr, YM）の名にちなんで命名された。

> **Note**
>
> **ヒトヘルペスウイルス7型** Human herpesvirus-7
>
> 1990年に培養Tリンパ球より分離された。HHV-6に性質が似ている。乳幼児期に感染し、熱性発疹症（突発性発疹）を起こす。

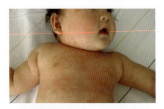

▶突発性発疹（1）

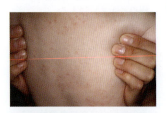

▶突発性発疹（2）

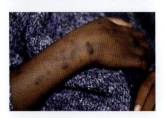

▶カポジ肉腫

> **Bウイルス** B virus
>
> ヘルペスウイルス科で、サルのα-ヘルペスウイルスである。サルには症状を起こさないが、感染サルに咬まれてヒトが感染すると、咬傷部皮膚の水疱形成、壊死を起こし、ウイルスが末梢神経から中枢神経系に達し、脊髄炎、脳炎の症状を起こし、呼吸麻痺によって死亡する場合がある。人獣共通感染症の1つである。
> 日本でも霊長類を取り扱う施設で働いていた人がBウイルスに感染して、脳炎を発生していたことが、アジア地域で初めて確認された。

初めてEBVに感染したヒトの中には、発熱、扁桃・咽頭炎、頸部リンパ節腫脹、肝脾腫などの症状が出現することがある。末梢血液中に異型リンパ球が増加し、生化学検査では肝機能酵素の上昇が認められる。伝染性単核症と呼ばれる。

②EBV関連腫瘍

EBVによるバーキットリンパ腫と上咽頭がんが知られている。つまり、EBVは腫瘍ウイルスの1つである。バーキットリンパ腫はアフリカのある地域に多くみられる悪性リンパ腫で、顔面、頸部に発生する。上咽頭がんはアジア（主として中国南部）の成人男性に多発する。両者とも、EBV感染の他、何らかの発がんを誘導する因子の存在が示唆されている。

E ヒトヘルペスウイルス6型 human herpesvirus-6 (HHV-6)

HHV-6は、突発性発疹の原因ウイルスである。Tリンパ球（ヘルパーT細胞）を標的細胞とし、初感染後Tリンパ球に潜伏感染する。

①突発性発疹

主に生後10か月以下の乳児が罹患する。潜伏期は約10日で、突然の発熱により発症し、数日（通常3日）で解熱する。解熱後、鮮紅色の丘疹状の発疹が出現し、数日後に跡を残さず治癒する。ときにリンパ節腫脹、熱性けいれん、まれに肝炎、脳炎を併発することがある。

HHV-6による脳炎（HHV-6脳炎）は、乳幼児が突発性発疹を発症しているときにHHV-6が脳に達して発症する。初感染の病態の1つで、予後不良である。特異的な治療はない。

HHV-7も突発性発疹の原因となる。

F ヒトヘルペスウイルス8型 human herpesvirus-8 (HHV-8)

カポジ肉腫関連ヘルペスウイルス Kaposi's sarcoma-associated herpesvirus (KSHV) とも呼ばれる。HHV-8は、エイズ患者に合併することの多いカポジ肉腫組織に高頻度に認められる。Bリンパ球、上皮細胞、内皮細胞に感染し、腫瘍化する。カポジ肉腫の原因ウイルスである。EBVと同様、γ-ヘルペスウイルスに分類される腫瘍ウイルスである。

❸**アデノウイルス科** Adenoviridae

アデノウイルスは2本鎖DNAをウイルスゲノムとする、

エンベロープのないウイルスである。感染細胞の核内で増殖し、好塩基性の封入体を形成する。ヒトアデノウイルスは100種以上の血清型が知られている。

アデノウイルスは飛沫、接触感染により上気道や眼の粘膜に感染し、増殖する。一部嚥下されて小腸に達し、増殖して糞便に排出される。

①急性咽頭炎 acute pharyngitis

　主として1型、2型、3型、5型による。乳幼児の上気道炎（いわゆる「かぜ」）の原因の1つで、咽頭の発赤と腫脹、頸部リンパ節の腫大を伴うことが多い。

②咽頭結膜熱 pharyngoconjunctival fever

　主として3型、7型による。アデノウイルスによる咽頭炎に結膜炎が伴う病態をいう。幼児・児童がプールで感染し、咽頭結膜熱が集団発生することが知られていることから、「プール熱」とも呼ばれる。咽頭炎、発熱、倦怠感、眼脂、結膜充血、結膜のかゆみや痛みを伴う。

③流行性角結膜炎 epidemic keratoconjunctivitis

　主として8型、11型による。結膜炎から眼瞼浮腫、眼痛、涙流、眼脂（メヤニ）を伴って発症し、角膜炎を起こす。重症例では視力障害を残すこともある。伝播性が高く、眼科医の手指、器具を介して伝播することもある。

④急性出血性膀胱炎

　11型、21型による。幼児、児童にみられる。かぜ様症状に続いて血尿、頻尿をみるが、数日〜1週間で治癒する。

⑤急性胃腸炎

　主に40型、41型が原因で起こる。乳幼児にみられるアデノウイルスによる下痢症をいう。かぜ様症状に続いて腹痛、嘔吐、激しい下痢をみるが、1週間以内で治癒する。

[診断・治療]

　診断は、症状により咽頭ぬぐい液、結膜分泌物、糞便、尿などを検体として採取し、ウイルスの分離培養、酵素抗体法による抗原検出、PCR法などによるウイルス遺伝子検出によってなされる。アデノウイルス抗原の迅速検出キットも開発されている。特異的な治療法はない。

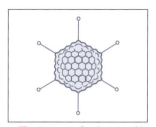

▲図12-4　アデノウイルス科
(David O White, Frank J Fenner 著、北村敬訳：医学ウイルス学、p.17、近代出版、1996より改変)

Note

JCポリオーマウイルスの名前の由来

はじめてこのウイルスが分離された患者のイニシャルにちなんで、JCポリオーマウイルスと命名された。

子宮頸がんワクチン（ヒトパピローマウイルスワクチン、HPV vaccine）

子宮頸がんの主な原因となるヒトパピローマウイルスの血清型抗原を組み合わせて製造されている。血清型 6、11、16、18、31、33、45、52、58型からなる 9価ワクチン（シルガード -9®）が導入されている。接種を受けるべき対象者は小学校 6年生から高校 1年生相当の女性。ただし、男性であっても HPV に関連する悪性腫瘍の発生リスクがあることから、若い男性も HPV ワクチン接種が望まれる。

ヒトパルボウイルス B19

ヒトパルボウイルス B19 は、赤血球表面の P 抗原（血液型）をレセプターとし、骨髄の赤芽球系細胞に感染する。感染細胞内で発現される非構造タンパク質 NS1 が細胞死を誘導する（アポトーシス）。その結果、貧血となる。

---

❹ポリオーマウイルス科 *Polyomaviridae*

ポリオーマウイルス科のウイルスの中でヒトに病原性を示す代表的ウイルスは、**JC ポリオーマウイルス** JC polyoma virus である。ほとんどのヒトは、乳幼児期までに JC ポリオーマウイルスに感染し、体内に潜伏感染する。JC ポリオーマウイルスに感染しても症状を呈することはない（不顕性感染）。しかし、エイズ患者、悪性リンパ腫や白血病に対して強力な化学療法を受けている患者、免疫抑制剤投与患者や臓器移植患者などの免疫不全患者では、潜伏感染している JC ウイルスが、脳組織内で再活性化し変性脱髄性疾患である**進行性多巣性白質脳症**（progressive multifocal leukoencephalopathy、PML）を起こす。発症すると死亡したり、回復したとしても後遺症を残す。

❺パピローマウイルス科 *Papillomaviridae*

パピローマウイルス科に分類される**ヒトパピローマウイルス** human papillomavirus（HPV）はヒトの皮膚や粘膜に感染し、種々のタイプの疣（乳頭腫）、手指などに生じる**尋常性疣贅**、顔面などに生じる**扁平疣贅**、性器粘膜に生じる**尖圭コンジローマ**などの原因となる。80種以上の HPV が知られている。

尖圭コンジローマは主に 6型、11型などによる良性腫瘍である。性行為で感染することから性感染症の 1つである。また、子宮頸がんの発生には 16型、18型、33型などの HPV が関与している。

HPV に対するワクチンが開発され、子宮頸がんの発症予防に有効であることが認められている。

❻パルボウイルス科 *Parvoviridae*

形態は直径 20nm 前後の球形であり、ウイルスのなかではとても小さなウイルスの 1つである。ウイルス粒子の中には 1本鎖 DNA のウイルスゲノムが存在する。エンベロープはない。ヒトに病原性を示すのは赤血球を標的細胞とする、**ヒトパルボウイルス B19** human parvovirus B19 である。**伝染性紅斑**の原因病原体である。

①**伝染性紅斑** erythema infectiosum

7〜10 日の潜伏期を経て発熱、軽いかぜ様症状を呈し、その症状の消失後、発疹（両頬の発赤、四肢・体幹の網目状の紅斑）が生じる。手足のむくみ、こわばりを伴う関節炎を併発することがある。両頬の発疹により顔が「りんご」のようにみえることから、「りんご病」と

も呼ばれている。欧米では slapped cheek（平手打ちされた頬）とも呼ばれている。小児に多い良性発疹性疾患の1つである。

②赤血球再生不良症

溶血性疾患（鎌状赤血球症、遺伝性球状赤血球症など）の患者がヒトパルボウイルス B19 に感染すると、赤血球の溶血性破壊による急性貧血（骨髄無形成発作）を呈することがある。

③胎児水腫

妊婦が感染すると、経胎盤経路で胎児がヒトパルボウイルス B19 に感染し、胎児の造血が障害されることによる貧血、心不全、低酸素血症の状態を起こし、胎児水腫で生まれたり、流産、死産となることがある。

❼ヘパドナウイルス科 *Hepadnaviridae*

ヘパドナウイルス科の中ではヒトに B 型肝炎を起こす B型肝炎ウイルス hepatitis B virus（HBV）が代表的である。B 型肝炎ウイルスの形態は、直径 42nm の球形でコア内に 2 本鎖 DNA が含まれるエンベロープを有するウイルスである。

肝炎の原因となるウイルスには HBV 以外にも存在することから、ウイルス性肝炎については「肝炎ウイルス」の項でも詳しく説明されているので参照のこと（p. 322〜）

2 RNA ウイルス

❶ピコルナウイルス科 *Picornaviridae*

ピコルナウイルス科名の「ピコルナ」の「ピコ」は「小さい」を、「ルナ」は「RNA」を意味し、形態は直径20〜30nm の球形でエンベロープのない、文字どおり小さな、1本鎖のプラス鎖 RNA ウイルスである。ピコルナウイルスは細胞質内で増殖する。

ピコルナウイルス科には**エンテロウイルス** *Enterovirus* 属、**ヘパトウイルス** *Hepatovirus* 属、**パレコウイルス** *Parecovirus* 属などがある。これまで属として独立していたライノウイルス *Rhinovirus* 属はエンテロウイルス属に含まれることになった。エンテロウイルス属には**ポリオウイルス、コクサッキーウイルス、エコーウイルス、エンテロウイルス、ライノウイルス**などがある。ヘパトウイルス属には **A 型肝炎ウイルス**がある。ライノウイルスは、上気道炎の病原体である。

Ⓐポリオウイルス poliovirus

ポリオウイルスには、1 型、2 型、3 型の 3 つの血清型がある。それぞれのウイルスに対する中和抗体は、血清型の異なるウイルスには中和活性を示さない。ポリオウイルスは、急性灰白髄炎（ポリオ）の原因ウイルスである。経口経路で体内に侵入し、腸管の粘膜上皮細胞で増殖する。次いで局所リンパ節を経て血中に入り（ウイルス血症）、中枢神経系に達する。そこでは脊髄の前角と呼ばれる部位に存在する筋肉の運動をつかさどる運動神経細胞（前角細胞と呼ばれる）に感染する。それによる運動神経機能の不可逆的障害により、運動神経機能障害が出現する。

感染者の約 0.5〜1％がポリオを発症するとされ、多くは不顕性である。潜伏期は 1〜2 週である。

病原体の種類を問わず発熱、咽頭痛、頭痛、悪心・嘔吐、便秘などの症状に加えて、弛緩性麻痺が生じる病態を急性弛緩性麻痺と呼ぶ。ポリオウイルスによる急性弛緩性麻痺を急性灰白髄炎（ポリオ）と呼ぶ。

腸管で増殖したウイルスは糞便中に排泄されて、それが直接または間接的に他のヒトに経口的に侵入して感染が拡

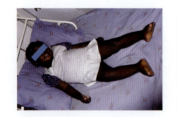

▶ポリオ患者
下肢の弛緩性麻痺が認められる。

がる。糞口感染と呼ぶ。ポリオワクチンの接種により予防可能である。日本では、乳児に対して広く経口ポリオワクチン（弱毒生ワクチン）が接種されてきたことにより、野生型ポリオウイルスによるポリオの発生はみられなくなった。日本では、2012年9月より不活化ポリオワクチンによる定期接種が導入された。WHOが期限を設定して根絶計画を推進しているが、いまだにパキスタンやアフガニスタンなどで流行が続いている。

ポリオは感染症法で「2類感染症」に指定されており、診断後ただちに最寄りの保健所に届出なければならない。

Ⓑ コクサッキーウイルス coxsackie virus

生物学的性状によりA群とB群に分けられる。それぞれの血清型のコクサッキーウイルスにより、多彩な病態が引き起こされる。

①ヘルパンギーナ herpangina

乳幼児がA群のコクサッキーウイルスに感染すると、発熱、かぜ様症状とともに口腔、咽頭に水疱・潰瘍が生じる。

②手足口病 hand, foot and mouth disease

小児に起こり、発熱とともに手掌、足底、口腔粘膜に水疱性病変を生じる。A16型、エンテロウイルス71によることが多い。無菌性髄膜炎を合併することがある。

③流行性筋痛症 epidemic myalgia

B群のコクサッキーウイルスによるもので、突然、胸部および上腹部の筋肉痛が起こり、発熱、咽頭炎を伴う。パレコウイルスA3型による成人における流行性筋痛症も報告されている。

④心筋炎 carditis、心嚢炎 pericarditis

頻脈、呼吸困難、チアノーゼ、心電図異常を呈し、急速に悪化することもある。コクサッキーウイルスの他、エコーウイルス、エンテロウイルス、ポリオウイルスも心筋炎を引き起こすことがある。

Ⓒ エコーウイルス echovirus

30種以上の血清型が知られている。無菌性髄膜炎、発疹症、筋力低下、筋肉けいれん、小児の下痢症、かぜ症候群などの多彩な症状を起こす。

Ⓓ エンテロウイルス enterovirus

68型から71型が知られており、70型は急性出血性結膜

Note

ポリオ根絶活動の現状

野生株ポリオウイルス2型および野生株ポリオウイルス3型によるポリオ患者の報告がなくなってから久しい。野生株ポリオウイルス2型と3型は、地球上の自然界から根絶されたものと考えられている。残るのは野生株ポリオウイルス1型である。現在一部の地域で流行しているが患者数は減少している。ポリオを地球上の人間社会から根絶させるためには、世界中の子供たちに、ポリオワクチン接種を経続しなければならない。

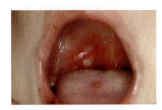

▶ コクサッキーウイルスA16型によるヘルパンギーナ

手足口病とエンテロウイルス71

手足口病をきたすウイルスは主にコクサッキーウイルスA16およびエンテロウイルス71である。1997年にエンテロウイルスによる手足口病がマレーシア、台湾、日本などのアジアに流行した際、通常の流行時に比べて死亡する患者が多発した。手足口病は小児の良性熱性疾患であるが、注意の要する感染症である。

炎の原因となる。71型は手足口病の原因ウイルスの1つである。

①急性出血性結膜炎 acute hemorrhagic conjunctivitis

潜伏期は1日で、結膜下出血をきたし、眼痛と羞明を伴う結膜炎を起こす。エンテロウイルス70型の他、コクサッキーウイルスA24型も原因になる。

E ライノウイルス rhinovirus

かぜ症候群（上気道炎）の原因となる。100種以上の血清型の存在が知られている。

潜伏期は2〜4日で、鼻かぜ（くしゃみ、鼻みず、鼻づまり）、頭痛、咳、悪寒などの症状を呈する。発熱はないか、あっても軽い。急性中耳炎、副鼻腔炎、気管支炎、肺炎などを起こすこともある。

F ヘパトウイルス属

A型肝炎ウイルス hepatitis A virus（HAV）がヘパトウイルス属に属するウイルスである。近年では性行為を介してHAVに感染する患者が、A型肝炎患者全体において相対的に高まっている。

肝炎の原因となるウイルスにはHAV以外にも存在することから、HAVについては「肝炎ウイルス」の項でも詳しく説明されているので参照のこと（p. 322〜）

❷ レオウイルス科 Reoviridae

形態は直径60〜80nmの球形で、エンベロープはない。ゲノムは10〜12本の分節状のプラス鎖の2本鎖RNAからなる。

ヒトに病原性を持つものとして重要なのは**ロタウイルス** *Rotavirus* 属のロタウイルスと**オルソレオウイルス** *Orthoreovirus* 属のコウモリ由来オルソレオウイルスである。

A ロタウイルス rotavirus

ロタウイルスは1973年に小児下痢症の原因ウイルスの1つとして発見された。抗原性によりA〜F群の6群に分けられるが、**A群、B群、C群ロタウイルス**が下痢症の原因となり、なかでもA群ロタウイルスによる下痢症が最も多い。便中に大量の感染性ロタウイルスが排泄され、小児では容易にヒトからヒトに伝播する（糞口感染）。

①ロタウイルス下痢症

ロタウイルスが経口的に侵入し小腸に到達すると、絨

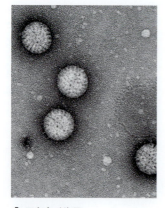

▶ロタウイルス
（牛島廣治提供）

毛突起先端の上皮細胞に感染し、増殖する。ウイルス粒子が糞便1gあたり1000億個に達することもある。10個以下で感染が成立することがある程であり、感染が成立するのに多量の感染性ウイルスの曝露を必要としない。感染によって上皮細胞が破壊され、小腸の吸収機能障害により下痢が起こる。液性免疫と細胞性免疫によってウイルスおよび感染細胞が除去され、治癒する。破壊された小腸上皮は1週間で修復され、回復する。

ほとんどが5歳までに**A群ロタウイルス**に感染する。繰り返し感染するが、次第に症状は軽くなり、症状を呈しなくなる。日本では冬季、アジアの熱帯地方では乾季に流行する。成人の急性胃腸炎の原因になることもあるので、乳幼児や小児だけの疾患ではない。

[診断]

診断は糞便中のロタウイルス抗原の検出による。ウイルス抗原検出には免疫クロマト法、ラテックス凝集反応法、抗原検出ELISA、逆受身赤血球凝集反応法などによる、市販されているロタウイルス抗原検出キットが用いられている。

[治療]

発熱や脱水に対する経口補液、経静脈輸液を含む症状に応じた治療がなされる。

❸カリシウイルス科 *Caliciviridae*

ヒトに病原性があり、急性胃腸炎を起こすのは**ノロウイルス属**と**サポウイルス属**のウイルスである。ノロウイルスは2002年まで**小型球形ウイルス** small round structured virus（SRSV）あるいは**ノーウォーク様ウイルス** norwalk-like virusと呼ばれていた。

Ⓐノロウイルス norovirus

形態は直径27〜30nmの球形で、エンベロープのないウイルスである。ゲノムはプラス鎖の1本鎖RNAである。

酸に強く、感染性を維持したまま胃酸が分泌されている胃を経て小腸・大腸に達する。ヒトからヒトへの伝播性は高い。ウイルス粒子10〜100個の摂取でも感染が成立するといわれている。

①ノロウイルス感染症

経口的に感染し、12〜48時間の潜伏期を経て、突然の嘔吐、下痢、腹痛などを伴う急性胃腸炎を起こす。通常、1〜3日で回復するが、その後3〜7日は糞便中に感

Note

ロタウイルスワクチン

乳幼児に重い下痢症状を起こすヒトロタウイルスを弱毒化した生ワクチン（Rotarix、GSK社）やウシロタウイルスを基本にして、ヒトロタウイルスの一部の遺伝子を組換えて作製された生ワクチン（RotaTeq、MSD社）が開発されている。ともにロタウイルス下痢症の予防に対する有効性が確認され、世界各国で用いられている。日本では2011年より任意での接種が可能となり、2020年10月より定期接種化された。

動物由来ウイルス感染症としてのオルソレオウイルス感染症

オーストラリア北部、フィリピン、インドネシア、マレーシア、中国などの国々、地域に生息するオオコウモリ由来のオルソレオウイルスによるヒトの感染症患者が報告されている。症状は発熱、咳などの呼吸器症状であり、肺炎に至ることもある。ヒトからヒトへの伝播性は不明であるが、現時点で流行は地域限定的である。2007年にインドネシアから帰国した日本人が、このウイルスに感染していたことが報告されている。

ノーウォークウイルス norwalk virus

糞便中のウイルス粒子と疾患を関連づけるのは困難とされていたが、抗体とウイルス粒子の反応物を電子顕微鏡で観察する免疫電子顕微鏡法によって発見された。アメリカオハイオ州ノーウォークの小学校で急性胃腸炎が流行したときの糞便材料が検体として用いられたことから、ノーウォークウイルスと名づけられた。

Note

サポウイルス

札幌医大の千葉俊三博士らは乳児院で集団発生した胃腸炎の病原体がカリシウイルスに似たウイルスであることを明らかにした。その後、ノーウォークウイルスと別種とわかり、サッポロウイルスが正式種名として認められた。「サポ」はサッポロから取った造語である。

染性のあるウイルスが排泄される。日本では毎年10月～4月にかけてカキの生食などによって発症する事例が増加する。ウイルス性食中毒の原因として重要である。

[診断]

診断はRT-PCR法（ウイルスのゲノムRNAを逆転写した後、PCR法で遺伝子を増幅する）などによる。最近、免疫血清とモノクローナル抗体を組み合わせた抗原検出ELISAが開発された。

[治療]

発熱や脱水に対する対症的治療（経口補液、経静脈的輸液）がなされる。

Ⓑサッポロウイルス sapporo virus（旧、**サポウイルス** sapovirus）

形態は球状で、表面に杯状のくぼみ（ダビデの星と呼ばれる）が存在する。エンベロープのない、ウイルスゲノムが1本鎖RNAのウイルスである。

①サッポロウイルス感染症

乳幼児の嘔吐、下痢、発熱などを主症状とする急性胃腸炎の原因ウイルスである。経口的に侵入したウイルスは小腸上皮細胞で増殖し、絨毛上皮を障害し、下痢を起こす。冬季に流行する。

[診断]

診断は糞便からサッポロウイルスの抗原または遺伝子の検出による。遺伝子の検出にはPT-PCR法が用いられる。

[治療]

経口補液、点滴輸液が行われる。

❹トガウイルス科 *Togaviridae*

ウイルスゲノムがプラス鎖の1本鎖RNAのエンベロープのあるウイルスで、ウイルスゲノムは20面体カプシドに囲まれている。**アルファウイルス** *Alphavirus* 属がある。アルファウイルス属には蚊の媒介によってヒトが感染する（ベクター感染）ウイルスが多く含まれている。

Ⓐアルファウイルス alphavirus

ウイルスを有する蚊に刺されて吸血された際に感染する。皮膚のランゲルハンス細胞、筋細胞、所属リンパ節の単球などで増殖し、そこから血中に入って各臓器に到達し、そこでも増殖する。脳の神経細胞に感染することもある。アルファウイルス属のウイルスのなかで、ヒトに病気

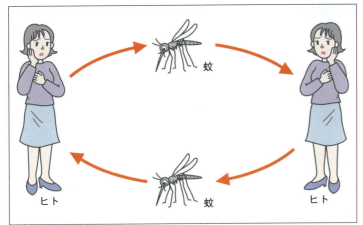

▲図12-5 チクングニアウイルスの生活環とヒトの感染経路

を起こすのは、**西部ウマ脳炎ウイルス**（アメリカ大陸）、**東部ウマ脳炎ウイルス**（アメリカ大陸）、**ベネズエラウマ脳炎ウイルス**（アメリカ大陸）、**チクングニアウイルス**（アフリカ大陸からアジア、アメリカ大陸）、**ロスリバーウイルス**（オーストラリア、パプアニューギニアなど）がある。

①アルファウイルス感染症

感染後数日して発熱、筋肉痛、倦怠感、頭痛で発症し、脳炎に至ると項部硬直、意識障害、麻痺が起こり、死亡することもある。回復したとしても、精神神経障害、運動障害などの後遺症を残す。関節炎を起こすこともあり2〜10日の潜伏期を経て発熱、悪寒、関節痛、筋痛で発症する。発症2〜5日後に体幹、四肢に発疹が出現する。関節痛は軽症なら数週で消失するが、長期に及ぶこともある。

アルファウイルス属のウイルスのなかでもチクングニアウイルス（図12-5）による熱性疾患は、2005年からモーリシャス、レユニオンなどのインド洋諸島、アフリカ東部、インド、アジア諸国で大流行した。日本でもスリランカなどで感染し、帰国後発症した患者が報告されている。

❺**マトナウイルス科** *Matonaviridae*

マトナウイルス科のルビウイルス *Rubivirus* 属に分類される風疹ウイルス rubella virus がヒトに病原体を示すウイルスとして重要である。トガウイルス科のほかのウイルスと同様に、1本鎖RNAをゲノムとするエンベロープウイルスである（図12-6）。

Note

トガウイルス科とマトナウイルス科

これまでトガウイルス科には、チクングニアウイルスなどが含まれるアルファウイルス属と風疹ウイルスが含まれるルビウイルス属が含まれてきた。最近ルビウイルス属は、トガウイルス科から独立して、新規のマトナウイルス科に分類されることになった。

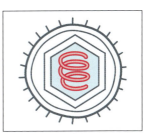

▲図12-6 風疹ウイルス

A 風疹ウイルス rubella virus

飛沫によって経気道的に感染し、上気道で増殖した後、所属リンパ節にて増殖し、血中に入り（ウイルス血症）、各臓器に拡がる。また、妊婦が感染すると胎児にも感染が拡がり、先天性風疹症候群 congenital rubella syndrome を起こす。

①風疹 rubella

2～3週の潜伏期を経て、発疹・発熱が出現する。風疹は、「三日はしか」とも呼ばれるように、3日くらいで軽快し、予後もよい。発疹出現7日前くらいから発疹が消失するまで他者への感染源になる。感染児童・生徒は学校保健法により発疹が消失するまで、出席停止となる。

②先天性風疹症候群 congenital rubella syndrome（CRS）

妊婦が妊娠初期に感染すると、胎児が胎内で風疹ウイルスに感染し、種々の先天異常が引き起こされる（胎内感染）。風疹ウイルス感染が妊娠初期であればある程（妊娠約20週まで）CRS発症リスクが高まる。主なものは聴覚障害（難聴）、眼疾患（白内障、緑内障、小眼症など）、心疾患（動脈管開存、中隔欠損など）、小頭症、精神運動発育遅滞などである。

[診断]

風疹に特徴的な臨床症状から診断される。診断のための検査として、RT-PCR法によるウイルスRNAの検出が風疹の診断に有用である。血清学的診断には抗体検出ELISA（IgM、IgG測定）、赤血球凝集抑制試験が行われる。急性期と回復期のペア血清中の風疹ウイルスに対する抗体価を測定し、有意な上昇の有無を確認する。

[治療・予防]

対症療法による。弱毒生ワクチンである風疹ワクチンによる予防が可能である。

⑥フラビウイルス科 Flaviviridae

フラビウイルス Flavivirus 属、ペスチウイルス Pestivirus 属、ヘパシウイルス Hepacivirus 属などからなる。ヒトに病気を起こすフラビウイルスは、フラビウイルス属に分類されるウイルスとヘパシウイルス属が存在する。前者には蚊やダニ（節足動物）を介してヒトに感染し、発熱性発疹性疾患や脳炎などの中枢神経疾患を引き起こすウイルスが、後者には肝炎、肝硬変、肝がんを引き起こすC型肝炎ウイルスが含まれる（p. 326参照）。ウイルス粒子は直径40～60nmの球

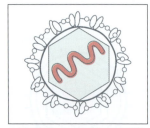

▲図12-7　フラビウイルス科

形で、エンベロープで囲まれたウイルス粒子の中に、プラス鎖の1本鎖RNAのウイルスゲノムが存在する（図12-7）。

　フラビウイルス属のウイルスは、哺乳類、鳥類などを自然宿主とし、ヒトは蚊、ダニなどの節足動物に咬まれて感染する。輸血や臓器移植を介した特殊な状況での感染を除いて、基本的にヒトからヒトには感染しない。抗原性の違いから8つの抗原群に分類されているが、なかでも**デングウイルス群、日本脳炎ウイルス群、ダニ媒介脳炎ウイルス群**などが代表的ウイルス群である。ただし、フラビウイルス属に分類され、かつ、アフリカや中南米で流行している黄熱の病原体である**黄熱ウイルス**は、そのどの群にも属さない。

Ⓐ デングウイルス dengue virus

　血清型の異なる4種（1～4型）のウイルスがある。都市部では主に*ネッタイシマカ*が、森林部では主に*ヒトスジシマカ*が主要な媒介蚊である。蚊の吸血によってヒトがデングウイルスに感染すると、ウイルスは単球・マクロファージ内で増殖し、ウイルス血症を伴う発熱性発疹性疾患を起こす。ウイルス血症のある時期に、別の蚊が吸血するとその蚊にウイルスが伝播される。つまり、蚊とヒトの間のサイクルで維持されている（図12-8）。

　1つの型のウイルスに感染すると免疫が成立し、同じ型のウイルスに感染しても発病しない。しかし、ある血清型のデングウイルスに初めて感染し、次の機会に異なる血清型のデングウイルスに感染すると、初感染時に体内で誘導された抗体の存在により重症化するリスクが高まると考えられている（*抗体依存性感染増強*）。

　①**デング熱** dengue fever
　　4～7日の潜伏期を経て突然の発熱で発症し、頭痛、

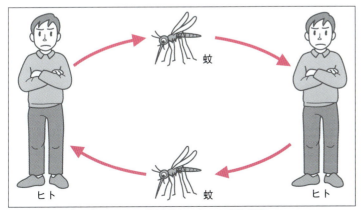
▲図12-8　デングウイルスの生活環とヒトへの感染経路

Note

日本国内におけるデング熱の散発的流行

日本国内にはデング熱は流行していないが、最近海外渡航歴のない日本在住のヒトがデング熱を発症するという流行が確認されている。

1）2013年ドイツから日本に入り、日本国内（京都、東京など）を旅行し、帰国後にデングウイルス2型によるデング熱患者が確認された。2013年に日本でデングウイルス2型に感染したことが明らかとなり、その年にデング熱が国内で流行していたことを示している。

2）2014年6月以降夏にかけて、国内在住者がデングウイルス1型によるデング熱を発症した。160人を超える患者が報告された。その多くが東京の代々木公園またはその近くで感染している。

3）2020年に京都・奈良地方を旅行した東京在住者3人がデングウイルス2型によるデング熱を発症した。

日本国内にはデングウイルスを媒介するヒトスジシマカが存在していること、海外から日本に入国する人が増加していることから、今後もこのような散発的流行が発生するものと考えられる。

Note

抗体依存性感染増強
Antibody-dependent enhancement（ADE）

あるウイルス（ここではある血清型のデングウイルス）に感染すると、そのヒトの体内には、そのウイルスに対する抗体が誘導され、存在するようになる。このような状態のヒトが、既感染ウイルスに抗原性が類似するウイルス（ここでは異なる血清型のデングウイルス）に感染すると、既存の抗体の中に新たに感染したウイルスに対する中和活性（感染性を阻害する活性）はないものの、抗体の中にはウイルス粒子を構成するタンパク質と結合する抗体が存在する。例えば、デングウイルス1型に感染したことのあるヒトが、デングウイルス2型に感染すると、体内でデングウイルス2型が増殖し、発症は阻止されない。その増殖したデングウイルス2型粒子に、既存のデングウイルス1型に対する抗体の一部が結合すると、ウイルス粒子に結合した抗体のFc部分が細胞表面上に存在するFcガンマ受容体と結合することにより、デングウイルス2型の細胞への感染が促進されることがある。その結果、病態の悪化、重症化することがある。この重症化機序のことをADEと呼ぶ。

眼窩痛、筋肉痛、関節痛などを呈し、食欲不振、腹痛、便秘などを伴うこともある。発症3～4日後に胸部、体幹に発疹が出現し、顔面、四肢に広がるが、通常、1週間程度で消失する。

②重症型デング熱 severe dengue fever

デング熱と同様に発症し、発症2～7日後に出血傾向を示して点状出血、粘膜・消化管からの出血、血便をきたし、血漿漏出による胸水、腹水が出現する（デング出血熱 dengue hemorrhagic fever）。血漿漏出が進むと、ショックに陥る（デングショック症候群 dengue shock syndrome）。

デング熱は感染症法で「4類感染症」に指定されており、診断後ただちに最寄りの保健所に届け出なければならない。

B 黄熱ウイルス yellow fever virus

蚊とヒトおよび蚊とサルの間のサイクルで維持されている（図12-9）。現在はアフリカと南米で感染者（黄熱患者）が発生している。ヒトへの黄熱ウイルス感染にかかわる蚊はネッタイシマカである。

①黄熱 yellow fever

一過性の発熱から致死的な出血熱まで症状や重症度は個々の患者で異なる。典型例は、3～6日の潜伏期を経て突然の悪寒、発熱で発症し、頭痛、背部痛、倦怠感、悪心・嘔吐などを呈する。症状は数日続き、いったん消失後再び発熱し、嘔吐、腹痛とともに黄疸、腎不全、粘膜・消化管出血、血圧低下などを起こす。重症例は10

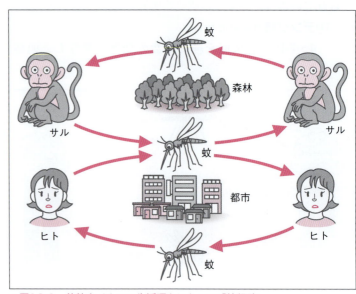

▲図12-9　黄熱ウイルスの生活環とヒトへの感染経路

～20％の致命率である。黄熱は感染症法で「4類感染症」に指定されている。
[予防]
　弱毒生ワクチンである黄熱ワクチンを用いる。

◉日本脳炎ウイルス Japanese encephalitis virus
　日本脳炎ウイルスによる脳炎を日本脳炎 Japanese encephalitis という。日本脳炎ウイルスはトリやブタと蚊の間のサイクルで維持されていて、ヒトはウイルスを有する蚊に吸血される際に感染する（図12-10）。コガタアカイエカが媒介蚊である。軽い熱性疾患から重症の脳炎を起こす。日本脳炎は、日本やオーストラリア北部を含むアジアで流行している。

①日本脳炎 Japanese encephalitis
　1～2週の潜伏期を経て、全身倦怠感、食欲不振、悪心、嘔吐、腹痛などで発症し、数日後、発熱、頭痛、意識障害などを起こす。日本脳炎ウイルス感染者の300～1,000人に1人が脳炎を発症し、その4人に1人が死亡、回復したとしても神経学的後遺症を残す。

[診断]
　診断は、急性期および回復期における日本脳炎ウイルスに対するIgG抗体の有意な上昇の確認、IgM抗体の検出による。抗体の検出には抗体検出ELISA（特異的IgMの検出、IgGの検出）、中和試験などの方法が用いられる。脳脊髄液からのウイルス分離、RT-PCR法によ

Note

日本脳炎研究のあゆみ

1924年	日本脳炎（夏型脳炎）大流行
1935年	患者の脳から日本脳炎ウイルスを分離
1941年	コガタアカイエカによる媒介を証明
1945年	コガタアカイエカから日本脳炎株を分離
1987年	日本脳炎ウイルスゲノム（RNA）の全塩基配列の決定

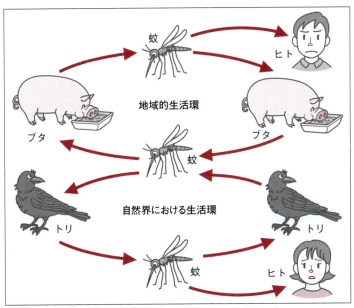

▲図12-10　日本脳炎ウイルスの生活環とヒトへの感染経路

るウイルス RNA の検出は、日本脳炎患者では、急性期でも陰性結果を示すことが多く、結果が陰性でも日本脳炎は否定されない。

[治療・予防]

特異的治療法はなく、対症療法による。

予防には日本脳炎ワクチン接種が有効であり、予防接種法により3歳から15歳までに3期5回の予防接種が実施されている。日本脳炎は感染症法で「4類感染症」に指定されている。

D 西ナイルウイルス West Nile virus

トリと蚊の間のサイクルで維持されている（図12-11）。蚊の吸血によってヒトに感染すると、約20％が顕性感染となり、その大部分が発熱性疾患（西ナイル熱）を発症し、約150人に1人が脳炎（西ナイル脳炎）を起こす。輸血、臓器移植、針刺し事故による感染例などの特殊な事例を除いて、ヒトからヒトへの伝播は起こらない。

① 西ナイル熱 West Nile fever

2〜14日の潜伏期を経て39℃以上の発熱で発症し、頭痛、背部痛、筋肉痛などの症状を呈し、症状消失後、胸部、背部、上肢などの発疹、リンパ節腫脹などが出現する。

② 西ナイル脳炎 West Nile encephalitis

頭痛、高熱、方向感覚欠如、麻痺、昏睡、けいれんなどを呈し、死亡することもある。西ナイル熱（脳炎を含む）は感染症法で「4類感染症」に指定されている。

[治療・予防]

特異的治療法はない。ワクチンはない。

E ダニ媒介脳炎ウイルス tick-borne encephalitis virus

ダニとネズミなどのげっ歯類の間で維持されている（図

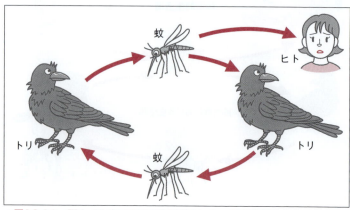

▲図12-11　西ナイルウイルスの生活環とヒトへの感染経路

西ナイルウイルス

アメリカの西ナイルウイルスによる犠牲の第1号はニューヨークのカラスだった。1999年7月、ブロンクス動物公園で、「空から死んで落ちてくる」カラスの死骸が多数みつかった。翌8月、ニューヨーク市公衆衛生局に2名の脳炎患者発生の届出があり、調査により他に6名の集団発生がみつかった。患者の血清を検査したアメリカCDC（防疫疾病センター）はセントルイス脳炎と発表した。セントルイス脳炎は北アメリカ大陸に以前から存在する。ヒトはこのウイルスに蚊が媒介して感染するが、ニューヨークで発生したのははじめてであり、媒介する蚊を退治するためヘリコプターで殺虫剤の散布が行われた。しかし、その年の夏の終わりまで55人が発病し、6人が死亡した。

ニューヨーク市公衆衛生局の依頼で、患者のサンプルを検査していたカリフォルニア大学のエマージング感染症研究部が「セントルイス脳炎ウイルスより西ナイルウイルスかクンジンウイルスに近い」と報告し、RT-PCR法によってニューヨークで脳炎を起こしたウイルスの遺伝子を増幅してその性状を詳しく調べたアメリカCDCも西ナイルウイルスと判定した。

西ナイルウイルス（フラビウイルス科フラビウイルス属）はアフリカ・ウガンダの西ナイル地方で1937年に発見された。セントルイス脳炎ウイルス、クンジンウイルス、日本脳炎ウイルスと同様に、日本脳炎ウイルス抗原群に分類される。西ナイルウイルスはアフリカや中東の地域に分布するウイルスであったが、時期は定かではないが、少なくとも1999年には北アメリカ大陸に上陸した。どのような経路でニューヨークに侵入したのかは明らかになっていないが、ニューヨークからアメリカ各地、さらにはカナダに広がった。2003年には患者9,000人、死者230人を超えた。そして2005年10月、アメリカから帰国した男性が発症し、国内第1号の西ナイル熱患者となった。ただし、ヒトからヒトへは伝播せず、患者が感染源となることもない（患者を吸血した蚊による媒介もない）ので、日本でただちに大きな流行につながるわけではない。

12-12）。ヒトは感染ダニに刺咬されて感染する。**中部ヨーロッパダニ媒介脳炎ウイルス、ロシア春夏脳炎ウイルス**などがある。

① ダニ媒介脳炎 tick-borne encephalitis

発熱、頭痛、全身倦怠感、筋肉痛などで発症し、その後、中枢神経症状が出現する。予防には、ダニ媒介脳炎

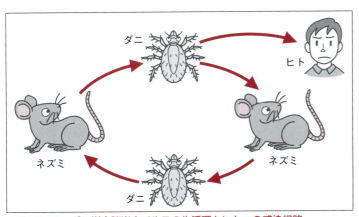
▲図12-12　ダニ媒介脳炎ウイルスの生活環とヒトへの感染経路

Note

日本（北海道以外の地域）におけるダニ媒介脳炎の流行

第2次世界大戦後の1948（昭和23）年に、関東で日本脳炎が流行した際に、一部の患者の脳組織からダニ媒介脳炎ウイルスに近縁のウイルスが分離されている。また、近年日本の北海道以外の地域で、少ないながらもダニ媒介脳炎が強く疑われる患者が報告されている。ダニ媒介脳炎は北海道だけでなく日本全体的な地域で流行している可能性がある。

第12章　主な病原ウイルスとウイルス感染症　299

Note

赤血球凝集素
hemagglutinin（HA）

HAはウイルス粒子表面に存在する膜タンパク質であり、細胞に感染（侵入）する際に、細胞表面上に存在する受容体（レセプター）を結合する機能を有する。モルモットなどの赤血球とウイルス粒子を混合させると、赤血球が凝集する。その凝集（HAが赤血球と赤血球を結合する）にかかわっている。

ノイラミニダーゼ
neuraminidase（NA）

受容体の末端からノイラミン酸を切り出す酵素で、細胞内で増殖したインフルエンザウイルスが出芽する際に重要な役割を果たす。

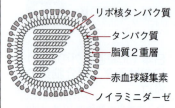

▲図12-13　インフルエンザA、B型のウイルスの構造

に対する不活化ワクチンが海外では用いられている国がある。2024年に日本でも認可された。日本では、北海道でダニ媒介脳炎患者の発生が報告されている。

❼オルソミクソウイルス科 Orthomyxoviridae

A型（現、アルファ型）、B型（現、ベータ型）、C型（現、ガンマ型）のインフルエンザウイルスが含まれる。形態は直径80～120nmの球形、または多形性で、エンベロープを有する。その表面に赤血球凝集素（HA）、ノイラミニダーゼ（NA）がスパイク状に突出している。ゲノムRNAはマイナス鎖の1本鎖で、分節しており、核タンパク質（NP）がらせん状に配列している。A型、B型では8本、C型は7本のRNA分節を有する（図12-13）。

Ⓐインフルエンザウイルス influenza virus

インフルエンザウイルスは膜タンパク質（M）や核タンパク質（NP）の抗原性の違いによってA型（現、アルファ型）、B型（現、ベータ型）、C型（現、ガンマ型）インフルエンザウイルス属に分類される。A型はHAとNAの抗原性の違いによって亜型に分類される。

A型インフルエンザウイルスのHAはH1～H18まで、NAはN1～N11まであり、その組み合わせにより細かく亜型に分類される。水トリから最も多くのHAとNAの組み合わせを持つA型インフルエンザウイルスが分離されている。そのため、水トリがA型インフルエンザウイルスの宿主と考えられている。ただし、A型インフルエンザウイルスには、トリに感染するトリ型のA型インフルエンザウイルスとヒトに感染するヒト型のA型インフルエンザウイルスが存在し、ヒト型のA型インフルエンザウイルスの宿主はヒトであり、水トリが宿主であるわけではない。

HAについて詳しく説明を加えると、HAにはトリ型のA型インフルエンザウイルスが有するトリ型HAと、それとは構造が異なるヒト型のA型インフルエンザウイルスが有するヒト型HAの2種類が存在する。HAはインフルエンザウイルスが細胞に感染する際に、細胞膜上に存在する受容体（レセプター）に結合するウイルス表面上の膜タンパク質である。トリ型HAは、トリの細胞表面にのみ存在するトリ型受容体（ガラクトースにα2-3結合しているシアル酸）により効率的に結合し、一方のヒト型HAはヒトの細胞表面に存在する受容体（ガラクトースにα

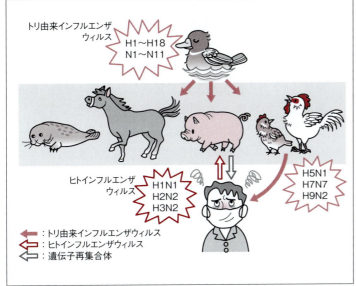

▲図12-14 A型インフルエンザウイルスの自然宿主と伝播
（山西弘一監：標準微生物学．p.466，医学書院，2005より改変）

2-6結合しているシアル酸）により効率的に結合する。つまり、トリ型のウイルスはトリに、ヒト型のウイルスはヒトに感染するウイルスである。トリ型HAはH1～H18まで、ヒト型HAはH1、H2、H3が存在する。つまりトリ型H1とヒト型H1とは、表記はH1と同じであっても、結合する受容体は異なり、感染する細胞も異なる。

　トリ型HAとトリ型NAの多くの組合せからなるA型インフルエンザウイルスは、トリ（カモ、アヒル、ニワトリ、カモメ）、ブタ、ウマなどに広く伝播されている。一方、ヒトの間で流行している、または、流行したことのあるウイルスは、ヒト型HAを有するA/H1N1、A/H2N2、A/H3N2の3亜型だけである。

　ブタの気道粘膜細胞には、トリ型受容体とヒト型受容体があり、ブタはトリ型のA型インフルエンザウイルスにも、ヒト型のA型インフルエンザウイルスにも感染することが知られている（図12-14）。

　B型インフルエンザウイルスはHA、NAの血清型が1種ずつで**亜型はなく**、ヒトにのみ感染する。**C型インフルエンザウイルス**にも亜型はなく、ヒトにのみ感染する。B型インフルエンザウイルスもC型インフルエンザウイルスも、ヒトを宿主とするウイルスである。

　インフルエンザウイルスは、気道上皮細胞内で増殖し、患者の咳・くしゃみによって空間中に飛沫中に存在する形で飛散する。その一部は飛沫核となって空中を浮遊し、飛

Note

インフルエンザの流行

1889～90年
旧アジアかぜ。インフルエンザ菌を分離と報告（実際はH2N2ウイルスだった）。

1918～19年
スペインかぜ。5億人が罹患し、2,500万人が死亡。日本では2,300万人が感染し、約39万人が死亡。ウイルスはH1N1。

1933年
A型インフルエンザウイルスを分離。

1940年
B型インフルエンザウイルスを分離。

1943年
アメリカで発育鶏卵を使ってA型、B型ワクチンを作製。

1946年
イタリアかぜ、ヨーロッパで流行。ウイルスはH1N1。

1957～58年
アジアかぜ。日本では98万人が感染し、9,000人が死亡。ウイルスはH2N2。

1968年
香港かぜ。日本では14万人が感染し、2,000人が死亡。ウイルスはH3N2。

1977年
ソ連かぜ。ウイルスはH1N1。

1997年
香港でトリ型H5N1が家禽に流行。ヒトも感染。

1999年
香港でH5N1が家禽に流行。

2003～2009年
アジアや中東でH5N1が家禽に流行。ベトナムなどでヒトも感染し、死亡例が報告されている。

2009年
2009年インフルエンザ。メキシコを源にA/H1N1が世界的に流行。

Note

脳症 encephalopathy と脳炎 encephalitis

病原体が中枢神経組織に侵入して、そこで増殖することにより中枢神経組織に障害が生じる病態を脳炎 encephalitis という。一方、病原体が中枢神経組織で増殖することなく、その病原体による感染に基づく全身性の病態や免疫反応が基盤となって、中枢神経組織の機能障害が生じる病態を脳症 encephalopathy という。ダニ媒介脳炎や日本脳炎患者の脳組織には、それぞれのウイルスが増殖していることが確認されているが、インフルエンザ脳症患者の中枢神経組織にインフルエンザウイルスの増殖は、調べても確認されない。

飛沫感染様式で感染が拡大する。ヒトからヒトへの伝播性が高く、しばしば集団発生をみる。

① **インフルエンザ** influenza

日本では冬季に流行し、1〜2月がピークとなる。感染後1〜2日の潜伏期を経て発症し、悪寒、発熱、頭痛、関節痛、筋肉痛、全身倦怠感などの症状を呈する。鼻水、咽頭痛、咳などの気道症状は遅れて出現する。

② **インフルエンザ肺炎** influenza pneumonia

インフルエンザウイルスが肺で増殖し、下気道粘膜が破壊されると肺炎をきたす。肺炎球菌、黄色ブドウ球菌、インフルエンザ菌などによる二次感染が加わることがある。とくに高齢者では初期症状が軽く、二次感染を起こして重症化しやすい。

③ **インフルエンザ脳症** influenza encephalopathy

インフルエンザを発症後、けいれん、意識障害、呼吸障害などが出現し、重篤な状態に陥ることがある。脳内の炎症性物質、サイトカインが上昇していることから、これらの作用による障害と考えられている。インフルエンザ脳症死亡例の脳組織を病理学的に調べてもインフルエンザウイルスが検出されないことから、脳炎とは考えられていない。1〜2歳の小児に多く、致命率が高く、治ったとしても後遺症を残すことが多い。

④ **ライ症候群** Reye syndrome

インフルエンザに続発し、解熱後に急激に嘔吐、意識障害を起こすことがある。多臓器不全を伴う。重篤な合併症でライ症候群と呼ばれる。解熱剤とインフルエンザの関連が原因として指摘されている。

[A型インフルエンザウイルスの変異]

ヒトの間で流行しているA型インフルエンザウイルスのHAの抗原構造はたえず変化している。その変化の仕方は2とおりあり、亜型内でHAの抗原性（いわゆる形）が徐々に変化する連続変異 antigenic drift と、異なる亜型のA型インフルエンザウイルスが突然流行する不連続変異 antigenic shift である。

連続変異は、徐々に出現するHA遺伝子の突然変異の蓄積によって経続して生じる構造上の変化のことである。

不連続変異は、不連続変異が起こる前までに流行していたA型インフルエンザウイルスのHAと抗原性の異なるA型インフルエンザウイルスが、ブタなどの動物から人間社会（コミュニティ）のなかに入り込み、大きな流行を起こすことを

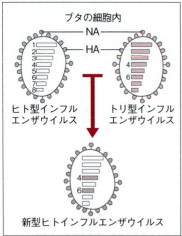

▲図12-15　A型インフルエンザウイルスの遺伝子再集合の一例

（山西弘一監：標準微生物学. p.466、医学書院、2005 より改変）

高病原性鳥インフルエンザウイルス

　1997年5月、香港で3歳の男の子がインフルエンザウイルスに感染し、呼吸困難に陥って死亡した例は、感染症の研究者たちに強い衝撃を与えた。男の子から分離されたウイルスは、ニワトリに強い毒性（致死性）を示す特徴を有する鳥インフルエンザウイルスA/H5N1であり、鳥インフルエンザウイルスはヒトには感染しないという常識が覆された。この後さらにマーケットで飼育されていたニワトリ、アヒルなどの家禽に感染が拡がり、それとともにマーケットに関連する人18人がA/H5N1ウイルスに感染し、6人が死亡した。ヒト社会ではそれ以上流行しなかったが、感染の拡大を防ぐために、香港中のニワトリ約120万羽が焼却処分された。

　2001年にも香港でA/H5N1ウイルスに感染したニワトリが見つかり、約100万羽が焼却処分された。2003年にはA/H5N1ウイルスがベトナム、韓国に出現し、ベトナムではヒトにも感染し、死亡例も報告された。2004年には日本でも山口県、続いて京都府の養鶏場が襲われ、ニワトリが焼却処分された。オランダではトリ型のA/H7N9ウイルスが養鶏場で流行し、ヒトも感染している。この流行では約100人の患者（結膜炎など）が発生し、1人が死亡した。これら鳥インフルエンザウイルスはヒトからヒトに伝播し、ヒトの間で流行するようなことは現在のところ認められてないが、感染したトリと濃厚接触すると、ヒトにも感染が起こる。ヒトが高病原性鳥インフルエンザウイルスに感染すると、重症化しやすい。高病原性鳥インフルエンザウイルスA/H5N1は、基本的にトリ型のHAを有するウイルスであることから、ヒトの間でパンデミックを起こす可能性は低い。

「低病原性」から「高病原性」への変化の機序

　鳥インフルエンザウイルスA/H5N1などが養鶏場で飼育されているニワトリの間で感染が繰り返されているうちに、HAタンパク質に特殊なアミノ酸配列がかかわり（変異）、ニワトリの全身に存在するタンパク質分解酵素でそのHAが解裂して活性化される性質を持つようになる。このようなウイルスは全身感染を起こす性質を獲得するため、高病原性となる。

2009年A/H1N1インフルエンザ　パンデミック

　2009年4月、アメリカでブタから分離されていたインフルエンザウイルスA/H1N1によるインフルエンザの小児例が報告された。次いで、メキシコで致命率の比較的高い呼吸器感染症が流行し、それがアメリカでの小児例と同じウイルスによる流行であることが確認された。ヒト型のHAを有するウイルスA/H1N1ではあるが、これまで流行した季節性インフルエンザウイルスA/H1N1のH1とは抗原性が異なることが明らかにされた。瞬く間に世界的に流行し、パンデミックの到来をきたした。

いう（図12-15）。その抗原性の異なるインフルエンザウイルスに免疫を有するヒトがほとんどいないため、世界規模の大流行が起こる。1918年のスペインかぜ（A/H1N1）、1957年のアジアかぜ（A/H2N2）、1968年の香港かぜ（A/H3N2）、

Note

2009年の2009年インフルエンザ（A/H1N1）が不連続変異の代表的事例である。

　感染症法でインフルエンザは「5類感染症」に、高病原性鳥インフルエンザウイルス A/H5N1 以外の鳥インフルエンザ感染症は「4類感染症」に指定されている。高病原性鳥インフルエンザウイルス A/H5N1 感染症は「2類感染症」に指定されている。季節性に流行するインフルエンザは学校保健法により「発症した後5日を経過し、かつ解熱後2日（幼児にあっては3日）を経過するまで」出席停止となる。

[インフルエンザウイルスの診断]

　診断には、迅速検査キットが有用である。咽頭ぬぐい液、あるいは鼻腔吸引液中のウイルス抗原を酵素免疫法によって検出するもので、約20分間でA型、B型インフルエンザの診断が可能である。また、採取した鼻粘膜細胞中のウイルス抗原を蛍光抗体法、免疫ペルオキシダーゼ染色法で検出する方法もある。ウイルスゲノムRNAを増幅するPT-PCR法によってウイルスRNAを検出することでも診断が可能である。

　ウイルスの分離はイヌ腎臓由来（MDCK）細胞か、孵化鶏卵に接種して増殖させて行う。ウイルス増殖の有無は赤血球凝集試験などで、インフルエンザウイルス亜型やHA型を判定するには赤血球凝集抑制反応試験で判定する。

[治療]

　インフルエンザウイルスには、抗ウイルス薬が用いられる。ザナミビル、オセルタミビルはA型およびB型インフルエンザに有効である。ザナミビル、オセルタミビルはNAに結合し、その活性を阻害して、感染細胞からのインフルエンザウイルスの発芽を阻害することにより、増殖抑制作用を発揮する。また、核内でのウイルスゲノムに基づくウイルス性タンパク質合成における転写機構を阻害するバロキサビルマルボキシルも用いられている。いずれにしても発症早期に投与しなければ、効果を得られない。

[予防]

　予防法としてコンポーネントワクチンであるHAを分離精製してつくられるインフルエンザワクチンが用いられている。A型およびB型の流行株の多価ワクチンである。しかし、その有効性はいまだに十分なものとはいえない。アメリカでは弱毒生インフルエンザワクチンが開発され、臨床応用されている。より有効なワクチン開発が期待される。

赤血球凝集抑制反応

インフルエンザウイルスとモルモットなどの動物の赤血球を反応させると、赤血球が凝集する（凝集反応）。赤血球と反応させる前に、インフルエンザウイルスのHAと結合する抗体を反応させてから、赤血球と反応させると凝集が抑制される（赤血球凝集阻止反応）。もし、HA1に結合することがわかっている抗体を反応させてから赤血球凝集反応を行い、凝集が抑制されれば、HA1の赤血球凝集抑制能を有するインフルエンザウイルスと判定される。赤血球凝集抑制反応は、インフルエンザウイルス感染症の血清診断にも応用可能である。

❽パラミクソウイルス科 *Paramyxoviridae*

形態は直径150〜300nmの球形で（紐状のこともある）、ウイルス粒子はエンベロープに囲まれ、その中にマイナス鎖の1本鎖RNAのウイルスゲノムが存在する（図12-16）。ヒトに病原性を示すものには**パラインフルエンザウイルス**、**ムンプスウイルス**、**麻疹ウイルス**、**RSウイルス**がある。

最近、パラミクソウイルス科のウイルス分類は更新され、さらにウイルス名も変更されているが、本教科書ではこれまでのウイルス名を用いる。

Ⓐ パラインフルエンザウイルス parainfluenza virus

血清型1型〜4型に分類されている。気道粘膜上皮に感染し、呼吸器感染症を起こす。幼児、小児が初感染した場合、急性喉頭気管支炎を起こし、肺炎を併発することがある。

Ⓑ ムンプスウイルス mumps virus

流行性耳下腺炎（おたふくかぜ）の原因ウイルスである。飛沫感染で、ヒトからヒトへ伝播する。鼻腔・上気道粘膜で増殖し、所属リンパ節に広がり、血中に入り（ウイルス血症）、全身の腺組織、神経組織に感染が拡がる。

①流行性耳下腺炎 mumps

俗に「おたふくかぜ」と呼ばれる。患者の多くは9歳までの幼児である。不顕性感染もある。16〜18日の潜伏期を経て発熱し、片側または両側の耳下腺（唾液腺）の腫脹と疼痛が起こる。精巣炎、副精巣炎、卵巣炎、神経組織が冒されて脳炎、髄膜炎を続発することがある。また、難聴（ムンプス難聴）を起こすこともある。

②ムンプス難聴 mumps deafness

流行性耳下腺炎の後、頻度は低いが、後遺症として高度な難聴を残すことがある。ムンプスウイルス感染による聴神経の破壊に基づく難聴（感音性難聴）で回復しない。

[治療・予防]

特異的な治療法はなく、対症療法による。弱毒生ワクチンであるムンプスワクチンがある。現在の日本ではムンプスワクチン接種は定期接種に含まれていない。しかし、ムンプスでは、比較的高い割合で髄膜炎、脳炎の合併症を併発し、さらに難聴を残すことから、ムンプスワクチン接種はきわめて重要である。学校保健法により「耳下腺、顎下腺または舌下腺の腫脹が発現した後5日を経過し、かつ、全身状態が良好になるまで」出席停止となる。

Note

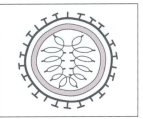

▲図12-16 パラミクソウイルスの構造

（今西二郎著：微生物学250ポイント、p.253、金芳堂、2004）

パラミクソウイルス科のウイルス分類の新しい分類とウイルス名

- パラインフルエンザウイルス1型と同3型が、それぞれレスピロウイルス *Respirovirus* 属のヒトレスピロウイルス1型および同3型に変更された。また、パラインフルエンザウイルス2型および4型が、それぞれオルソルブラウイルス *Orthorubulavirus* 属のヒトオルソルブラウイルス2型および同4型に変更された。
- ムンプスウイルスは、オルソルブラウイルス属ムンプスオルソルブラウイルスに変更された。
- 麻疹ウイルスは、モルビリウイルス *Morbillivirus* 属の麻疹モルビリウイルスに変更された。
- RSウイルスは、オルソニューモウイルス *Orthopneumovirus* 属のヒトオルソニューモウイルスに変更された。
- メタニューモウイルスは、メタニューモウイルス *Metapneumovirus* 属のヒトメタニューモウイルスに変更された。

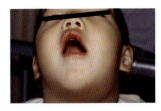

▶ムンプス

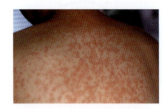

▶麻疹

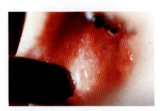

▶コプリック斑（麻疹）

SSPE

麻疹を発症し治療したのち、2～10年の潜伏期のあと、行動変化、性格変化、認知機能の低下などの中枢神経機能障害に基づく症状が出現することがある。これは脳などの中枢神経組織に麻疹ウイルスが持続感染し、脳組織で増殖することによる病態である。麻疹ワクチン接種でSSPEの発症リスクを低下させることができる。

RSウイルス細気管支炎

RSウイルスに感染した乳児によく認められる下気道感染の特殊な病態である。肺の気道の末梢に炎症が及び、吸気よりも呼気に障害がより強く認められる。呼吸不全が出現し、注意が必要である。

◎麻疹ウイルス measles virus

麻疹（はしか）の原因ウイルスで、ヒトからヒトへの伝播性が高く、また、顕性感染の割合が高い。

飛沫やエアロゾルによって経気道的に感染し、咽喉頭の上皮細胞で、さらに扁桃や所属リンパ節で増殖し、血中に入って（一次ウイルス血症）全身のリンパ組織に達し、そこで増殖して血中に出て（二次ウイルス血症）、全身に感染が拡がる。

①麻疹

俗に「はしか」と呼ばれる。10～14日の潜伏期を経て、発熱、咳、鼻水、くしゃみ、結膜炎、下痢などによって発症し、2～3日後に口腔粘膜に粟粒大の白色斑（コプリック斑）を生じる。その後、いったん解熱し、再び発熱し、全身に発疹を生じて4～5日続き、回復に向かう。中耳炎、肺炎などを合併することがある。脳炎（麻疹後脳炎）を合併して重篤な状態に陥ることもある。死亡することもある。

また、亜急性硬化性全脳炎 subacute sclerosing panencephalitis（SSPE）を発症し、死亡することがある。

[治療・予防]

特異的治療法はなく、対症療法による。

予防には弱毒生ワクチンである麻疹ワクチンが有効である。最近、予防接種法が改正され、1歳のとき（1期）と就学前（2期）に2回接種されることになった。麻疹ワクチン（M）と風疹ワクチン（R）が混合されたMRワクチンが用いられる。学校保健法により「解熱後3日を経過するまで」出席停止となる。

◎RSウイルス respiratory syncytial virus

呼吸器感染症を起こす代表的ウイルスである。乳幼児に重症の下気道感染（肺炎、細気管支炎など）を起こし、年長児に軽症の上気道感染を起こす。主に秋から冬にかけて流行するが、夏に流行することもある。

RSウイルスは、2歳までの乳幼児における入院治療を要する呼吸器感染症の原因ウイルスとして最も頻度が高い。細気管支炎などの呼吸不全を伴う病態を起こす。とくに未熟児や先天性心疾患を持つ児では、重症化しやすい。

[診断・治療・予防]

鼻咽頭分泌液からRSウイルスの特異抗原を検出する診断キットが市販されている。重症化リスクのある乳幼児に対しては、予防効果が確かめられている抗RSウイルス中

和活性のある抗体を予防的に投与する治療法がある。

2024（令和6）年3月に、RSウイルス感染症に対する、RSウイルスワクチン（組換え抗原ワクチン）が認可された（任意接種）。60歳以上の人が適応となる。また、妊婦にRSウイルスワクチンを接種することで、RSウイルスに対する中和抗体を誘導し、経胎盤経路でその抗体を胎児に移行させることによって、新生児のRSウイルス感染症の軽症化が期待できる。更に、乳幼児へのRSウイルスワクチン接種も認められた。

■**Ｅ ヒトメタニューモウイルス** human metapneumovirus

2001年に発見された呼吸器感染症のウイルスである。RSウイルスと同様の臨床症状を引き起こす。RSウイルスと同様に冬に流行する。診断には、酵素免疫法に基く迅速抗原検出による検査が有用である。特異的な治療法はない。

❾ ラブドウイルス科 *Rhabdoviridae*

形態は砲弾型または円錐型で、大きさは100〜430×45〜100nmである（図12-17）。ウイルス粒子にはエンベロープがあり、その中にはマイナス鎖の1本鎖RNAのウイルスゲノムが存在する。ヒトに病原性を示すのは**リッサウイルス** lyssavirus **属**のウイルスで、**狂犬病ウイルス**（リッサウイルス属、狂犬病リッサウイルス）がその代表的なウイルスである。

■**Ａ 狂犬病ウイルス** rabies virus（狂犬病リッサウイルス rabies lyssavirus）

ヒトは狂犬病ウイルスに感染しているイヌやコウモリなどの動物に咬まれて感染する。狂犬病ウイルスに感染することにより中枢神経が侵され、凶暴ないわゆる「狂犬」となったイヌに咬まれて感染する。狂犬になるとヒトを見境いなく咬むようになる。イヌに咬まれると、その唾液中のウイルスが体内に侵入し、末梢の神経細胞に感染し、神経線維を伝って中枢神経に達して重篤な脳炎を起こす（狂犬病）。中枢神経で増殖したウイルスは神経末端に拡がり、唾液腺、網膜、角膜、筋肉、皮膚などにも狂犬病ウイルスが存在するようになる。そのため、狂犬病で死亡したとわからずに、遺体から角膜を移植用に採取され、その角膜を移植された人が狂犬病を発症したという事例も報告されている。

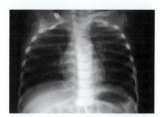

▶ 細気管支炎患者の胸部X線写真
呼気の障害により、肺の透過性の亢進、横隔膜の低下が認められる。

ニパウイルス
Nipah virus（ヘニパウイルス属ニパヘニパウイルス Nipah henipahvirus）

1998〜99年に発見された新規のウイルスである。マレーシアの養豚場の飼育者、その養豚場から輸入されたブタを扱ったシンガポールの屠場（とじょう）の従業員が脳炎を発症し、約半数の患者が死亡した。その原因ウイルスとして分離されたのが、パラミクソウイルス科に分類されるウイルスで、ニパウイルスと命名された。アジア南部の熱帯雨林に生息するオオコウモリがこのウイルスの宿主であり、コウモリからブタ、ブタからヒトへと伝播したものと考えられている。インドなどでは、オオコウモリの尿（ニパウイルスが含まれる）に汚染された環境でニパウイルスに感染する患者発生が続いている。

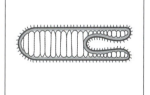

▲図12-17 ラブドウイルス科
（David O White、Frank J Fenner 著、北村敬訳：医学ウイルス学、p.17、近代出版、1996より改変）

Note

狂犬病の発症例

日本で狂犬病ウイルスに感染した狂犬病患者は、1958年以降発生していないが、狂犬病輸入感染事例としては、1970年に1例（ネパールで感染）、2006年に2例（ともにフィリピンで感染）、2020年に1例（フィリピンで感染）が報告されている。狂犬病は日本や英国などの一部の地域を除き流行している。

恐水症状

嚥下困難をきたし、けいれん発作を起こすようになり、水が飲み込めなくなる。水を見ただけで全身筋肉のけいれんを起こすようになる。この症状を恐水症状という。

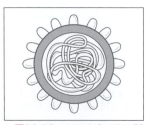

▲図12-18　コロナウイルス科
(David O White, Frank J Fenner 著、北村敬訳：医学ウイルス学. p.17、近代出版、1996 より改変)

狂犬病は日本では1958年以降発生していない。しかし、日本を含む一部の地域を除き、全世界で流行している。アジア、アフリカ、中南米ではイヌに咬まれて発症する例がほとんどである。ヨーロッパ諸国、北アメリカではキツネ、アライグマ、オオカミ、コウモリなどの野生動物が感染源となっている。

① 狂犬病

狂犬による咬傷を受けた後、平均して30～90日の潜伏期（1年に及ぶこともある）を経て、全身倦怠感、食欲不振、頭痛、精神不安で発症し、続いて幻覚、興奮、狂躁状態を呈し、呼吸困難、嚥下困難、恐水症状を呈する。発症すると必ず死亡する。

狂犬病は感染症法で「4類感染症」に指定されており、診断後ただちに最寄りの保健所に届け出る必要がある。

[診断]

診断は、毛根（毛根は神経組織がある）などの生検材料を用いて免疫組織染色法（蛍光抗体法など）による抗原の検出が行われる。脳脊髄液中の狂犬病ウイルス遺伝子をRT-PCR法で増幅して検出する方法もある。死後は脳組織の病理標本より細胞内封入体（ネグリ小体と呼ばれる特徴的な封入体を形成する）の検出と狂犬病ウイルス抗原の検出により確定診断がなされる。

[治療・予防]

狂犬病を発症してしまった場合には、特異的な治療法はなく、死亡する。

狂犬病流行地でイヌによる咬傷を受けた場合、ただちに傷口を洗浄し、不活化ワクチンである狂犬病ワクチンを曝露後早期に接種するのが唯一の予防法である。ヒト抗狂犬病免疫グロブリンの投与を要することもある。流行地に行く場合には、あらかじめ狂犬病ワクチンを接種しておくことが望ましい。

❿ コロナウイルス科 Coronaviridae

形態は直径80～160 nmの球形で、エンベロープを有し、ウイルスゲノムがプラス鎖の1本鎖RNAのウイルスである。表面にスパイクタンパク質が存在し、その形態を電子顕微鏡で観察すると、太陽のコロナに似ていることから、この名がつけられた（図12-18）。

ヒトに病原性を示す（病気を起こす）コロナウイルスとしては、かぜ症候群の主要な原因ウイルスである、ヒトを宿主とするヒト呼吸器コロナウイルスと、ヒト以外の動物由来の

コロナウイルスで、人間社会に入り込んで流行の原因となった**重症急性呼吸器症候群（SARS）コロナウイルス1型**、**中東呼吸器症候群コロナウイルス（MERSコロナウイルス）**および**SARSコロナウイルス2型**がある。

Ⓐ ヒト呼吸器コロナウイルス human respiratory coronavirus （HRCV）

かぜ症候群、上気道感染症の主要な病原体である。かぜ症候群の原因の5〜10%を占めると考えられているが、ウイルス分離検査が難しく、その詳細はいまだに不明である。

① HRCV感染症

約3日の潜伏期を経て、鼻水、鼻閉、咽頭痛、発熱、咳、頭痛などの症状が出現し、1週間程度で治癒する。乳幼児や高齢者では下気道炎（肺炎を含む）の原因になることもある。多くの血清型があるため、異なる血清型のHRCVによる感染を繰り返す。特異的な治療法はない。

Ⓑ SARSコロナウイルス1型 SARS coronavirus-1（SARS-CoV-1）

2003年に発見された新規のコロナウイルスで、**重症急性呼吸器症候群** severe acute respiratory syndrome（SARS）の病原体である。既知のヒト呼吸器コロナウイルスと遺伝的に異なり、抗原性も異なる。主に飛沫感染によって感染が拡がる。

① SARS

2〜3日の潜伏期を経て、38℃以上の発熱で発症する。咳、全身倦怠感などのインフルエンザ様症状を呈し、呼吸困難を生じ、肺炎を起こす。10〜20%が重症化し、約10%の患者が死亡する。

中国で比較的大きな流行が、ベトナム、シンガポール、カナダ、アメリカ、ヨーロッパの国などで散発的な流行（院内感染）が発生した。2002年暮れから2003年6月まで流行が続き、中国、特に香港、上海、北京などの大都市で最も多くの患者が発生した。このSARS流行では約8,000人の患者が報告され、約800人が死亡した。感染症法では「2類感染症」に分類されている。

Ⓒ SARSコロナウイルス2型 SARS coronavirus-2（SARS-CoV-2）

新型コロナウイルス感染症 coronavirus disease 2019（COVID-19）の病原体である。COVID-19の原因ウイルス

> **Note**
>
> **分離同定されているHRCV**
>
> ヒトの呼吸器感染症の原因となるHRCVは、多数存在すると考えられている。現在のところ分離同定されているのは human coronavirus（HCoV）-OC43、HCoV-NL63、HCoV-229E、およびHCoV-HKU1の4種類だけである。

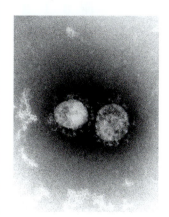

▶ SARSコロナウイルス1型
（国立感染症研究所提供）

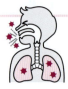
SARS コロナウイルス 1 型

2002 年 11 月頃に中国広東省で致命率の高い原因不明の肺炎が流行し、翌 2003 年 3 月に香港、ベトナム、カナダでも同様の肺炎が流行した。その多くは院内感染であった。WHO はこの呼吸器疾患を SARS（重症急性呼吸器症候群）と命名し、世界中に注意を促した。SARS はヒトからヒトへと伝播し、WHO が「終息」を宣言した 2003 年 7 月までに約 8,000 人が罹患し、800 人余りが死亡した。

原因ウイルスとして検出されたのは、それまで知られていなかった新しいコロナウイルスだった。SARS コロナウイルス（2020 年に SARS コロナウイルス 1 型にウイルス名が変更された）の塩基配列はすでに知られているウイルスとは異なる新規のコロナウイルスである。キクガシラコウモリが宿主で、マーケットで販売されているハクビシンに感染が拡がり、そこからヒトに感染が拡がったと考えられている。2003 年 12 月と 2004 年 1 月に広東省において 4 人の SARS 患者の発生が確認された。この時の流行の原因となった SARS コロナウイルス 1 型の遺伝子配列が、2002 年 11 月頃から流行した時の SARS コロナウイルス 1 型のそれと異なり、新たに発生した SARS 流行と言える。

Note

SARS-CoV-1 のヒトからヒトへの伝播様式の特徴

SARS-CoV-1 のヒトからヒトへの伝播においては、SARS 患者が等しく他者への感染源になるわけではない。むしろ多くの患者は、他者への感染源にならない。一方で多くのヒトへの感染源となる患者（スーパースプレッダーと呼ばれるヒト）がいる。そのスーパースプレッダーの割合は 10 人に 1 人と言われ、その患者の特徴は高齢者、糖尿病などの基礎疾患を有するもの、および重症患者である。

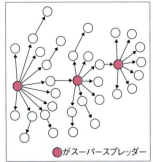

▲図12-19 SARS コロナウイルス 1 型のヒトからヒトへの伝播様式

は、SARS の病原体（SARS-CoV-1）と性質が類似し、β コロナウイルス属に分類される。SARS コロナウイルス 2 型（SARS-CoV-2）と命名された。

① COVID-19

2019 年 12 月に中国・武漢市で COVID-19 流行が発生し、そこから瞬く間に世界規模の流行に発展した。当初は病原性が高い SARS-CoV-2 による流行が続いた。流行が始まって約 2 年後には病原性が低下し、逆に伝播性が高まった SARS-CoV-2 オミクロン株による COVID-19 流行に置き換わった。SARS-CoV-2 の宿主は、現在でも明らかにされていないものの、アジアに生息するコウモリから性質が SARS-CoV-2 に類似するコロナウイルスが分離されていることから、SARS-CoV-1 の場合と同様にコウモリ由来ウイルスと考えられている。

潜伏期は数日であり、発熱、全身倦怠感、咳嗽、咽頭痛、関節痛など、いわゆるインフルエンザ様症状を呈する。症状が進むにつれて、呼吸不全症状を呈するようになる。低酸素血症、意識障害、多臓器不全の病態を示し死亡することもある。ヒトからヒトへの伝播性は、SARS の場合と同様にスーパースプレッダーが存在するが、その伝播性は SARS の場合よりも高い（図12-19）。また、COVID-19 の場合発症早期から伝播性が高いことが、SARS の場合では発症早期には伝播性は低く、発症後期に高まるという特徴と異なる。院内感染、施設内感染が起こりやすく、厳重な感染対策がなされる必要がある。

[診断・治療]

　SARS-CoV-2 の遺伝子を増幅する PCR や酵素免疫法で迅速にウイルス抗原を検出する方法が開発された。治療薬として SARS-CoV-2 の感染性を阻止する単クローン抗体製剤や増殖を抑制する抗ウイルス薬が開発され、日本国内でもその使用が認可されている。また、COVID-19 ワクチン（メッセンジャーRNA ワクチン、不活化ワクチン、ベクターワクチン）が開発され、臨床応用されている。

Ⓓ MERS コロナウイルス Middle East respiratory syndrome coronavirus（MERS-CoV）

　MERS コロナウイルス（MERS-CoV）は、中東呼吸器症候群 Middle East respiratory syndrome（MERS）の原因ウイルスである。MERS-CoV の宿主は、中東やアフリカ北部で生息するヒトコブラクダである。中東ではヒトコブラクダと直接接触する機会が多いヒトが存在することから、ヒトが MERS-CoV に感染するリスクが常に存在する。そのため毎年、中東で流行している。MERS は人獣共通感染症の 1 つである。

① MERS

　MERS の発見は、2012 年 6 月に急激に呼吸器症状を呈して死亡したサウジアラビア在住の患者から、コロナウイルス科ベータコロナウイルス属に分類される新規コロナウイルスである MERS-CoV が分離された時にさかのぼる。2014 年には韓国で輸入感染事例が発端者となり、ヒトからヒトへの伝播の連鎖による比較的大きな流行が発生した。ただし、この時の大規模流行の全ての患者は、院内感染による医療関係者か入院患者であった。ヒトからヒトへの伝播性は、ヒト由来ウイルス感染症のそれよりも相対的に低い。そのため世界的流行には至っていない。SARS の場合と同様に、全ての患者が等しく他者への感染源になるわけではなく、多くのヒトへの感染源になる、いわゆるスーパースプレッダーが存在する。また、スーパースプレッダーとなる患者の特徴も、高齢者および糖尿病などの基礎疾患を有する者である。不顕性感染の患者も少なく、感染性ウイルスを排出する時期も症状が進んでからであり、これらの理由から大規模な流行に発展していないものと考えられている。

　潜伏期は 2〜14 日（平均 5 日）である。発熱、咳、呼吸困難が主な症状で、そのほかに喀血、胸痛、筋肉痛な

▼表12-2 MERS、SARS、COVID-19の特徴の比較

カテゴリー	MERS	SARS	COVID-19
流行地	中東および非流行地での散発的流行	中国（南部）および非流行地での散発的流行	中国湖北省から世界規模
確認された流行期間	2012年から現在	2002年末から2003年6月までと2003年12月から2004年1月	2019年12月から現在
病原体	MERSコロナウイルス	SARSコロナウイルス1型	SARSコロナウイルス2型
宿主	ヒトコブラクダ	キクガシラコウモリ	コウモリと考えられている
中間宿主	なし	ハクビシン	不明
病態	呼吸不全を伴う全身感染症	呼吸不全を伴う全身感染症	呼吸不全を伴う全身感染症
致命率	約40%	約10%	2～5%
ヒトからヒトへの伝播	接触感染/飛沫感染/スーパースプレッダーの存在	接触感染/飛沫感染/スーパースプレッダーの存在	接触感染/飛沫感染/スーパースプレッダーの存在

どが認められる。腹痛、吐き気、嘔吐、下痢などの消化器症状も認められる。致命率は40%にものぼる。

[診断・治療]

咽頭スワブ（拭い液）を採取し、その中にMERS-CoVが存在するか否かを、ウイルス分離検査または遺伝子増幅検査によって確認する。日本では、各都道府県等の地方衛生研究所や国立感染症研究所において検査が実施できる体制が整っている。特異的な治療法はなく、対症療法が基本である。

感染症法上の2類感染症に指定されていることから、MERS患者を診た医師は、直ちに最寄りの保健所に届け出なければならない。

⓫フィロウイルス科 Filoviridae

ウイルス性出血熱の原因となる病原体、エボラウイルス属の**ザイールエボラウイルス**や**スーダンエボラウイルス**など、マールブルグウイルス属の**マールブルグマールブルグウイルス**が属する。形態は紐状、U字状、環状で（多くはひも状、filoはひもの意）、長さは800～1,000nm、ゲノムはマイナス鎖の1本鎖RNAである（図12-20）。

Ⓐエボラウイルス ebolavirus

1976年にコンゴ民主共和国（旧ザイール）と南スーダン（旧スーダン）で発熱と出血を呈する疾患が流行した。その流行時の患者から分離されたウイルスが新規ウイルスであることが確認され、最初の患者が出た地域を流れる川（コンゴ川の支流エボラ川）の名にちなんでエボラウイル

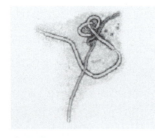

▶エボラウイルス
（WHO）

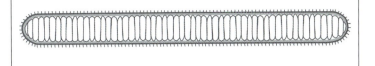

▲図12-20　フィロウイルス科
(David O White、Frank J Fenner 著、北村敬訳：医学ウイルス学．p.17、近代出版、1996 より改変)

スと名づけられた。その後もエボラ出血熱の流行がしばしば発生している。現在はザイール型（コンゴ民主共和国やガボン）、スーダン型（スーダンやウガンダ）、タイフォレスト型（コートジボアール）、ブンディブギョ型（ウガンダ）、レストン型（フィリピン）の5種のエボラウイルスが分離同定されている。エボラウイルスの宿主はオオコウモリであると考えられている。

①エボラ出血熱 ebola hemorrhagic fever

ヒトへの感染経路は感染動物、患者の血液、臓器との直接接触である。2～21日の潜伏期を経て発熱、全身倦怠感、筋肉痛、頭痛などで発症し、腹痛、下痢、嘔吐をきたし、やがて消化管、皮膚をはじめ種々の臓器内に出血し、肝障害、膵炎、腎不全などの多臓器不全を引き起こす。致命率はザイール型で約80％、スーダン型で約50％と、型によって異なる。レストン型は、唯一アフリカ大陸以外の地域（フィリピン）に分布するエボラウイルスである。レストンエボラウイルスは、ヒトでは病原性は低いと考えられている。

Ｂマールブルグマールブルグウイルス marburg marburg virus

1967年にドイツとセルビア共和国（旧ユーゴースラビア）で流行した致命率の高い感染性疾患の患者から新規ウイルスとして分離された。ウガンダから実験用に輸入されたアフリカミドリザルを介しての感染で、最初の患者が出たドイツのマールブルグ市にちなんでマールブルグウイルス（現マールブルグマールブルグウイルス）と名づけられた。マールブルグ出血熱（マールブルグウイルス病）は、コンゴ民主共和国とアンゴラなどで集団発生している（図12-21）。ウガンダで採取されたオオコウモリからマールブルグウイルスが分離された。この研究によりマールブルグウイルスの宿主もオオコウモリであることが明らかにされた。

Note

ウイルス性出血熱

ウイルス性疾患のなかで発熱と出血症状を呈するもののうち、エボラウイルス（エボラ出血熱）、マールブルグウイルス（マールブルグ出血熱）、クリミア・コンゴ出血熱ウイルス（クリミア・コンゴ出血熱）、ラッサウイルス（ラッサ熱）、フニンウイルス（アルゼンチン出血熱）などによる感染性疾患をウイルス性出血熱という。致命率が高く、これらの病原体は高度安全研究施設でのみ、その扱いが認められている。
日本では、重症熱性血小板減少症候群 severe fever with thrombocytopenia syndrome（SFTS）と呼ばれるウイルス性出血熱が流行している。

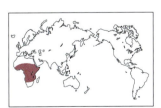

▲図12-21　エボラ出血熱とマールブルグ出血熱の流行地

Note

2013年12月から2015年にかけて西アフリカで発生したエボラ出血熱の大流行

2013年12月から2015年にかけて、アフリカ西部（ギニア、シエラレオネ、リベリアなど）でエボラ出血熱のかつてない大規模流行が発生した。多くは院内感染、家族内感染、施設での感染事例である。遺体と別れを告げるための儀式（遺体に直接触れる）の過程も大規模流行の要因のひとつであった。

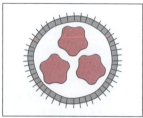

▲図12-22　ブニヤウイルス科
(David O White、Frank J Fenner 著、北村敬訳：医学ウイルス学. p.17, 近代出版, 1996より改変)

アルボウイルス

Arbo は arthropod（節足動物）-borne の略で、節足動物の媒介によって感染を起こすウイルス群をいう。ブニヤウイルス科をはじめとしてトガウイルス科、フラビウイルス科、レオウイルス科、ラブドウイルス科、アレナウイルス科などのウイルスが含まれている。

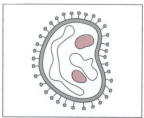

▲図12-23　アレナウイルス科
(David O White、Frank J Fenner 著、北村敬訳：医学ウイルス学. p.17, 近代出版, 1996より改変)

---

①マールブルグ出血熱（マールブルグウイルス病 marburgvirus disease）

感染動物、患者の血液、臓器との直接接触によって感染する。潜伏期にある無症状の感染者から性行為によって感染した事例も報告されている。3〜10日の潜伏期を経て発熱、全身倦怠感、筋肉痛などで発症し、全身の諸臓器から出血し、多臓器不全を引き起こす。致命率は10〜30％とされていたが、2005年のアンゴラでの流行では80％であった。

エボラ出血熱、マールブルグ出血熱は感染症法で「1類感染症」に指定されている。日本ではエボラウイルス、マールブルグウイルスは、高度安全研究施設でのみ扱われる。診断のための検査は、高度安全研究施設を有する国立感染症研究所で行われる。体液などからのウイルス分離検査、RT-PCR法によるウイルスゲノム検出、抗体価の測定による血清学的検査に基づく診断が必要である。

[治療]

エボラ出血熱とマールブルグ出血熱に対する治療は対症療法が中心となる。患者の血液、体液、分泌液が感染源になるので、隔離病室で治療し、医療従事者は防護用具（ガウン、マスク、手袋など）を使用し、患者が触れたものや器具類は所定の消毒をし、院内感染予防策を講じる必要がある。

⓬ブニヤウイルス目 Bunyavirales（「目」は「科」の一段上の分類を示す）

プリベニヤウイルス科 Peribunyaviridae、ハンタウイルス科 Hantaviridae、ナイロウイルス科 Nairoviridae、フェヌイウイルス科 Phenuiviridae、アレナウイルス科 Arenaviridae フレボウイルス科 Phleboviridae などがあり、ハンタウイルス科およびアレナウイルス科以外のウイルスで、ヒトに感染して病気を起こすウイルスは、節足動物（蚊やダニ）の媒介を要するアルボウイルス arbovirus である。形態は球形、または多形性で、大きさは80〜120nm、エンベロープを有するウイルス粒子の中に、3本の分節からなるマイナス鎖の1本鎖RNAのウイルスゲノムが存在する（図12-22）。ただし、アレナウイルス科のウイルスのゲノムは例外的に2本の分節からなる（図12-23）。

Ⓐ ハンタウイルス科 Hantaviridae

げっ歯類を自然宿主とする。ヒトは宿主動物の糞尿の飛

沫に含まれるハンタウイルス（現、オルソハンタウイルス属オルソハンタウイルス）に感染し、腎症候性出血熱 hemorrhagic fever with renal syndrome（HFRS）、ハンタウイルス肺症候群 hantavirus pulmonary syndrome（HPS）を発症する。

①腎症候性出血熱 HFRS

2～3週の潜伏期を経て発熱、頭痛、筋肉痛などの症状で発症し、高熱が続き、タンパク尿、点状出血斑などの出血症状を伴って腎不全を呈する。アジアからヨーロッパにかけて分布する。腎症候性出血熱は、ハンタウイルスのなかのソウルウイルス Seoul virus、ドブラバウイルス Dobrava virus、ハンターンウイルス Hantaan virus、プーマラウイルス Puumala virus による感染症である。プーマラウイルスによる腎症候性出血熱は比較的軽く、流行性腎症と呼ばれ、北欧で流行している。

日本でも、かつて腎症候性出血熱が流行したことがある。それは動物実験施設で飼育されていたネズミがハンタウイルスに感染していたことにより、施設従事者がハンタウイルスに感染した事例であった。

②ハンタウイルス肺症候群 HPS

腎症候性出血熱と同様の症状で発症し、38℃以上の発熱、呼吸障害、肺内滲出液の貯留などが出現する。

1993年にアメリカ南部で流行した呼吸器症状を呈する患者から新規のハンタウイルス（シンノンブレウイルス）が検出されたことから、その疾患はハンタウイルス肺症候群と命名された。北米のみならず中南米でも流行している。

［診断・治療］

診断は蛍光抗体法や酵素免疫法による抗体価の測定、特に急性期と回復期における IgG 抗体価の有意な上昇を確認する、または、IgM 抗体の検出による。また、RT-PCR 法によりウイルス遺伝子の検出などによる。感染症法で「4類感染症」に指定されており、診断後ただちに最寄りの保健所に届け出なければならない。治療は対症療法が中心となる。

Ⓑ ナイロウイルス科 *Nairoviridae*

ヒトに病気を起こすものとしては、クリミア・コンゴ出血熱オルソナイロウイルス Crimean-Congo hemorrhagic fever orthonairovirus（旧 CCHF ウイルス）が属する。このウイルスはヤギ、ヒツジなどの家畜や野生動物を自然宿主と

> [!NOTE]
> **クリミア・コンゴ出血熱オルソナイロウイルスの名前の由来**
>
> クリミア半島（1940年代）およびコンゴ民主共和国（旧ザイール、1956年）の発熱性疾患の患者から分離されたウイルス（クリミアウイルスとコンゴウイルス）が、後に同一のウイルスであることが確認され、クリミア・コンゴ出血熱オルソナイロウイルスと命名された。

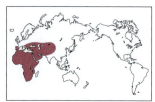

▲図12-24 クリミア・コンゴ出血熱（CCHF）の流行地

近年、スペインでもCCHF患者の発生および、その患者に関連する院内感染事例が確認された。

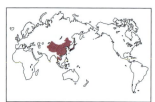

▲図12-25 SFTSの流行地

し、マダニの媒介（吸血）によってヒトに感染する。また、感染動物の血液、臓器などとの直接接触によっても感染することがある。患者の血液、排泄物を介しての感染（院内感染）も報告されている。

① **クリミア・コンゴ出血熱** Crimean-Congo hemorrhagic fever（CCHF）

2〜9日の潜伏期を経て、発熱、頭痛、筋肉痛などの症状で発症し、点状出血斑、消化管など諸臓器からの出血をきたす。致命率は15〜40％とされている。

アフリカ、東欧、中近東、中央アジア（中国西部、パキスタンを含む）欧州（スペイン）で流行している（図12-24）。

CCHFは感染症法で「1類感染症」に指定されている。診断は、ウイルス分離、RT-PCR法によるウイルスゲノムの検出、ELISAによるウイルス抗原検出による。CCHFオルソナイロウイルスは高度安全研究施設でのみ扱われる。院内感染対策が重要である。

ⓒ フェヌイウイルス科 *Phenuiviridae*

フェヌイウイルス科のバンダウイルス属に分類されるダビエバンダウイルス（旧、SFTSウイルス）は、重症熱性血小板減少症候群 severe fever with thrombocytopenia syndrome（SFTS）と呼ばれるダニ媒介性の新規ウイルス感染症の原因ウイルスである。

① **SFTS**

SFTSは、中国、韓国、日本を含むアジア地域で流行している（図12-25）。SFTSウイルスは、自然界ではシカやタヌキなどの哺乳動物とマダニ間での生活環で維持されている。基本的にSFTSは、ダニ媒介性ウイルス感染症で、ヒトへの感染に関わるダニは、フタトゲチマダニとタカサゴキララマダニである。一部の患者は、SFTSウイルスに感染してSFTS様症状を呈したネコやイヌと接触することで感染する。濃厚接触によりヒトからヒトにも感染する。

潜伏期は5日〜2週で、主な症状は発熱、消化器症状（食欲不振、悪心・嘔吐、下痢）、頭痛、筋肉痛、神経症状（意識障害や失語）、リンパ節腫脹、出血症状（皮下出血や下血）である。検査所見としては、血小板減少、白血球減少、血清酵素（AST、ALT、LDH）の上昇や、血清フェリチン値の上昇がみられる。病理所見では、局所リンパ節でのウイルス増殖、骨髄やリンパ節での**血球**

貪食症候群や播種性血管内凝固症候群（DIC）の所見がみられる。日本におけるSFTS患者の致命率は25～30％である。

[診断・治療]

PCR法でSFTSウイルスの遺伝子を検出したり、回復例では急性期と回復期におけるSFTSウイルスに対するIgG抗体価の有意な上昇を確認して診断する。抗ウイルス薬ファビピラビルが有効である。

Ⓓ アレナウイルス科 *Arenaviridae*

マムアレナウイルス *Mammarenavirus*（旧アレナウイルス属）属のみで、リンパ球性脈絡髄膜炎ウイルス（lymphocytic choriomeningitis virus、LCMV）、ラッサウイルス Lassa virus、フニンウイルス Juniu virus、マチュポウイルス Machupo virus、グアナリトウイルス Guanarito virus などが属する。形態は球形、または多形性で、大きさは50～300nm、エンベロープを有するウイルス粒子の中に、2分節からなるマイナス鎖の1本鎖RNAのウイルスゲノムが含まれる（図12-23）。それぞれ固有のげっ歯類を自然宿主とする。

Ⓔ ラッサマムアレナウイルス lassa mammarenavirus（旧ラッサウイルス lassa virus）

1969年にナイジェリア北東部ボルノ州のラッサ村で発生した出血熱様疾患の患者から分離された。このウイルスの自然宿主はマストミス（げっ歯類の一種）で、ヒトはマストミスが排出する体液、尿に接触して感染する。また、急性期患者の血液、体液、分泌物にもウイルスが含まれており、医療行為や検査の過程、注射器の使いまわしなどを通じてヒトからヒトへも伝播する。

①ラッサ熱 Lassa fever

5～21日の潜伏期を経て、発熱、筋肉痛、口腔内潰瘍、悪心・嘔吐、下痢などを呈し、出血症状、浮腫をきたす。脳炎による中枢神経症状を呈することもある。妊婦が感染すると致命率が高まる。西アフリカ諸国に流行している（図12-26）。入院患者の致命率は15～20％とされている。治療においては抗ウイルス薬（リバビリン）の早期投与が選択される。

ラッサウイルスは高度安全研究施設でのみ扱われる。診断のためのウイルス分離、PCR法によるウイルス遺伝子の検出、抗原検出ELISAによるウイルス抗原検出

> **Note**
>
> **血球貪食症候群**
>
> 血球貪食症候群とは、ウイルス感染や膠原病、悪性腫瘍などに伴って過剰な免疫反応が誘導され、自己の細胞を貪食細胞（マクロファージ等）が貪食する病態を指す。重篤な病態の1つである。骨髄検査で骨髄細胞を貪食する貪食細胞が検出される。

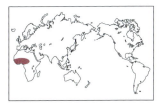

▲図12-26　ラッサ熱の流行地

> **南米出血熱**
>
> フニンウイルスによるアルゼンチン出血熱、マチュポウイルスによるボリビア出血熱、グアナリトウイルスによるベネズエラ出血熱、サビアウイルスによる出血熱（ブラジルで発生）を総称していう。感染症法では「1類感染症」に指定される。

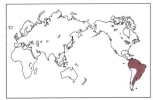

▲図12-27　南米出血熱の流行地

などは高度安全研究施設で行う。ラッサ熱は感染症法で「1類感染症」に指定されており、患者の隔離、医療従事者の防護、病室、器具の消毒などの院内感染対策が重要である。

⓭レトロウイルス科 *Retroviridae*

「レトロ（Retro）」は「逆方向に」の意で、レトロウイルス科のウイルスは増殖する際にリボ核酸（RNA）を鋳型にしてDNAを合成するための酵素、逆転写酵素 reverse transcriptase を発現する。これがレトロウイルスの最大の特徴である。7つの属からなるが、ヒトに病原性を示すものとしてはδ-レトロウイルス属のデルタレトロウイルス属ヒトT細胞白血液ウイルス1型 human T-cell leukemia virus type1（HTLV-1）と、レンチウイルス属のレンチウイルス属ヒト免疫不全ウイルス human immunodeficiency virus（HIV）である。

形態は球形で、直径約80〜100nm、エンベロープのあるウイルス粒子内にはプラス鎖の1本鎖RNAウイルスゲノムが存在する（図12-28）。増殖の際にウイルスRNAを鋳型にして逆転写酵素により相補的DNAが合成され、それが宿主細胞の染色体DNAに組み込まれる。染色体DNAに組み込まれたウイルスDNAはプロウイルスと呼ばれる。伝播形式は輸血や注射針の使いまわしなど、血液を介した感染、性行為などによる水平感染と分娩時の産道感染や母乳を介した垂直感染である。

ⒶヒトT細胞白血病ウイルス1型 human T-cell leukemia virus type1（HTLV-1）

HTLV-1は成人T細胞白血病 adult T-cell leukemia（ATL）の病原体であり、HTLV-1は腫瘍ウイルスの1つでもある。HTLV-1はTリンパ球（ヘルパーT細胞）に感染する。いったん感染すると、HTLV-1の保有者（HTLV-1キャリア）となる。その多くはATLを発症することなく一生を過ごす。日本では沖縄、九州（南部に多い）、本州、四国、北海道の一部でHTLV-1キャリアが相対的に多い。同地域でのキャリアは2〜5％であったが、HTLV-1キャリアを対象とした感染予防策（母乳ではなく人工乳の授乳）の推進により、HTLV-1キャリアの割合は徐々に減少している。

ヒトからヒトへの感染は主としてHTLV-1に感染している母親の授乳による子への感染と性行為を介した男性から女性への感染である。産道感染や、子宮内感染は少ない

Note

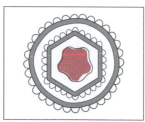

▲図12-28 レトロウイルス科
(David O White、Frank J Fenner 著、北村敬訳：医学ウイルス学. p.17、近代出版、1996 より改変)

HTLV-1 とヒトTリンパ球好性ウイルス 1 型

HTLV-1 は human T-cell leukemia virus type 1 の略語であるが、このウイルスは human T-lymphotropic virus type 1（ヒトTリンパ球好性ウイルス 1 型）とも呼ばれる。

HTLV-1 関連脊髄症 HTLV-1-associated myelopathy（HAM）

HTLV-1 によって起こる脊髄性神経障害。歩行障害、排尿障害、感覚障害で発症し、進行して四肢が脱力し、寝たきり状態となることもある。

とされている。感染の成立には、ウイルスに感染している
Tリンパ球の移入が必要である。

①成人T細胞白血病 adult T-cell leukemia（ATL）

乳幼児期に HTLV-1 に感染した人が、40～60年後に
発症することがある。肺・皮膚病変、肝・脾腫、リンパ
節腫脹などを伴う。キャリアが ATL を発症する割合
は、年間発症率が 1,000人に1人、生涯を通じて約5%
といわれている。

［診断］

ATL は病理学的に診断され、HTLV-1 感染の有無の
診断は HTLV-1 抗体の検出（蛍光抗体法、酵素抗体法
など）による。

［治療・予防］

治療には強力な化学療法や骨髄移植療法が行われてい
る。母親から子への感染の予防には、妊婦が HTLV-1
に感染しているかどうかを調べ、もし HTLV-1 に感染
している場合には授乳を避けるという方法がとられる。
キャリアの ATL の発症を防止する有効な方法はない。

❸ヒト免疫不全ウイルス human immunodeficiency virus（HIV）

後天性免疫不全症候群 acquired immunodeficiency syndrome
（AIDS）の病原体である。

1981年にアメリカで男性同性愛者の間で免疫不全を起
こす謎の疾患が発生し、翌年に注射を回し打ちする麻薬常
用者、血液製剤を使用する血友病患者にも同様の疾患が発
生している事実が判明した。これが世界中でいまなお続く
エイズ禍の始まりであった。

HIV は 1983年にフランスパスツール研究所のモンタニ
エ博士によりエイズの病原体として初めて発見された。
HIV は血液（輸血や非加熱処理血液製剤の投与）、体液
（性行為など）を介してヒトからヒトに伝播する。分娩時
産道感染による母子感染も起こすことが明らかになってい
る。授乳によっても母から子に HIV が感染する。

世界的には 1990年代をピークに、新規 HIV 感染者数は
減少傾向にある。アフリカ、アジア、中南米の諸国で
HIV 感染者数が相対的に多い。日本は先進国のなかで、
HIV 感染者が増加傾向にある数少ない国であったが、近
年新規 HIV 感染者報告数は減少傾向に転じている。

Note

**国連合同エイズ計画
(Joint United Nations
Programme on HIV/
AIDS、UNAIDS) による
2022年時点での HIV
感染者数の推計**

....

① 2022年の時点で 3,900万人
（3,310万～4,570万人）が HIV
に感染している。

② 2022年に 130万人（100万～
170万人）が新たに HIV に感
染している。

③ 2022年に 63万人（48万～88
万人）が AIDS または AIDS
関連疾患で死亡している。

④ 2022年の時点で 2,980万人の
HIV 感染者が抗 HIV 薬によ
る治療を受けている。

⑤ 流行が始まってから 2022年
までに累計 8,560万人（6,480
万～1億300万人）が HIV に
感染し 4,040万人（3,290万～
5,130万人）が AIDS または
AIDS 関連疾患で死亡してい
る。

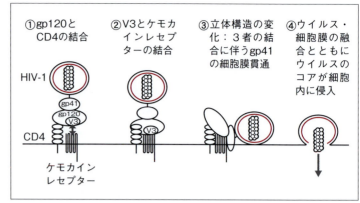

▲図12-29　HIV-1の感染・侵入過程
（山西弘一監：標準微生物学．p.495、医学書院、2005より改変）

[HIVの構造と増殖]

　HIVのウイルス粒子の内側のコアの中に2本の1本鎖RNAと**逆転写酵素** reverse transcriptase があり、エンベロープ表面に gp120、gp41 という膜タンパク質が存在する。

　HIVは **CD4陽性細胞**（ヘルパーT細胞、マクロファージ）に感染する。HIVのgp120が宿主細胞の受容体であるCD4と結合し、gp41の作用によってHIVの膜と宿主細胞の膜が融合した後にさらにケモカインレセプターと結合する。HIVのコアが宿主細胞の細胞質に侵入する（**図12-29**）。続いて細胞内で逆転写酵素による反応が起こり、ウイルスRNAから相補的なDNAが合成され、それが宿主細胞の染色体DNAに組み込まれる。組み込まれたウイルスDNAが基となってウイルス構造タンパク質が産生され、ウイルス粒子がつくられ、宿主細胞を破壊して放出される。そのウイルス粒子が新たなCD4陽性細胞に侵入し、増殖を続ける。

① HIV感染症

　エイズはHIV感染による病態の1つである。HIVに感染すると、2〜4週間後にインフルエンザ様症状（発熱、咽頭痛、頭痛、全身倦怠感、リンパ節腫脹、筋肉痛など）が出現する。ただし、このような急性症状がみられるのは感染者の20〜50％で、残りは無症状である。その後、HIVに対する免疫が誘導されてHIVの増殖が抑えられるので、血中HIV量が一時的に減少するものの、ウイルスは完全に排除されることはない。感染者は長い期間無症状で経過する（**無症候性キャリア**）（**図12-30**）。しかし、経過とともにHIVが増殖し、宿主細胞のヘルパーT細胞が次第に減少し、**免疫不全状態**に

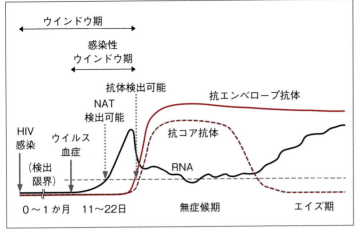

▲図12-30　HIV感染とウイルスマーカー

Note

ウインドウ期
Window period

HIV抗体が出現するのは通常、感染して3～4週後であり、抗体検査を行っても陰性となる「感染から抗体検出可能までの期間」をウインドウ期、またはウインドウ・ピリオド（空白期間）という。また、ウインドウ期のうち血中にウイルスが存在し、輸血感染を起こす危険性のある期間を感染性ウインドウ期（11～22日）という。

陥る。この病態をエイズと呼ぶ。免疫能が著しく障害されると日和見感染症が起こる。感染からエイズ発症までの期間、いわゆる潜伏期は平均して約10年である。

[診断]

　診断は、HIV抗体スクリーニング検査（酵素抗体法、粒子凝集法など）が陽性で、抗体確認検査（ウエスタン・ブロット法、蛍光抗体法など）またはHIV抗原検査（HIV抗原検出ELISA、HIV分離、RT-PCR法など）が陽性の場合、HIV感染症と診断する。さらにエイズと診断するために指標となる疾患の1つ以上が認められる場合、エイズと診断する。

[治療]

　治療は、HIVの増殖を抑制する抗HIV薬による化学療法、日和見感染症の予防と治療などが必要となる。

　抗HIV薬には逆転写酵素阻害薬とプロテアーゼ阻害薬があり、両者を組み合わせて3～4剤を用いる多剤併用療法（highly active anti-retroviral therapy、HAART療法）が推奨されている（p.198参照）。この治療法の導入によりエイズで死亡するHIV陽性患者は激減し、また患者の生活の質は高まっている。

[予防]

　HIV感染者が周辺にいたとしても、また、日常生活をともに過ごしていても感染が拡がることはない。HIVに対するワクチンはない。抗HIV薬による適切な治療を受けることにより、ヒトからヒトへの伝播リスクは低減される。感染症法で「5類感染症」に指定されており、医師はHIV感染症の診断後7日以内に最寄りの保健所に届出なければならない。

第12章 主な病原ウイルスとウイルス感染症

3 肝炎ウイルス

Note

肝炎ウイルス

肝細胞を標的として感染するウイルスの総称。現在、A型肝炎ウイルス、B型肝炎ウイルス、C型肝炎ウイルス、E型肝炎ウイルスが確認されている。

性行為感染症としてのA型肝炎

生活環境の整備が十分でなかった時代には、HAVに汚染された食物摂取によりHAVに感染するリスクが高く、また、A型肝炎患者数も多かった。しかし、上・下水道の整備が進み、水系感染経路でHAVに感染するリスクが激減した。その結果、A型肝炎患者全体における性行為を介してHAVに感染する患者の割合が、相対的に高まっている。近年その割合は約60％と報告されている。A型肝炎患者の報告数全体におけるMSM（men who have sex with men）コミュニティにおけるA型肝炎患者の割合が高まっている。

❶ヘパトウイルスA hepatovirus A［旧A型肝炎ウイルス hepatitis A virus（HAV）］

ピコルナウイルス科 *Picornaviridae* ヘパトウイルス属 *Hepatovirus* に分類される。形態は球形、大きさは27～32nm、エンベロープを有し、ゲノムがプラス鎖の1本鎖RNAのウイルスである。

ヒトはA型肝炎ウイルス（HAV）に感染すると、他のピコルナウイルス科のウイルスと同様に、HAVは便中に排泄される。そのHAVに汚染された食物、水を介して経口的に感染すると、HAVは肝細胞で増殖し、胆汁・胆管を通じて糞便中に排出される。HAVよる肝障害は、HAVの肝細胞における増殖に基づくものだけでなく、感染細胞に対する免疫反応（細胞傷害性Tリンパ球による傷害など）にも基づくと考えられる。

発展途上国などでは小児期にHAVに感染する機会が多く、ほとんどが不顕性感染で免疫を獲得している。しかし、生活環境が改善されている日本では、多くのヒトは小児期にHAVに感染することなく成人に達するようになった。そのため、日本のA型肝炎に罹患するのは成人が比較的多い。日本では通年的にA型肝炎患者が報告されているが、3～4月をピークに1～5月に患者数が増加する。それはHAVに汚染されている貝類、とくにカキの生食と関連がある。

・A型肝炎 hepatitis A

2～6週の潜伏期を経て、全身倦怠感、食欲不振、発熱、悪心・嘔吐などの症状で発症し、続いて黄疸が出現する。通常、1～2か月で治癒し、慢性化することはない。小児は不顕性感染か、発症しても軽症で、高齢者を含む成人では重症化リスクは比較的高い（図12-31）。

［診断］

診断はHAVの特異的IgM抗体の検出による。急性A型肝炎は感染症法で「4類感染症」に指定されており、診断した医師はただちに最寄りの保健所に届け出なければならない。

［治療・予防］

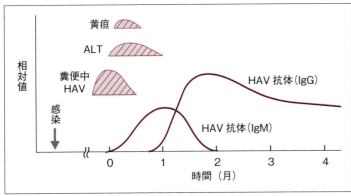
▲図12-31　A型肝炎の経過

特異的な治療法はなく、対症療法による。
　予防には、A型肝炎ワクチン（不活化ワクチン）接種が有効である。抗体陰性者が発展途上国などの流行地へ旅行または滞在する場合は、予めA型肝炎ワクチン接種を受けることが望ましい。また、生の食物、生水の摂取を避けることが重要である。

❷ B型肝炎ウイルス hepatitis B virus（HBV）
　ヘパドナウイルス科 *Hepadnaviridae* オルソヘパドナウイルス属に分類される。科名ヘパドナウイルス *Hepadnaviridae* のHepadnaは肝のhepaとDNAのdnaからなる造語であり、「肝炎を起こすDNAウイルス」を意味する。現在知られている肝炎ウイルスのなかで唯一のDNAウイルスである。形態は球形、大きさは42nm、エンベロープを有するウイルス粒子の中に、2本鎖DNAからなるウイルスゲノムが存在する。
　HBVには3種類（HBs、HBc、HBe）の抗原がある。HBs抗原はウイルス粒子のエンベロープの表面に存在する。HBVが肝細胞で増殖する際にHBs抗原は血中にも存在するようになる。そのためHBVキャリア（無症候性の持続感染者）の場合、血中のHBs抗原が陽性となる。HBc抗原はウイルス粒子のコアに存在する。HBe抗原は可溶性の抗原で、血中に存在する場合、肝臓でHBVが増殖している状態であることを示し、血液に感染性HBVが含まれていることを示す（図12-32）。
　HBVは主として血液を介して体内に侵入し、血流に乗って肝臓に達し、肝細胞に感染し、増殖する。HBVによる肝細胞の障害はHBVの肝細胞における増殖によるものでなく、感染細胞の中に存在するHBc抗原、HBe抗原に対する免疫反応により肝細胞が障害を受けることによる。

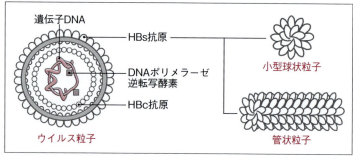

▲図12-32　B型肝炎ウイルス粒子（模式図）
（山西弘一監：標準微生物学. p.546、医学書院. 2005より改変）

- **B型肝炎** hepatitis B

　ヒトがHBVに感染すると、通常1～6か月の潜伏期を経て、肝炎症状（全身倦怠感、食欲不振、発熱、悪心・嘔吐、黄疸など）を呈し（急性肝炎）、2～4か月以内に治癒する。ときに症状が激しく致命率の高い劇症肝炎を起こすことがある。

　一方、免疫機能が成熟する前の新生児が母親からHBVに感染すると、HBVキャリアとなる。HBVキャリアはやがてHBVによる慢性肝炎を発症する。その約10％が肝硬変に進展し、しばしば肝細胞がんを合併する。慢性肝炎は自覚症状に乏しいが、全身倦怠感、食欲不振、黄疸などを呈する場合もある。肝硬変に進展し、肝機能が著しく障害されると、黄疸、手掌紅斑、クモ状血管腫、食道静脈瘤、腹水、出血傾向、肝性脳症など重篤な症状が出現するようになる。

[診断]

　診断は、血清中のHBs抗原、HBs抗体、HBc抗原、HBc抗体、HBe抗原、HBe抗体の検出、PCR法によるHBV DNAの検出によってなされる。HBs抗原が陽性の場合はHBV感染が活動的であることを示し、HBs抗原が陽性で、抗HBc抗体価が高値の場合は持続感染を示す。また、HBs抗原が陰性で、抗HBs抗体が陽性の場合はHBVが血中から排除されていることを示し、治癒している状態を意味する。HBe抗原が陽性の場合は、活発にHBVが増殖していることを示す（図12-33、34）。B型肝炎は感染症法で「5類感染症」に指定されており、診断後7日以内に最寄りの保健所に届け出なければならない。

[予防]

　B型肝炎患者やHBVキャリアと接触するとHBVに感染する。感染経路は母子感染、血液を介しての感染（輸血、注射器の使い回し）、性行為を介しての感染である。

Note

手掌紅斑
慢性的に肝機能が低下すると、肝臓で処理されている物質である女性ホルモン（エストロゲン）が処理されなくなり、血中エストロゲン濃度が高くなる。その結果、毛細血管が拡張することにより、紅斑が出現する。手掌の母指球、小指球の紅斑が目立ちやすい。

食道静脈瘤
HBV感染症などにより肝硬変になると、肝臓に流れ込む静脈血が門脈で阻まれる。その結果、食道粘膜下にある静脈が拡張する。肝硬変患者に特徴的な症状である。

HBVキャリア
HBe抗原陽性の妊婦から生まれた新生児へのHBVワクチン接種と抗HBVヒト免疫グロブリン投与による母子感染予防策が実施されている。その結果日本では、人口の0.7％がHBVキャリアと推定されていたが、最近では0.1％を下まわるレベルになった。

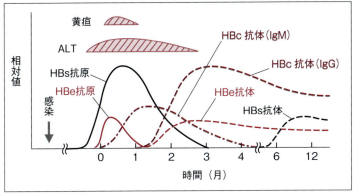

▲図12-33　急性B型肝炎の経過

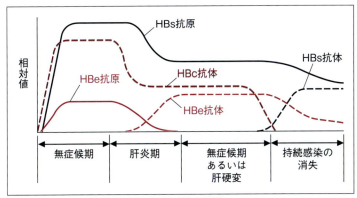

▲図12-34　B型肝炎ウイルス持続感染の経過

　母子感染の予防として、HBe抗原陽性の母親から生まれた児にB型肝炎ウイルス免疫グロブリンの投与、HBVワクチン（組換えHBs抗原）の接種が行われる。抗HBVヒト免疫グロブリン投与とHBVワクチン接種により、HBVの母子感染を予防できる。血液を介しての感染は医療行為（輸血など）、刺青、麻薬注射（いわゆる注射のまわし打ち）などにより、HBV感染のリスクは高まる。

　現在は輸血用血液製剤のHBVの有無を確実に検査し、HBV陽性血液は輸血製剤、血液製剤の製造に供されることがなくなったことから、輸血に関連する感染の危険性はない。医療従事者が患者の血液・体液で汚染された注射針、メスなどの鋭利な器具で負傷し、感染する場合があり、その感染予防対策が重要である。医療従事者で、感染リスクがあり、抗体陰性の者はHBVワクチンを接種することが望ましい。針刺し事故などで感染した可能性がある場合は、できるだけ早く抗HBVヒト免疫グロブリンを静注し、HBVワクチンを接種する。

[治療]

　治療はB型慢性活動性肝炎に対してインターフェロン

Note

HCVキャリア

日本では人口の1〜1.5%、およそ150〜200万人と推定されていたが、有効な抗ウイルス薬によるHCV関連病態（肝炎、慢性肝炎）に対する治療効果により減少している。

インターフェロンとリバビリンの併用療法の効果と抗ウイルス薬による治療法の開発

同併用療法の効果は、約50％の患者で長期に肝機能の正常化が認められる程度であった。最近では、この治療法に加え、直接的にHCVの増殖を抑制する抗ウイルス薬が開発、臨床応用されている。現在ではインターフェロンを含まない抗ウイルス薬だけによる治療が選択されるようになっている。例えば、タンパク質分解酵素活性を阻害するプロテアーゼ阻害薬のグレカプレビルと複製複合体形成を阻害するNS5A阻害薬ピブレンタスビルの併用療法などが臨床応用されている。

製剤（ペグインターフェロン）などが用いられている。また、逆転写酵素阻害剤テノホビル、ラミブジン、アデホビル、エンテカビルなどの抗HBV薬も使用される。これらの薬剤に耐性のウイルスが出現することがある。

❸ヘパシウイルスC［C型肝炎ウイルス hepatitis C virus（HCV）］

フラビウイルス科 *Flaviviridae*、ヘパシウイルス属 *Hepacivirus* に分類される。形態は球形で、大きさは55〜65nm、エンベロープを有するウイルス粒子の中に、プラス鎖の1本鎖RNAからなるウイルスゲノムが存在する。HBVと同様に主として血液、体液を介して感染する。以前は輸血による感染が多かったが、輸血用血液のスクリーニングの実施によって、現在は輸血による感染はない。母子感染や性行為を介しての感染はHBVに比べると少ない。しかし、毎年数千人のHCVキャリアが発生し、感染源、感染経路が明らかでない例も多い。

免疫能が正常な成人がHAV、HBVに感染した場合、多くの場合は急性肝炎を発症して治癒するのに対して、HCVに感染した場合は、急性肝炎が治癒したとしても持続感染しやすく、HCVキャリアになりやすい。また、HCVが持続的に肝細胞に感染することによる慢性C型肝炎の状態になることも多い。エンベロープ上の糖タンパク質の遺伝子領域に変異が生じやすい部分（超可変領域という）があり、それが免疫を逃れて感染が持続し、慢性化しやすい理由の1つと考えられている。

・C型肝炎 hepatitis C

1〜3か月の潜伏期を経て肝炎を発症する。全身倦怠感、食欲不振、発熱、悪心・嘔吐、黄疸などを呈する。免疫によって感染細胞が早期に排除されると、一過性の急性肝炎で治癒する。しかし、50〜80％が慢性C型肝炎に移行し、その後10〜20年を経過して肝硬変に進展し、さらには肝細胞がんを合併する。

［診断］

診断は血清中の抗HCV抗体や、抗HCVコアタンパク抗体の検出、RT-PCR法によるHCV RNAの検出などによる。C型肝炎は感染症法で「5類感染症」に指定されており、診断後7日以内に最寄りの保健所に届け出なければならない。

［治療］

治療は、慢性C型肝炎に対してインターフェロンおよ

びリバビリンの併用投与が行われている。ただし、それ以外の直接的に HCV の増殖を抑制する抗ウイルス薬による治療法が主流になっている。

❹オルソヘペウイルス A ［旧 E 型肝炎ウイルス hepatitis E virus（HEV）］

ヘペウイルス科 *Hepeviridae*、オルソヘペウイルス属 *Orthohepevirus* に分類される。形態は球形で、27〜34nm、ゲノムはプラス鎖の 1 本鎖 RNA である。ウイルス粒子にはエンベロープはない。HAV と同様に汚染された食物、水を介して経口的に感染する。

・E 型肝炎 hepetitis E

　感染後 1〜2 か月の潜伏期を経て、全身倦怠感、発熱、悪心、黄疸などの症状を呈する。通常、1 か月程度で治癒し、慢性化しない。臨床的にも A 型肝炎に似ているが、劇症肝炎の発生率は A 型より高い。妊婦は重症化しやすい。

［診断］

　診断は遺伝子工学的に作製された抗原（ウイルスタンパク質）を用いた特異抗体の検出などによる。急性 E 型肝炎は感染症法で「4 類感染症」に指定されており、診断後ただちに最寄りの保健所に届け出なければならない。

［治療］

　特異的治療法はなく、対症療法による。

第13章
プリオンとプリオン病

本章の内容　A．プリオン
　　　　　　　　B．プリオン病

学習目標　・プリオンタンパク質に正常型と異常型があることを理解する。
　　　　　　・動物のプリオン病の病名を挙げることができる。
　　　　　　・クロイツフェルト・ヤコブ病の病型を挙げることができる。
　　　　　　・変異型クロイツフェルト・ヤコブ病を理解する。

第13章　プリオンとプリオン病

1 プリオンとプリオン病

Note

A. プリオン prion

　Prion は proteinaceous infectious particle（感染性のあるタンパク質粒子）からの造語である。自ら増殖できず、感染細胞に寄生することでしか増殖することのできないウイルスでさえ核酸（遺伝子）を有しているが、この病原体はタンパク質自体が感染性を示し、かつ、病変を引き起こすにもかかわらず、核酸（遺伝子）を有さない。プリオンによる疾病はプリオン病と呼ばれる。

　プリオンタンパク質 prion protein（PrP）がプリオン病の原因物質である。この PrP を発現するための遺伝子情報（PrP遺伝子）は、ヒトの染色体20番目に存在する。正常な PrP（正常型 PrP）は神経細胞膜の糖タンパク質の成分となる。正常型 PrP は小脳機能、記憶機能などの神経細胞の機能維持に関与していると考えられている。

　プリオン病はこの正常型 PrP が異常型 PrP に変換されることによって引き起こされる。異常型 PrP と正常型 PrP のアミノ酸配列に差はないが立体構造に違いがあり、異常型 PrP はプロテアーゼ（タンパク質分解酵素）に抵抗性で、感染性を有する。正常型 PrP はプロテアーゼの働きで分解されるが、異常型 PrP と共存するようになるとプロテアーゼで分解されないようになり、異常型 PrP となって蓄積される。通常異常 PrP は正常な神経組織には存在しない。しかし、プリオン病患者の脳組織には異常型 PrP が蓄積し、神経細胞の変性・脱落が起こり、脳組織は空胞が生じて海綿状（スポンジ状）となる。そのため伝達性海綿状脳症 transmittable spongiform encephalopathy（TSE）とも呼ばれる。

B. プリオン病 prion disease

　動物のプリオン病としては、古くからヒツジのスクレイピー scrapie が知られている。1986年にイギリスで牛海綿状脳症 bovine spongiform encephalopathy（BSE）が初めて確認されている。ウシは発症して病態が進行すると興奮状態とな

クールー kuru

パプアニューギニア東部の山岳地帯に住むフォレ族にみられたプリオン病（海綿状脳症）で、死者を葬る儀式で、死者の脳を食する風習があり、それによってヒトからヒトへと伝播した。小脳症状（震えと運動失調など）が主で、小脳にクールー斑と呼ばれるタンパク質の蓄積がみられるのが特徴である。その風習が廃止されて以来、クールーは激減した。

330

り、運動失調が出現する。そのため狂牛病とも呼ばれる。ヒトのプリオン病としては先天的なものと後天的なものがある。ヒトにおけるプリオン病の代表的疾患がクロイツフェルト・ヤコブ病 Creutzfeldt-Jakob disease（CJD）である。CJDは、感染性疾患に分類されるものの、特殊な事例を除いてヒトからヒトへは伝播しない。

Ⓐ クロイツフェルト・ヤコブ病 Creutzfeldt-Jakob disease（CJD）

孤発性（散発性）、家族性（遺伝性）、医原性（感染性）のCJDがある。

孤発性CJDは中年以降に歩行障害、視覚障害、精神症状で発症し、急速に認知障害が進行し、全身のミオクローヌス（突発的な筋肉の不随意収縮）、脳波異常（脳の全域に周期的、同期的に高振幅鋭波が現れる）を頻発し、無動無言状態となり、1〜2年で死亡する疾患である。

家族性CJDは臨床的には孤発性CJDと変わりないが、家族性に発症する疾患である。ゲルストマン・ストロイスラー・シャインカー症候群や家族性不眠症が知られている。

医原性CJDはヒトの遺体から採取された角膜や乾燥脳硬膜の移植、脳下垂体から抽出された成長ホルモン製剤の投与などの医療行為によって異常PrPに感染して発症した事例が報告されている。日本では海外から輸入された乾燥脳硬膜の移植術によって発症したCJD患者が報告されている。

診断は臨床症状、脳波検査、脳画像診断、病理学的所見による。CJDは感染症法で「5類感染症」に指定されており、CJDと診断した医師は診断後7日以内に最寄りの保健所に届け出なければならない。

Ⓑ 変異型 CJD variant CJD

イギリスにおいて、ウシの間で牛海綿状脳症 bovine spongiform encephalopathy（BSE）が流行した。これはウシの飼育に用いられた食料に、ウシの肉や骨から製造された肉骨粉を加えてウシに食べさせたことが原因であった。ウシにウシの神経組織が含まれる食料を食べさせるというサイクルが、形成されていたことになる。その肉骨粉にBSEの原因となる異常プリオンタンパク質が含まれていたのである。1990年代にはイギリスのウシの約20％がBSEを発症したといわれる。

ウシの間でBSEが拡まったのにあわせて1996年、イギ

Note 📖

ゲルストマン・ストロイスラー・シャインカー病 Gerstman Straussler Scheikern disease（GSS）

遺伝性のプリオン病である。最も多い病型は小脳症状（震え、運動失調など）で発症し、仮性球麻痺症状（嚥下障害、構音障害）、眼振などの症状を呈するが、ミオクローヌス、脳波異常は認められない。

致死性家族性不眠症 fatal familial insomnia（FFI）

遺伝性のプリオン病である。進行性の不眠症と自律神経失調症を特徴とし、1年以内に死亡する。

医原性乾燥硬膜移植関連 CJD

1987年アメリカで若い女性のCJD患者が確認された。その患者は、脳神経外科手術を受けていたことが確認された。その手術の際、ドイツで遺体から採取された脳の硬膜から製造された、ヒト由来乾燥硬膜の移植を受けていた。この患者のエピソードから、乾燥硬膜移植が原因である可能性を踏まえて、米国では乾燥硬膜移植は規制された。日本でも脳神経外科手術に関連した乾燥硬膜の移植を受けた患者において、100人を超えるCJD患者が発生した。

プリオンと消毒

プリオンは消毒薬に強い抵抗性を示し、多くの消毒薬は無効である。プリオンに汚染された手指は流水で手洗いの後、0.5％次亜塩素酸ナトリウムで5〜10分間消毒、器具はオートクレーブで132℃1時間、3％ドデシル硫酸ナトリウムによる滅菌が有効とされている。

第13章　プリオンとプリオン病　331

クールー斑
脳・神経組織に異常プリオンタンパク質が、斑状に蓄積されていることによる病理学的所見のこと。

リスでは若年層の孤発性 CJD 患者の報告が増加した。高齢者にみられることの多い CJD と異なる CJD であった。変異型 CJD variant CJD と名づけられた。孤発性 CJD は中年以降に発症するが、変異型 CJD は発症年齢が若く、20 代も発症し、孤発性 CJD では認められないクールー斑と呼ばれる脳における CJD に特徴的な病理所見が多数認められた。BSE の原因となる異常プリオンタンパク質が含まれる牛肉を食することでヒトが BSE 由来の異常プリオンタンパク質に感染し、変異型 CJD を発症したのである。肉骨粉をウシに与えることを禁止したことにより、BSE 罹患牛は減少した。それに伴い変異型 CJD 患者の数も減少し、流行は終息した。

引用・参考文献

本テキストを作成するにあたり、以下の書籍を参考とさせていただきました。
著者の先生方に深謝いたします。

山西弘一監、平松啓一、中込治編：標準微生物学. 第9版、医学書院、2005
土肥義胤、山本容正、宇賀昭二編：スタンダード微生物学. 文光堂、2005
今西二郎：微生物学250ポイント. 改訂6版、金芳堂、2004
小熊恵二、東匡伸：コンパクト微生物学. 改訂第2版、南江堂、2004
奥脇義行、高橋信二：微生物学. 第2版、医学芸術社、2004
水口康雄、中山宏明、南嶋洋一：微生物学. 改訂4版、南山堂、2003
竹田美文、林英生編：細菌学. 朝倉書店、2002
南嶋洋一編：現代微生物学入門. 南山堂、2002
斎藤厚、那須勝、江崎孝行編：標準感染症学. 第2版、医学書院、2004
中島泉：新免疫学入門. 南山堂、2003
山田毅：病原体とヒトのバトル. 医歯薬出版、2005
清水文七：感染症とどう闘うか. 東京化学同人、2004
吉川晶之介：細菌の逆襲. 中央公論社、1985
山口英世：病原真菌と真菌症. 第3版、南山堂、2005
山口恵三、松本哲哉監訳：イラストレイテッド微生物学. 丸善、2004

和文索引

あ

- *α*毒素 ················· 234
- *α*溶血 ················· 207
- RS ウイルス ··········· 99、305、306
- RNA ウイルス ················· 288
- R プラスミド ················· 40
- アイザックス ················· 31
- アカントアメーバ・カルバートソニ原虫 ················· 274
- アジアかぜ ················· 303
- アジア型コレラ菌 ················· 225
- アシクロビル··· 31、92、195、196、282
- アジスロマイシン ················· 189
- アスペルギルス··········· 72、152、260
- アスペルギルス・テレウス ················· 260
- アスペルギルス・ニゲル ················· 260
- アスペルギルス・フミガーツス ················· 72、260
- アスペルギルス・フラブス ················· 260
- アスペルギルス症 ················· 260
- アセチルスピラマイシン ················· 272
- アゾール系抗真菌薬 ················· 191
- アタマジラミ ················· 250
- アデニン ················· 87
- アデノウイルス··········· 86、284
- アデノ随伴ウイルス ················· 97
- アナフィラトキシン ················· 132
- アブシジア ················· 261
- アブシジア・コリムビフェラ ················· 261
- アフラトキシン ············· 73、260
- アフリカトリパノソーマ症 ················· 272
- アフリカトリパノソーマ原虫 ················· 76
- アミノ配糖体系抗菌薬·········189、210
- アムホテリシン B ······· 191、260、261
- アメーバ性大腸炎 ················· 266
- アメーバ赤痢 ··········· 82、158、266
- アメーバ類 ················· 78
- アメリカ型トリパノソーマ症 ················· 273
- アメリカ粘膜皮膚リーシュマニア症 ················· 274
- アメリカミドリガメ ················· 221
- アモキシシリン ················· 238
- アルゼンチン出血熱ウイルス···313、317
- アルデヒド類 ················· 173
- アルファウイルス··········292、293
- アルファウイルス感染症 ················· 293
- アルファウイルス属 ················· 293
- アルベカシン ················· 206
- アルボウイルス··········· 96、314
- アレナウイルス ················· 317
- アレルギー ········· 122、142、167
- アレルギー反応 ················· 137
- アレルゲン ················· 142
- アンピシリン ······· 208、228、236
- 亜科 ················· 95
- 赤色発疹 ················· 178
- 足白癬 ················· 257

い

- 1 本鎖 DNA ················· 86
- 1 本鎖 RNA ················· 86
- E 型肝炎 ················· 327
- E 型肝炎ウイルス ··········· 99、327
- EB ウイルス ···26、97、101、102、280、283、284
- いんきんたむし ················· 257
- イソニアジド ················· 245
- イミダゾール系 ················· 191
- インターフェロン···31、119、137、325、326
- インフルエンザ··········· 300、301、302
- インフルエンザウイルス ··········· 21、101、109、300
- インフルエンザワクチン ················· 167
- インフルエンザ脳症 ················· 302
- インフルエンザ肺炎 ················· 302
- 異化作用 ················· 48
- 医科微生物学··········· 20、32
- 易感染性宿主··········· 21、152、161
- 医原性 CJD ················· 331
- 異常型 PrP ················· 330
- 移植免疫 ················· 122
- 異染小体 ················· 242
- 一次ウイルス血症 ················· 306
- 一次免疫応答 ················· 138
- 一次リンパ器官 ················· 125
- 一段増殖曲線 ················· 91
- 遺伝 ················· 50
- 遺伝子··········· 17、32、50
- 遺伝子組換え ················· 93
- 遺伝子再集合 ················· 93
- 遺伝子検査 ················· 183
- 遺伝子治療 ················· 34
- 遺伝子発現 ················· 90
- 遺伝的再活性化 ················· 93
- 遺伝的重複 ················· 93
- 易熱性毒素 ················· 56
- 疣 ················· 286
- 医療器具··········· 172、173
- 咽頭炎 ················· 207
- 陰股部白癬 ················· 257
- 咽頭結膜熱 ················· 285
- 院内感染·········20、152、159、205、210

う

- ウィダール反応··········· 181、221
- ウイルス··········· 16、18、25、84-102
- ウイルス学 ················· 19
- ウイルス性出血熱········· 149、312、313
- ウイルス学的検査 ················· 180
- ウイルス糖タンパク質 ················· 87
- ウイルス粒子··········· 85、95
- ウェルシュ菌··········· 55、232、234
- ウォーターハウス・フリーデリクセン症候群 ················· 214
- ウシ海綿状脳症 ················· 330
- ウラシル ················· 87
- ウレアーゼテスト ················· 238
- ウレアプラズマ ················· 249
- 受身赤血球凝集反応 ················· 181

え

- A 型インフルエンザウイルス··········· 86、300、302
- A 型肝炎 ··········· 159、166、322
- A 型肝炎ウイルス ··········98、112、288、290、322
- A 型肝炎ワクチン ················· 323
- A 群レンサ球菌 ················· 207
- F プラスミド··········· 40、51
- HBV ワクチン ················· 325
- HCV キャリア ················· 326
- HIV 感染症 ················· 320
- HIV 抗体スクリーニング検査 ······ 321
- MRSA 感染症 ················· 205
- MRSA の耐性メカニズム ········· 206
- MR ワクチン ················· 166
- N95 マスク ················· 163
- SFTS ウイルス··· 100、113、114、115、149、316
- S-R 変異 ················· 50
- ST 合剤··········· 191、272
- エアポートマラリア ················· 150
- エイズ ········· 20、262、319、321
- エールリッヒ ················· 30
- エクソトキシン ················· 40
- エクソトキシン A ················· 56
- エコーウイルス·········98、288、289
- エシェリキア属··········· 58、216
- エタンブトール ················· 245
- エチレンオキサイド ················· 171
- エピデルモフィトン・フロッコーサム··· 257
- エプスタイン - バールウイルス··········· 26、283
- エボラウイルス····· 99、146、147、312
- エボラ出血熱··········147、313
- エムポックス···97、115、149、158、279
- エムポックスウイルス··· 97、113、115、149、158、279
- エリオン ················· 31
- エリスロマイシン···31、189、211、213、236、238、240
- エルサン··········· 25、222
- エルシニア・エンテロコリチカ ··· 222
- エルシニア・ペスティス ················· 25
- エルトール型コレラ菌 ················· 225
- エロモナス・ソブリア ················· 227
- エロモナス・ヒドロフィラ ················· 227
- エンテロウイルス··········· 98、289
- エンテロトキシン··········· 56、204
- エンテロバクター·········152、224
- エンドサイトーシス ················· 89
- エンドソーム ················· 90
- エンドトキシン··········· 40、55
- エンドトキシンショック ················· 55
- エンベロープ··········· 87、95
- 栄養 ················· 44
- 栄養型··········· 42、76、266、247、271
- 栄養菌糸 ················· 68
- 栄養形 ················· 65
- 液性免疫··········· 29、123、140
- 液体培地 ················· 46
- 塩基配列 ················· 86
- 炎症 ················· 118
- 炎症性サイトカイン ················· 137
- 炎症反応 ················· 122
- 塩素化合物 ················· 172

索引

お

O139 型コレラ菌	225、226
O139 抗原	225
O1 型コレラ菌	225
O1 抗原	225
おたふくかぜ	305
オーキネート	78
オーシスト	77、78、267、268、271
オセルタミビル	195、304
オウム病	254
オウム病クラミジア	252、254
オプソニン化	123
オプソニン作用	132
オムスク出血熱ウイルス	98
オメプラゾール	238
オリンチア・ツツガムシ	251
オルソヘペウイルス属	327
オルソミクソウイルス科	86、300
オルソレオウイルス属	290、291
オロヤ熱	211
黄色ブドウ球菌
	…56、58、59、112、152、161、204
黄疸出血性レプトスピラ菌	241
黄疸性レプトスピラ症	241
黄熱	150、296
黄熱ウイルス	26、98、295
黄熱ワクチン	297
応用微生物学	19
大型顆粒リンパ球	128
汚染	106
帯状疱疹後神経痛	283
温度感受性変異	93

か

γ-グロブリン製剤	169
かぜ症候群	290、308、309
ガス壊疽	234
ガス滅菌法	171
カタル期	211
カナマイシン	31、189、219
ガフキー号数	245
カプシド	87
カプソメア	87
カポジ肉腫	102
カポジ肉腫関連ヘルペスウイルス
	…97、102、284
ガラクトマンナン	66
カリシウイルス科	291
カリフォルニア脳炎ウイルス	99
カルバペネム系抗菌薬	188、229
ガンシクロビル	283
カンジダ	66、152、259
カンジダ・アルビカンス	66、70、257
カンジダ・グラブラータ	257
カンジダ・トロピカリス	257
カンジダ・パラプシローシス	257
カンジダ血症	260
ガンビアトリパノソーマ原虫	272
カンピロバクター	37、45、58、112、237
カンピロバクター・ジェジュニ	237
外因感染	110
回帰熱	240

回帰熱ボレリア	240
回帰発症	281
外生胞子	70
解糖	48
外毒素	54、55、107
火炎滅菌法	170
化学伝達物質	127、143
化学メディエーター	127、133、142-144
化学療法	31、184、243
化学療法薬	184、186
牙関緊急	233
鍵と鍵穴	88
核	39、40、67
核酸	18、96
核酸プローブ法	183
核小体	39
喀痰塗抹検査	245
獲得免疫	29、122、139、165
隔壁	68
核膜	66
角膜ヘルペス	281
学名	58
隔離	155、165
鵞口瘡	258
仮性菌糸	66、69
仮性結核菌	222
家族性 CJD	331
学校保健法	159
下等真核生物	18
化膿菌	204
化膿性合併症	207
化膿性結膜炎	214
化膿性皮膚炎	208
化膿性レンサ球菌	54、59、207
過敏性反応	142
芽胞	42、43
顆粒球	124、127
肝炎ウイルス	322
環境科学	20
桿菌	36
間欠熱	175
眼瞼ヘルペス	281
感作	142
感受性の変異	92
感受性宿主	155、165
勧奨接種	167
間接蛍光抗体法	182
間接伝播	111
感染	106
感染型食中毒原因菌	237
感染危険度指数	246
完全菌	69
感染経路	59、80、111、155、165
感染経路別予防策	163
感染源	110、155、165
完全抗原	123
感染症	19、20、106、175、184
感染症サーベイランス	155
感染症対策	155
感染症法	53、155、156、246
感染初期	136
感染性腸炎	176
感染性のあるタンパク質粒子	330

感染徴候	175
感染の成立	106、107、118
感染防御機構	21、107、117、119、122
感染防御免疫	109、122
寒天培地	46
乾熱滅菌法	170
顔面神経麻痺（Bell 麻痺）	283

き

Q 熱コクシエラ	212
キチン	66
キノロン系抗菌薬	190
キャサヌール森林熱ウイルス	98
キャンディン系抗真菌薬	192
ギラン・バレー症候群	249
既感染結核症	244
基質菌糸	68
希釈法	185
基準株	59
基準種	59
寄生虫	76
基礎微生物学	20
北里柴三郎	25
気道粘膜上皮細胞	89
逆受身赤血球凝集反応	181
逆性石鹸	173
逆転写酵素	97、318、320
逆転写酵素阻害薬	321
球菌	36
休止形	65
丘疹性梅毒疹	239
急性胃腸炎	285、291
急性灰白髄炎	288
急性感染症	109
急性呼吸窮迫症候群	213
急性糸球体腎炎	208
急性菌肉口内炎	285
急性出血性結膜炎	289、290
急性出血性膀胱炎	285
吸着	88
牛痘ウイルス	97
休眠型	42
多核巨細胞	101
狂犬病	28、114、150、158、166、307、308
狂犬病ウイルス	99、102、114、307
狂犬病ワクチン	308
凝集反応	28、181
恐水症状	308
胸腺外由来細胞	124
胸腺由来細胞	124
莢膜	39、41、231
胸膜	124
莢膜多糖体発現遺伝子	50
局所感染型	101
巨細胞封入体症	283
菌株	59
菌血症	212、214、229
菌交代現象	153、185、186、223、257
菌糸	65、68、248
菌糸体	65
菌体外酵素	40、54
菌体外毒素	40

索引　335

和文索引

菌体抗原‥‥‥‥‥‥‥‥‥‥‥40

く

グアナリトウイルス‥‥‥‥‥‥‥317
グアノシン‥‥‥‥‥‥‥‥196、197
クールー‥‥‥‥‥‥‥‥‥‥‥330
クエン酸回路‥‥‥‥‥‥‥‥‥‥49
クラミジア
‥‥‥‥ 16、58、113、249、252-254
グラム陰性菌‥‥‥‥‥‥‥‥38、62
グラム陰性好気性桿菌‥‥‥‥‥‥210
グラム陰性好気性球菌‥‥‥‥‥‥210
グラム陰性通性嫌気性桿菌‥62、216、
227
グラム染色法‥‥‥‥‥‥‥37、178
グラム陽性桿菌‥‥‥‥‥‥‥‥‥231
グラム陽性球菌‥‥‥‥‥‥‥59、204
グラム陽性菌‥‥‥‥‥‥‥‥38、62
クラリスロマイシン‥‥‥‥189、238
グリコカリックス‥‥‥‥‥‥41、77
グリセオフルビン‥‥‥‥‥‥‥‥193
クリプトコックス・ネオフォルマンス
‥‥‥‥‥‥‥‥‥‥‥‥72、261
クリプトコックス属‥‥‥‥259、261
クリプトスポリジウム
‥‥‥‥‥ 80、82、112、146、267
クリプトスポリジウム・パルブム
‥‥‥‥‥‥‥‥‥‥‥146、267
クリミア・コンゴ出血熱‥‥‥315、316
クリミア・コンゴ出血熱オルソナイロウ
イルス‥‥‥‥‥‥ 100、315、316
クリンダマイシン‥‥‥‥‥‥‥‥190
グルコース‥‥‥‥‥‥‥‥‥‥‥48
グルタルアルデヒド‥‥‥‥‥‥‥173
クルーズトリパノソーマ原虫‥ 76、273
クレブシエラ属‥‥‥‥‥‥‥‥‥223
クロイツフェルト・ヤコブ病‥‥‥‥331
クロストリジウム・セプチカム‥‥‥234
クロストリジウム・ノヴィ‥‥‥‥234
クロストリジウム属‥‥‥‥231、232
クロモミコーシス‥‥‥‥‥‥‥‥259
クロラムフェニコール 31、223
クンジンウイルス‥‥‥‥‥‥98、299
空気感染‥‥‥‥‥‥ 111、162、213
空気感染予防策‥‥‥‥‥‥‥‥‥163
空中菌糸‥‥‥‥‥‥‥‥‥‥‥‥68
空胞化致死毒素‥‥‥‥‥‥‥‥‥56
駆除‥‥‥‥‥‥‥‥‥‥‥‥‥155
組換え抗原ワクチン‥‥‥‥‥33、167

け

ゲノム‥‥‥‥‥‥‥‥‥‥50、86
ゲノム複製‥‥‥‥‥‥‥‥‥‥‥90
ケモカイン‥‥‥‥‥‥‥‥‥‥137
ケルスス秀瘡‥‥‥‥‥‥‥‥‥256
ゲルストマン・ストロイスラー・シャイ
ンカー病‥‥‥‥‥‥‥‥‥‥331
ゲルトネル菌‥‥‥‥‥‥‥‥‥221
ゲンタマイシン‥‥‥‥‥‥210、212
痙咳期‥‥‥‥‥‥‥‥‥‥‥‥211
経口感染‥‥‥‥‥‥‥80、112、221
蛍光顕微鏡観察法‥‥‥‥‥‥‥179
蛍光抗体法‥‥‥‥‥‥‥‥180、304

経口ポリオワクチン‥‥‥‥‥‥289
形質遺伝‥‥‥‥‥‥‥‥‥‥‥50
形質転換‥‥‥‥‥‥‥‥‥‥‥51
形質導入‥‥‥‥‥‥‥‥‥‥‥52
形態学的検査‥‥‥‥‥‥‥‥179
経胎盤感染‥‥‥‥‥‥81、116、239
稽留熱‥‥‥‥‥‥‥‥‥‥‥175
痙性麻痺‥‥‥‥‥‥‥‥‥56、233
劇症型 A 群レンサ球菌感染症‥‥‥208
血液・組織寄生原虫‥‥‥‥‥‥‥81
結核‥‥‥‥ 21、150、159、244-247
結核菌‥25、38、45、54、59、150、161、
224-247
結核予防法‥‥‥‥‥‥‥159、246
血球貪食症候群‥‥‥‥‥‥‥‥317
血清学的検査‥‥‥‥‥‥‥‥178
血清型‥‥‥‥‥‥‥‥‥‥‥‥59
血清診断‥‥‥‥‥‥‥‥181、186
結膜‥‥‥‥‥‥‥‥‥‥‥‥‥89
検疫‥‥‥‥‥‥‥‥‥‥157、165
検疫所‥‥‥‥‥‥‥‥‥‥‥158
検疫法‥‥‥‥‥‥‥‥‥‥‥157
原核生物‥‥‥‥‥‥‥‥‥17、38
嫌気性菌‥‥‥‥‥‥‥‥‥‥229
顕性感染‥‥‥‥‥‥‥‥108、271
原生動物‥‥‥‥‥‥‥‥‥‥‥76
検体‥‥‥‥‥‥‥‥ 32、46、178
検体採取‥‥‥‥‥‥‥‥‥‥178
原虫‥‥‥‥‥‥‥‥16、76、80、81
原虫学‥‥‥‥‥‥‥‥‥19、179

こ

コアグラーゼ‥‥‥‥‥‥‥‥204
コクサッキーウイルス‥‥98、288、289
コクシエラ属‥‥‥‥‥‥‥‥‥212
コクシジオイデス‥‥‥‥‥‥‥263
コクシジオイデス・イミチス‥66、263、
264
コクシジオイデス症‥‥‥‥‥‥264
コッホの 4 原則‥‥‥‥‥‥‥‥25
ゴム腫‥‥‥‥‥‥‥‥‥‥‥240
コリネバクテリウム属‥‥‥‥‥242
コレラ‥‥‥‥‥‥‥‥‥148、225
コレラ菌‥ 25、37、45、58、112、148、
224-226
コレラ毒素‥‥‥‥‥‥‥‥56、225
コロナウイルス科‥‥‥‥‥‥‥208
コロニー集落‥‥‥‥‥‥‥‥24、46
コロモジラミ‥‥‥‥‥‥‥‥‥250
コロラドダニ熱ウイルス‥‥‥‥‥98
コンポーネントワクチン‥‥‥ 33、167
抗 HCV コアタンパク抗体‥‥‥‥326
抗 HCV 抗体‥‥‥‥‥‥‥‥‥326
高圧蒸気滅菌‥‥‥‥‥‥‥42、170
抗アメーバ薬‥‥‥‥‥‥‥‥‥193
抗インフルエンザ薬‥‥‥‥‥‥198
抗ウイルス薬‥‥ 31、92、184、194、198
抗 HIV 薬‥‥‥‥‥‥‥‥198、321
好塩性菌‥‥‥‥‥‥‥‥‥‥‥46
光学顕微鏡‥‥‥‥‥‥‥‥‥‥16
抗肝炎ウイルス薬‥‥‥‥‥‥‥198
好気性‥‥‥‥‥‥‥‥‥‥‥231
抗菌スペクトル‥‥‥‥‥‥‥‥184

抗菌薬‥‥‥‥‥‥30、184、186
口腔‥‥‥‥‥‥‥‥‥‥‥‥89
口腔カンジダ症‥‥‥‥‥‥‥258
抗クリプトスポリジウム症薬 ‥‥194
抗結核薬‥‥‥‥‥‥190、245、246
抗原‥‥‥‥‥‥‥‥123、127、129
抗原抗体反応‥‥‥‥‥‥‥‥140
抗原性‥‥‥‥‥‥‥‥‥‥41、92
抗原虫薬‥‥‥‥‥‥‥‥184、193
抗原提示細胞‥‥‥‥‥‥‥‥125
抗原認識‥‥‥‥‥‥‥‥‥‥139
高病原性トリインフルエンザ A
（H5N1）ウイルス ‥‥‥‥‥21
交差耐性‥‥‥‥‥‥‥‥‥‥185
好酸球‥‥‥‥‥‥‥‥‥‥‥128
好酸球走化因子‥‥‥‥‥‥‥127
抗酸菌‥‥‥‥‥‥‥‥‥38、243
抗酸性染色法‥‥‥‥‥‥‥38、178
抗真菌薬‥‥‥‥‥‥‥‥184、191
口唇ヘルペス‥‥‥‥‥‥‥‥281
硬性下疳‥‥‥‥‥‥‥‥‥‥239
抗生物質‥‥‥‥‥‥19、184、205
酵素抗体法‥‥‥‥‥‥‥‥‥180
酵素免疫法‥‥‥‥‥‥‥‥‥304
酵母様（状）真菌‥‥‥‥‥‥‥65
抗体‥‥‥‥‥‥‥‥‥‥28、129
抗体依存性感染増強‥‥‥‥295、296
好中球‥‥‥‥‥‥‥‥‥122、127
後天性免疫不全症候群‥‥‥‥‥308
高度安全研究施設‥‥‥‥313、314
抗トキソプラズマ薬‥‥‥‥‥‥194
抗毒素‥‥‥‥‥‥‥‥‥‥‥140
抗毒素血清‥‥‥‥‥‥‥‥‥169
抗毒素血清療法‥‥‥‥28、169、243
抗毒素抗体‥‥‥‥‥‥‥‥‥28
抗トリコモナス薬‥‥‥‥‥‥‥193
抗トリパノソーマ薬‥‥‥‥‥‥193
紅斑熱リケッチア‥‥‥‥‥‥‥250
高病原性鳥インフルエンザウイルス
‥‥‥‥‥‥‥‥‥‥‥‥‥303
酵母‥‥‥‥‥‥‥‥16、65、69
厚膜分生子‥‥‥‥‥‥‥‥‥‥70
抗マラリア薬‥‥‥‥‥‥194、276
抗ランブル鞭毛虫薬‥‥‥‥‥‥193
抗リーシュマニア薬‥‥‥‥‥‥193
コガタアカイエカ‥‥‥‥‥‥‥297
呼吸‥‥‥‥‥‥‥‥45、48、71
呼吸器感染症‥‥‥‥‥‥306、307
黒死病‥‥‥‥‥‥‥‥‥22、223
黒色酵母菌‥‥‥‥‥‥‥‥‥259
黒色糸状菌‥‥‥‥‥‥‥‥‥259
黒色真菌‥‥‥‥‥‥‥‥‥‥259
黒熱病‥‥‥‥‥‥‥‥‥‥‥273
固形培地‥‥‥‥‥‥ 24、46、178
古細菌‥‥‥‥‥‥‥‥‥‥‥‥18
枯草菌‥‥‥‥‥‥‥‥‥‥‥231
骨盤腹膜炎‥‥‥‥‥‥‥‥‥253
古典型‥‥‥‥‥‥‥‥‥‥‥225
古典的経路‥‥‥‥‥‥‥‥‥131
孤発性 CJD‥‥‥‥‥‥‥‥‥331
混合感染‥‥‥‥‥‥93、109、229
混合ワクチン‥‥‥‥‥‥‥‥166
根足虫類‥‥‥‥‥‥‥‥‥‥‥80

棍棒状・・・・・・242

さ

3種混合ワクチン・・・・・・211
SARSコロナウイルス1型・・・20、98、149、309、312
SARSコロナウイルス2型・・・21、98、149、309、310、312
サーベイランス・・・・・・155
ザイゴート・・・・・・78
サイトカイン・・・・・・126、133、136
サイトファガ・バクテロイデス・・・59
サシガメ・・・・・・273
サシチョウバエ・・・・・・273
サシチョウバエ熱ウイルス・・・・・・100
サッポロウイルス・・・・・・99、292
ザナミビル・・・・・・304
サブロー・ブドウ糖培地・・・・・・71
サポウイルス・・・・・・99、291、292
サル痘ウイルス・・・・・・97、278
サルバルサン・・・・・・30
サルファ剤・・・・・・31、190、191
サルモネラ菌・・・・・・112、219
サルモネラ症・・・・・・159、221
再活性化・・・・・・108、281
細気管支炎・・・・・・306、307
細菌・・・16、32、36、39、44、48、53、58
細菌学・・・・・・19
細菌学的検査・・・・・・178
細菌性疾患・・・・・・177
細菌性食中毒・・・・・・232
細菌性赤痢・・・158、218、220
細菌毒素・・・・・・34、55
細胞培養法・・・・・・26
細菌濾過器・・・・・・25
再興感染症・・・20、146、150
細胞外寄生菌・・・・・・54
細胞外質・・・・・・77
細胞外皮・・・・・・77
細胞質・・・・・・40、67、77
細胞傷害性T細胞・・・・・・119
細胞傷害性Tリンパ球・・・125、322
細胞傷害反応・・・・・・143
細胞小器官・・・・・・66
細胞侵入因子・・・・・・54
細胞性免疫・・・29、123、140、142
細胞毒・・・・・・235
細胞内寄生菌・・・54、219、235
細胞内質・・・・・・77
細胞内封入体・・・・・・308
細胞の食菌作用・・・・・・28
細菌の同化作用・・・・・・49
細胞壁・・・・・・39、66
細胞変性効果・・・・・・101
細胞膜・・・・・・67
細胞膜の融合・・・・・・89、101
細胞溶解反応・・・・・・141
殺菌作用・・・・・・184
殺細胞性・・・・・・101
酸素耐性嫌気性菌・・・・・・45
産道感染・・・116、208、214、318

し

C型インフルエンザウイルス・・・・・・301
C型肝炎・・・・・・113、326
C型肝炎ウイルス・・・98、102、114、161、326
CD抗原・・・・・・125
CDCガイドライン・・・・・・161
CDCの隔離予防策・・・・・・161
JCポリオーマウイルス・・・7、108、152、286
しらくも・・・・・・256
ジアルジア症・・・・・・82、267
シゲラ属・・・・・・218
シスト・・・・・・76、266
シックハウス症候群・・・・・・173
シトロバクター・ディバーサス・・・224
シトロバクター・フレンディ・・・・・・224
ジフテリア・・・・・・150、169、242
ジフテリア菌・・・25、45、56、59、242
ジフテリア後麻痺・・・・・・243
ジフテリアトキソイド・・・167、211、243
ジフテリア毒素・・・・・・56、57、242
シミアンウイルス40・・・・・・97
シャーガス病・・・・・・82、273
シュードモナス属・・・・・・210
シラミ・・・・・・250
シンドビスウイルス・・・・・・98
シンノンブレウイルス・・・100、147、315
紫外線照射滅菌法・・・・・・171
志賀赤痢菌・・・・・・218
死菌・不活化ワクチン・・・・・・166
志賀毒素・・・25、56、57、217、219
志賀毒素産生性大腸菌・・・・・・217
弛緩性麻痺・・・・・・56、233
自己・・・・・・122
歯肉炎・・・・・・230
歯周病・・・・・・230
糸状菌・・・・・・65
雌性生殖母体・・・・・・78
自然免疫・・・29、122、139、165
持続感染・・・・・・109、280
市中獲得型MRSA・・・・・・153
市中感染・・・・・・152、161
弛張熱・・・・・・175
指定感染症・・・・・・155
至適温度・・・・・・178
至適温度域・・・・・・44
子嚢菌門・・・・・・72
子嚢胞子・・・・・・70
弱毒生ワクチン・・・・・・33、166
獣医微生物学・・・・・・19
周産期リステリア症・・・・・・235
終宿主・・・・・・77
重症型デング熱・・・・・・296
重症急性呼吸器症候群・・・21、149、309
重症熱性血小板減少症候群・・・114、115、149、156、313、316
重症熱性血小板減少症候群ウイルス・・・100、113、114、115、149、316
自由生活性アメーバ・・・・・・274
従属栄養細菌・・・・・・44
終末宿主・・・・・・151

周毛菌・・・・・・41
宿主・・・・・・21、88、95、106、250
宿主依存性変異・・・・・・93
手指消毒・・・・・・162、173
手術野・・・・・・174
樹状細胞・・・・・・122、125、127
出芽・・・・・・65、69、91
出席停止の期間・・・・・・159、160
受動免疫・・・・・・165
種名・・・・・・58
腫瘍ウイルス・・・・・・102
腫瘍細胞・・・・・・102
主要組織適合抗原複合体・・・・・・125
腫瘍免疫・・・・・・122
純粋培養・・・・・・24、46
純粋分離・・・・・・24
上咽頭がん・・・・・・102、284
消化・殺菌・・・・・・127
消化管寄生性非病原性アメーバ・・・266
小型球形ウイルス・・・・・・291
上気道感染症・・・・・・309
静菌作用・・・・・・184
条件致死性変異・・・・・・92、93
猩紅熱・・・・・・56、177、178、207
常在菌・・・・・・152
常在細菌叢・・・・・・107
消毒・・・・・・30、169、171、173
消毒薬・・・・・・171
小児下痢症・・・・・・290
小胞体・・・・・・18、39
初回治療法・・・・・・245
食塩耐性・・・・・・204
食細胞・・・・・・122、141
食作用・・・・・・28、89
食中毒・・・112、204、221、223
食中毒原因菌・・・176、223、227、237
植物微生物学・・・・・・19
食物感染・・・・・・112
脂漏性皮膚炎・・・・・・258
真核生物・・・・・・17、64
新型コロナウイルス感染症・・・21、31、149、156、159、160、167、168、309
真菌・・・・・・16、64、66、71、72
心筋炎・・・・・・289
真菌学・・・・・・19
真菌学的検査・・・・・・179
真菌感染症・・・・・・72
真菌性アレルギー・・・・・・73
真菌中毒症・・・・・・73
新興感染症・・・20、146、148、225、240
進行性多巣性白質脳症・・・・・・286
深在性感染・・・・・・205
深在性真菌症・・・72、257、260、263
深在性白癬・・・・・・256
人獣共通感染症・・・114、241、272
腎症候性出血熱・・・・・・315
尋常性疣贅・・・・・・286
真性細菌・・・・・・18
迅速検査キット・・・・・・304
新生児ヘルペス・・・・・・282
新生児リステリア症・・・・・・235
浸透圧・・・・・・45
侵入因子・・・・・・53

索引 337

和文索引

侵入門戸……………………………117
深部皮膚真菌症………………72、259

す

スクレイピー…………………………330
ステロール……………………………67
ストレプト・バシラス属菌……………59
ストレプトコッカス・アガラクティエ
　………………………………207、208
ストレプトコッカス・ピオジェネス
　…………………………………………207
ストレプトマイシン…31、184、189、
　211、223、237、245
ストレプトマイシン系抗菌薬………241
ストレプトリジンS…………………207
ストレプトリジンO……………57、207
スパイク………………………………87
スピリルム・ミナス…………………237
スピリルム科…………………………237
スピロヘータ………………37、239
スペインかぜ…………………………303
スポロゾイト…………………………78
スポロトリコーシス…………………259
スポロトリックス・シェンキイ……259
スポンジ状……………………………330
スライド培養法………………………179
スルファメトキサゾール……………191
水系感染………………………………112
水素イオン濃度………………………45
衰退期…………………………………47
垂直感染…………………………116、318
垂直伝播…………………………111、116
水痘……………………………………282
水痘・帯状疱疹ウイルス
　……………97、102、108、279、282
水痘ワクチン……………………282、283
水平感染…………………………111、318
水平伝播………………………………111
髄膜炎……………………214、289、305
髄膜炎菌……………………45、160、214

せ

セファマイシン………………………187
セファロスポリン………………187、205
セフェム系抗菌薬…187、206、209、218、
　221、223、228、229
セフスロジン…………………………210
セムリキ森林ウイルス………………98
セラチア…………………………152、224
セラチア・マルセッセンス…………224
セレウス菌………………42、112、231
セロトニン…………………127、142
セントルイス脳炎ウイルス…………98
性感染症………113、253、266、270、282
性器クラミジア感染症………………253
性器ヘルペス…………………………282
静止期…………………………………47
正常型PrP……………………………330
生殖菌糸………………………………68
成人T細胞白血病……………………318
成人リステリア症……………………236
生鮮標本検査法………………………179
生体防御の経路………………………130

西部ウマ脳炎ウイルス…………98、293
成分ワクチン…………………………33
性線毛…………………………………41
世界痘瘡根絶宣言……………………33
節足動物………………………81、96、97
節足動物媒介ウイルス………………97
石炭酸…………………………………30
石炭酸係数……………………………172
赤痢アメーバ…………………………113
赤痢アメーバ原虫………76、80、266
赤痢菌………25、45、53、58、112、218
赤血球再生不良症……………………286
世代時間………………………………46
赤血球凝集素…………………………300
赤血球凝集抑制反応…………181、304
接合…………………………………51、77
接合菌…………………………………70
接合菌症………………………………261
接合菌門………………………………72
接合菌類………………………………261
接合子嚢………………………………77
接合体…………………………………78
接合胞子………………………………70
接種感染………………………………81
接触……………………………………162
接触感染……81、112、162、206、285
接触感染予防策………………………164
接触阻害………………………………101
線維状多糖……………………………66
尖圭コンジローマ……………………286
染色体…………………………………50
全身アナフィラキシー………………142
全身感染型……………………………101
選択毒性………………………………184
先端発育………………………………65
蠕虫……………………………………76
先天性トキソプラズマ症……………271
先天性ヒトサイトメガロウイルス感染症
　…………………………………………283
先天性風疹症候群……………………294
先天梅毒………………………………239
腺熱リケッチア症……………………251
潜伏感染…………………………108、280
潜伏期…………………………………109
腺ペスト………………………………223
線毛……………………………………39
繊毛虫類………………………………80

そ

ソウルウイルス………………………315
ソンネ赤痢菌…………………………218
走化性…………………………………132
臓器障害………………………………186
双球菌…………………………………36
増殖……………………44-47、68、78
増殖因子………………………………54
増殖曲線………………………………47
増殖至適pH…………………………45
増殖至適温度域………………………44
叢毛菌…………………………………41
即時型アレルギー……………………142
粟粒結核………………………………245
鼠径リンパ肉芽腫……………………253

鼠咬症スピリルム………………25、237
組織侵入性……………………………107
組織溶解酵素…………………………81
外膜……………………………………39

た

たむし…………………………………256
タキゾイト……………………………271
ダニ媒介脳炎ウイルス………………298
体液……………………………………319
耐塩性菌………………………………46
第三世代セフェム系抗菌薬…………228
胎児水腫………………………………287
代謝……………………………………48
帯状疱疹…………………………108、282
対数増殖期……………………………47
耐性……………………………………185
大腸菌……………45、53、58、216-218
大腸菌O157:H7…………………147
大腸バランチジウム原虫……80、269
耐熱性溶血毒………………56、227
体部白癬………………………………256
多価ワクチン…………………………166
多剤耐性……………153、185、205
多剤併用療法…………………………248
脱殻……………………………………90
多糖合成酵素…………………………67
多糖体……………………40、41、55
多糖分解酵素…………………………67
卵形マラリア原虫……………………274
単球……………………………………127
端在性芽胞……………………………43
単細胞…………………………………38
担子菌門………………………………72
担子胞子………………………………70
単純毒素………………………………55
単純ヘルペスウイルス…89、97、102、
　113、279-282
炭疽…………………………231、232
炭疽菌………………24、42、53、231
単毛菌…………………………………41

ち

チクングニアウイルス…………98、293
チフス菌………………53、54、220
遅延型アレルギー……………………142
遅延型過敏反応………………………144
致死性家族性不眠症…………………331
腟カンジダ症…………………………258
腟トリコモナス原虫………76、80、270
腟トリコモナス症………………113、270
中央ヨーロッパダニ媒介脳炎ウイルス
　…………………………………………98
中温細菌………………………………44
中間宿主………………………………77
中心型芽胞……………………………42
中枢神経系……………………………288
中東呼吸器症候群…98、149、156、159、
　160、311
中東呼吸器症候群ウイルス…………309
中毒型食中毒…………………………234
虫様体…………………………………78
中和……………………………119、140

索引

中和抗体················140
中和抗体法···············182
中和抵抗性変異株············92
中和反応················140
腸炎菌·················221
腸炎ビブリオ··25、37、45、56、58、112、
　226、227
腸炎ビブリオ耐熱性毒素·········57
腸炎ビブリオ耐熱性溶血毒········57
腸管寄生性原虫··········81、266
腸管凝集付着性大腸菌··········217
腸管出血性大腸菌 O157:H7···· 56、217
腸管出血性大腸菌········217、218
腸管組織侵入性大腸菌·········216
腸管毒·················235
腸管毒素··············56、57
腸管毒素原性大腸菌···········217
腸管粘膜················89
腸管病原性大腸菌············216
腸球菌·······152、153、161、209
腸球菌属················209
腸炭疽·················232
腸チフス·············158、220
腸内細菌科············58、216
直接接触·············313、314
直接伝播················111
直接塗抹法···············179
治療用ウイルス·············34
沈降反応·················28

つ

ツェツェバエ······· 113、114、272
ツツガムシ病··············251
ツツガムシ病リケッチア··25、59、250、
　251
ツベルクリン反応·········245、247
通性嫌気性···············71
通性嫌気性菌···········45、49
爪白癬·················257

て

DNA ウイルス ············ 278
DNA ワクチン ··············33
DPT ワクチン ··········166、211
TT ウイルス···············97
テイコプラニン·············206
ディフィシル菌·········232、235
デーデルライン桿菌··········107
デスルホトマクルム属菌·········59
テタノスパスミン············233
テトラサイクリン··31、184、190、212、
　221、223、226、238、240
テトラサイクリン系抗菌薬··153、190、
　227、237、240、241、243、249、253、
　254
デングウイルス···· 98、113、295、296
デング出血熱··············296
デングショック症候群··········296
デング熱············113、295
手足口病················289
手洗い·················162
低温殺菌·················24
定着···············53、106

定着因子················53
電子顕微鏡··········16、26、85
転写··················90
伝染性紅斑···············286
伝染性単核症··········283、284
伝染性軟属腫··············279
伝染性軟属腫ウイルス······97、279
伝染性膿痂疹··············204
伝染説·················22
伝染病·················106
伝達性海綿状脳症············330
天然痘············27、33、278
癩風··················258

と

とびひ·················208
トガウイルス科·········292、293
ドキシサイクリン············190
トキソイド············55、167
トキソイドワクチン···········243
トキソプラズマ・ゴンディ········271
トキソプラズマ原虫········77、81
トスカーナウイルス···········100
ドノバンリーシュマニア原虫······273
ドブラバウイルス············315
トラコーマ···········252、253
トラコーマ・性器クラミジア···112、252
トラコーマ性パンヌス··········253
トリアゾール系·········191、192
トリインフルエンザウイルス感染症
　·················303
トリコスポロン・アサヒ·········262
トリコスポロン・ムコイデス·······262
トリコスポロン症············262
トリコフィトン・インターディジターレ
　·················256、257
トリコフィトン・トンスランス······256
トリコフィトン・メンタグロフィテス
　·················256、257
トリコフィトン・ルブルム········256
トリコマイシン·············191
トリパノソーマ········81、114
トリパノソーマ原虫········30、272
トリパノソーマ症············272
トレポネーマ・パリダム·········239
トレポネーマ属·········37、239
同化作用·················48
痘瘡··············27、33、
痘瘡ウイルス·········97、278
痘瘡ワクチン··············278
同定··················59
東部ウマ脳炎ウイルス······98、293
動物由来感染··············114
頭部白癬················256
東洋瘤腫················273
特異的防御···············107
特異的免疫···············165
毒性因子·················53
毒素型食中毒·········204、234
毒素原性大腸菌·············56
毒素抗毒素反応·············140
毒素性合併症··············207
毒素産生性···············107

毒素性ショック症候群毒素 -1··· 56、205
独立栄養細菌··············44
突発性発疹···············284
突然変異···········50、92
貪食············118、127、139
貪食細胞············28、122

な

ナイスタチン··············191
ナイセリア属··············213
ナイロウイルス科·········314、315
ナグビブリオ··············225
ナチュラルキラー細胞···119、124、128
ナマズ·················258
内因感染················110
内臓リーシュマニア症··········273
内毒素············40、55、107
夏型過敏性肺炎·············262
軟性下疳菌··········113、228
南米出血熱···············317

に

2 本鎖 RNA ···············86
2 本鎖 DNA ···············86
ニパウイルス（ニパヘニパウイルス）
　·················99、306
ニューキノロン系抗菌薬···153、190、
　213、219、221、222、226、227、228、
　238、249
ニューモシスチス・イロヴェチ ······ 262
ニューモシスチス・カリニ ······ 80、262
ニューモシスチス肺炎··········262
ニワトリコレラ菌·············27
二形性真菌···············66
二酸化炭素···············45
二次ウイルス血症············306
二次感染················109
西ナイルウイルス·······98、150、298
西ナイル熱···············298
西ナイル脳炎··············298
二重膜··················87
二次免疫応答··············139
二次リンパ組織および器官·······125
煮沸消毒············42、171
日本紅斑熱···············250
日本紅斑熱リケッチア··········250
日本脳炎········ 113、166、297
日本脳炎ウイルス···98、102、113、114、
　297
乳酸桿菌属···············235
尿素呼気テスト·············238
尿道炎·················253
任意接種················167

ぬ・ね

ヌクレオカプシド·········87、96
ネオリケッチア・センネツ········251
ネコひっかき病·············211
ネズミチフス菌·············221
ネッタイシマカ·········113、295
熱帯熱マラリア·············275
熱帯熱マラリア原虫···········274
熱帯リーシュマニア原虫·········273

索引　339

和文索引

熱帯リーシュマニア症⋯⋯⋯⋯ 273
粘膜カンジダ症⋯⋯⋯⋯⋯⋯⋯ 257
粘膜皮膚リーシュマニア症⋯⋯ 274
粘膜付属リンパ組織⋯⋯⋯⋯⋯ 124

の

ノイラミニダーゼ⋯⋯⋯⋯⋯⋯ 300
ノーウォークウイルス⋯⋯⋯⋯ 291
ノカルジア症⋯⋯⋯⋯⋯⋯⋯⋯ 248
ノルフロキサシン⋯⋯⋯⋯⋯⋯ 190
ノロウイルス⋯⋯⋯⋯⋯⋯⋯⋯ 291
ノロウイルス感染症⋯⋯⋯⋯⋯ 291
脳炎⋯⋯⋯⋯⋯⋯ 293、302、307
膿痂疹⋯⋯⋯⋯⋯⋯⋯⋯⋯⋯⋯ 208
嚢子⋯⋯⋯⋯⋯⋯ 76、266、271
脳症⋯⋯⋯⋯⋯⋯⋯⋯⋯⋯⋯⋯ 302
能動免疫⋯⋯⋯⋯⋯⋯⋯⋯⋯⋯ 165
膿漏眼⋯⋯⋯⋯⋯⋯⋯⋯⋯⋯⋯ 214

は

はしか⋯⋯⋯⋯⋯⋯⋯⋯⋯⋯⋯ 306
バーキットリンパ腫⋯⋯⋯102、284
バークホルデリア・セパシア⋯⋯ 210
バイオクリーンルーム⋯⋯⋯⋯ 171
バイオセーフティレベル⋯⋯⋯ 263
バイオテロ⋯⋯⋯⋯⋯⋯⋯⋯⋯ 231
バイオハザードルーム⋯⋯⋯⋯ 171
バイオフィルム⋯⋯⋯⋯⋯⋯⋯⋯41
バクテリオファージ⋯⋯⋯⋯⋯⋯52
バクテロイデス・フラジリス⋯⋯ 229
バクテロイデス・ブルガタス⋯⋯ 229
バクテロイデス属⋯⋯⋯⋯45、59
バシラス属⋯⋯⋯⋯42、229、231
パスツール⋯⋯⋯⋯⋯⋯⋯⋯⋯⋯23
ハッチンソン三徴候⋯⋯⋯⋯⋯ 239
パパイン⋯⋯⋯⋯⋯⋯⋯⋯⋯⋯ 129
パピローマウイルス⋯⋯⋯102、286
パポバウイルス科⋯⋯⋯⋯⋯⋯ 286
ハマダラカ⋯⋯⋯⋯⋯⋯113、274
パラインフルエンザウイルス⋯⋯ 305
パラコクシジオイデス属⋯⋯⋯ 263
バラ疹⋯⋯⋯⋯178、220、250
パラチフス⋯⋯158、159、220、221
パラチフス A 菌⋯⋯⋯⋯⋯⋯⋯ 220
パラミクソウイルス科⋯⋯⋯⋯ 305
バルトネラ・バシリフォルミス⋯⋯ 211
バルトネラ・ヘンゼレ⋯⋯⋯⋯ 211
バルトネラ菌⋯⋯⋯⋯⋯⋯⋯⋯ 114
パルボウイルス科⋯⋯⋯⋯ 85、286
バンコマイシン⋯ 153、188、189、206、
　209、235
バンコマイシン耐性 MRSA ⋯⋯⋯ 153
バンコマイシン耐性腸球菌 ⋯153、209
ハンセン病⋯⋯⋯⋯⋯⋯⋯⋯⋯ 248
ハンターンウイルス⋯⋯⋯⋯⋯ 315
ハンタウイルス⋯⋯147、314、315
ハンタウイルス肺症候群⋯149、312、315
肺アスペルギローマ⋯⋯⋯⋯⋯ 260
肺炎桿菌⋯⋯⋯⋯⋯⋯⋯⋯⋯⋯ 223
肺炎球菌⋯⋯⋯ 54、160、166、209
肺炎球菌感染症⋯⋯⋯⋯⋯⋯⋯ 166
肺炎クラミジア⋯⋯⋯⋯⋯252、253
肺炎双球菌⋯⋯⋯⋯⋯⋯⋯⋯⋯ 208

肺炎マイコプラズマ⋯⋯⋯⋯⋯ 249
媒介動物⋯⋯⋯⋯⋯⋯⋯⋯⋯⋯ 250
媒介物感染⋯⋯⋯⋯⋯⋯⋯⋯⋯ 112
肺化膿症⋯⋯⋯⋯⋯⋯⋯⋯⋯⋯ 229
肺クリプトコックス症⋯⋯⋯⋯ 261
敗血症ペスト⋯⋯⋯⋯⋯⋯⋯⋯ 223
肺炭疽⋯⋯⋯⋯⋯⋯⋯⋯⋯⋯⋯ 232
培地⋯⋯⋯⋯⋯⋯⋯⋯⋯⋯24、46
梅毒⋯⋯⋯⋯⋯⋯⋯⋯⋯239、240
梅毒血清反応⋯⋯⋯⋯⋯⋯⋯⋯ 240
梅毒性バラ疹⋯⋯⋯⋯⋯⋯⋯⋯ 239
梅毒トレポネーマ⋯⋯59、113、239
肺ペスト⋯⋯⋯⋯⋯⋯⋯⋯⋯⋯ 222
肺ムーコル症⋯⋯⋯⋯⋯⋯⋯⋯ 261
培養⋯⋯⋯⋯⋯⋯⋯24、26、46
白癬菌⋯⋯⋯⋯⋯⋯⋯⋯⋯⋯⋯ 256
播種性血管内凝固症候群⋯⋯⋯ 55、214
播種性ムーコル症⋯⋯⋯⋯⋯⋯ 261
破傷風⋯⋯⋯⋯⋯⋯⋯⋯169、233
破傷風菌⋯⋯ 25、42、45、58、232
破傷風トキソイド⋯⋯ 166、211、233
破傷風菌毒素⋯⋯⋯⋯56、169、233
破傷風免疫ヒトグロブリン⋯⋯ 233
発育阻止円⋯⋯⋯⋯⋯⋯⋯⋯⋯ 185
発芽⋯⋯⋯⋯⋯⋯⋯⋯⋯⋯42、68
初感染結核症⋯⋯⋯⋯⋯⋯⋯⋯ 244
発酵⋯⋯⋯⋯⋯⋯ 19、45、48、64、71
発赤毒素⋯⋯⋯⋯⋯⋯⋯⋯ 56、207
発熱毒素⋯⋯⋯⋯⋯⋯⋯⋯⋯⋯ 207

ひ

B ウイルス⋯⋯⋯⋯⋯⋯⋯⋯⋯ 284
B 型インフルエンザウイルス⋯⋯⋯ 301
b 型インフルエンザ菌⋯ 166、167、228
B 型肝炎⋯⋯⋯⋯⋯⋯⋯⋯⋯⋯ 323
B 型肝炎ウイルス
　⋯⋯⋯⋯100、102、113、169、287、323
B 型肝炎ウイルス免疫グロブリン
　⋯⋯⋯⋯⋯⋯⋯⋯⋯⋯169、325
B 群レンサ球菌⋯⋯⋯⋯207、208
BK ポリオーマウイルス ⋯⋯⋯⋯⋯97
BCG ワクチン ⋯⋯⋯⋯⋯⋯⋯ 245
PCR 法 ⋯⋯⋯ 33、180、183、317
ピコルナウイルス科⋯⋯85、288、322
ヒスタミン⋯⋯⋯⋯ 127、128、142
ヒストプラズマ・カプスラーツン⋯⋯ 66、
　263、264
ヒストプラズマ症⋯⋯⋯⋯⋯⋯ 264
ビダラビン⋯⋯⋯⋯⋯⋯⋯⋯⋯ 198
ヒト T 細胞白血病ウイルス 1 型 ⋯113、
　116、148、318
ヒト T リンパ球好性ウイルス 1 型
　⋯⋯⋯⋯⋯113、148、182、318
ヒトメタニューモウイルス ⋯⋯ 99、306
ヒトアストロウイルス⋯⋯⋯⋯⋯99
ヒトアデノウイルス⋯⋯⋯ 97、285
ヒト抗狂犬病免疫グロブリン⋯⋯⋯ 308
ヒト呼吸器コロナウイルス⋯⋯308、309
ヒトコロナウイルス⋯⋯⋯⋯⋯⋯98
ヒトサイトメガロウイルス⋯86、97、
　152、279、283
ヒトサイトメガロウイルス感染症
　⋯⋯⋯⋯⋯⋯⋯⋯⋯⋯169、283

ヒトサル痘⋯⋯⋯⋯⋯⋯⋯⋯⋯ 279
ヒトスジシマカ⋯⋯⋯⋯⋯113、295
ヒト破傷風免疫グロブリン⋯⋯⋯⋯ 169
ヒトパピローマウイルス⋯33、97、101、
　113、286
ヒトパピローマウイルスワクチン ⋯ 167
ヒトパルボウイルス B19 ⋯⋯ 97、286
ヒトパレコウイルス⋯⋯⋯⋯ 98、288
ヒトヘルペスウイルス ⋯⋯97、280、284
ヒトヘルペスウイルス 6 型 ⋯⋯⋯ 284
ヒトヘルペスウイルス 7 型 ⋯⋯280、284
ヒトヘルペスウイルス 8 型 ⋯⋯102、284
ヒトボカウイルス⋯⋯⋯⋯⋯⋯⋯97
ヒト免疫不全ウイルス⋯ 20、100、109、
　147、319
ヒトメタニューモウイルス⋯⋯⋯ 307
ヒト免疫グロブリン製剤⋯⋯⋯⋯⋯ 169
ヒプノゾイト⋯⋯⋯⋯⋯⋯⋯⋯ 274
ビブリオ・バルニフィカス⋯⋯⋯ 227
ビブリオ・フルビアリス⋯⋯⋯ 227
ビブリオ・ミミカス⋯⋯⋯⋯⋯ 227
ビブリオ属⋯⋯⋯⋯⋯⋯224、237
ヒポクラテス⋯⋯⋯⋯⋯⋯⋯⋯⋯22
ピラジナミド⋯⋯⋯⋯⋯⋯⋯⋯ 245
ビリオン⋯⋯⋯⋯⋯⋯⋯⋯⋯⋯⋯85
非 O1 型コレラ菌⋯⋯⋯⋯⋯⋯ 225
非化膿性合併症⋯⋯⋯⋯⋯⋯⋯ 207
非結核性抗酸菌⋯⋯⋯⋯⋯⋯⋯ 244
非結核性抗酸菌感染症⋯⋯⋯⋯ 247
微好気性菌⋯⋯⋯⋯⋯⋯⋯45、49
非自己⋯⋯⋯⋯⋯⋯⋯⋯⋯⋯⋯ 122
非チフス性サルモネラ菌⋯⋯⋯ 221
泌尿・生殖器寄生原虫⋯⋯⋯⋯⋯81
非特異的防御⋯⋯⋯ 107、117、139
皮膚カンジダ症⋯⋯⋯⋯⋯⋯⋯ 257
皮膚糸状菌⋯⋯⋯⋯⋯⋯⋯⋯⋯ 256
皮膚糸状菌症⋯⋯⋯⋯⋯⋯⋯⋯ 256
皮膚炭疽⋯⋯⋯⋯⋯⋯⋯⋯⋯⋯ 232
皮膚リーシュマニア症⋯⋯⋯273、274
飛沫感染⋯111、162、278、282、285、
　301、305、309
飛沫感染予防策⋯⋯⋯⋯⋯⋯⋯ 164
肥満細胞⋯⋯⋯⋯⋯ 124、127、132
百日咳菌⋯⋯⋯⋯⋯⋯⋯⋯⋯⋯ 210
百日咳ワクチン⋯⋯⋯⋯⋯167、211
病原因子⋯⋯⋯⋯⋯⋯53、107、118
病原細菌⋯⋯⋯⋯⋯⋯⋯⋯⋯⋯⋯25
病原性大腸菌⋯⋯⋯⋯⋯⋯ 59、216
病原微生物⋯⋯⋯⋯⋯⋯⋯⋯⋯⋯20
病後保菌者⋯⋯⋯⋯⋯⋯⋯⋯⋯ 110
表在性感染⋯⋯⋯⋯⋯⋯⋯⋯⋯ 205
表在性真菌症⋯⋯⋯⋯⋯⋯ 72、256
標準感染予防策⋯⋯⋯⋯⋯153、162
標的細胞⋯⋯⋯⋯⋯⋯⋯⋯⋯⋯ 119
表皮剥脱性毒素⋯⋯⋯⋯⋯⋯⋯ 205
表皮剥脱性皮膚炎⋯⋯⋯⋯⋯⋯ 205
表皮ブドウ球菌⋯⋯⋯⋯⋯152、206
日和見感染⋯20、64、72、107、108、152、
　161、210、232、248、262、283、321

ふ

ファージ型⋯⋯⋯⋯⋯⋯⋯⋯⋯⋯59
ファージ粒子⋯⋯⋯⋯⋯⋯⋯⋯⋯52

ファンシダール･･････････････････275
フィロウイルス科････････････85、312
ブースター効果･･････････････168、169
プーマラウイルス････････････････315
プール熱･･････････････････････285
フェオヒフォミコーシス････････････259
フェノール････････････････････30
フェノール類･･････････････････172
フェヌイウイルス科･･････96、100、316
フソバクテリウム・ヌクレアタム･･･230
フソバクテリウム・ネクロフォルム
　　･･････････････････････････230
ブドウ球菌････････････36、45、54、204
ブニヤムウェラウイルス･･････････99
フニンウイルス････････････････317
フラジェリン････････････････････41
ブラジル出血熱････････････････148
ブラジルリーシュマニア原虫････････274
ブラストミセス････････････････263
ブラストミセス症････････････････264
プラスミド･･････39、40、41、50、51
プラスモジウム原虫･･････････････274
フラビウイルス････････102、295、325
フランシセラ属････････････････212
プリオン････････････････18、330
プリオン病･･････････････････330
プリマキン･･････････････････275
フルシトシン････････････････192
ブルセラ・メリテンシス･･････････211
ブルセラ症････････････････････211
フレクスナー赤痢菌････････････218
プレジオモナス・シゲロイデス･･･227
プレジオモナス属････････････････224
フレボウイルス属････････････････100
プレボテラ････････････････････229
プレボテラ・インターメジア････････229
プレボテラ・メラニノゲニカ････････229
プロスタグランディン････････････127
プロテアーゼ阻害薬････････････321
プロテウス・ミラビリス････････････224
プロテウス・ブルガリス････････････224
プロテウス属･･････････････････224
プロテオバクテリア･･･････････････58
プロトンポンプ阻害剤････････････238
風疹････････････････････166、294
風疹ウイルス･･････････････98、293
風疹ワクチン････････････････295
不活化ポリオワクチン････････166、289
不活化ワクチン･･･33、166、168、226、323
不完全菌････････････････････69
不完全菌門････････････････････72
不完全抗原････････････････････123
複合毒素････････････････････55
副作用････････････････････184
不顕性感染･･･64、108、110、271、283
腐生菌････････････････････････64
付着線毛････････････････････････41
腐敗････････････････････････24
不変領域････････････････････130
分芽型分生子････････････････････70
糞口感染････････････････289、290
分子････････････････････････32
分子遺伝学････････････････････32

分子系統分類････････････････････18
分子生物学･････････････････20、32
分子生物学的検査･･････････178、183
分子内組換え････････････････････93
分生子･･･････････････････････70
分節型分生子････････････････････70
分泌装置････････････････････40
分離････････････････････････32
分離培養････････････････････46
分裂･･････････････････65、69、78

へ

β-ラクタマーゼ阻害薬････････188、229
β-ラクタム系抗菌薬･･･153、186、188、
　206、210、229、251
β溶血････････････････････････207
HEPAフィルター　･･････････････171
ペア血清････････････････････181
ベイヨネラ属･･････････････････230
ベクター････････････････････250
ベクター媒介性感染･･････113、119、177
ペスチウイルス属････････････････294
ペスト････････････21、150、222、
ペスト菌･････25、53、59、113、222
ペニシリウム属････････････････263
ペニシリン･･･31、71、184、205、237、240、
　241
ペニシリンG･･････187、207、236
ペニシリン系抗菌薬･･･184、206、209、
　215、243
ペニシリンショック････････142、186
ペニシリン耐性菌････････････････31
ペニシリン耐性肺炎球菌････････209
ベネズエラウマ脳炎ウイルス･･･98、293
ベネズエラ出血熱････････148、317
ヘパシウイルス属････････295、326
ヘパトウイルス属･･･288、290、322
ヘパドナウイルス･･･････102、323
ヘパリン････････････････････127
ペプチドグリカン････････････････39
ペプチド伸長因子････････････････56
ヘペウイルス科････････････････327
ヘモフィルス属････････････････227
ヘモリジン････････････････････204
ヘリコバクター・ハイルマニ･･･238
ヘリコバクター・ピロリ･･･56、146、238
ヘリコバクター属････････37、45、237
ヘリコバクター属菌････････････59
ヘルパーT細胞････････････････126
ヘルパンギーナ････････････････289
ヘルペスウイルス･･･････26、102、279
ヘルペスウイルス亜科････････････280
ヘルペス脳炎････････････････282
ペルーいぼ･･････････････････211
ベロ毒素･････････56、57、217、219
ベロ毒素産生性大腸菌････････217
ヘンドラウイルス････････････････99
別経路････････････････････131
変異型CJD･･････････････････331
変異原物質････････････････････50
偏在性芽胞････････････････････43
偏性嫌気性菌･････････････45、49
偏性好気性菌･････････････45、49

偏性細胞寄生性･･･････････250、252
扁平丘疹････････････････････239
扁平疣贅････････････････････286
鞭毛････････････････39、41、76
鞭毛虫類･････････････････78、80

ほ

ボイド赤痢菌････････････････218
ポーリン････････････････････40
ポックスウイルス科･･････････85、278
ボツリヌス菌･･･34、42、45、112、169、
　232、233
ボツリヌス中毒････････････233、234
ボツリヌストキソイド･･････････167
ボツリヌス毒素････････34、56、233
ボツリヌスヒト免疫グロブリン･･･234
ポビドンヨード････････････････172
ポリオ･･････････････33、166、288
ポリオウイルス･･･18、26、98、101、102、
　288
ポリオーマウイルス科････････････285
ボリビア出血熱････････････････317
ポリメラーゼ連鎖反応･･････180、183
ボルデテラ属･･････････････････210
ボルナウイルス････････････････99
ポルフィロモナス・ジンジバリス･･･230
ポルフィロモナス属････････････230
ホルマリン・エーテル法････････266
ホルムアルデヒド････････････173
ボレリア属････････････････239、240
ポンティアック熱････････････････213
胞子･･････････････････････65、68
胞子小体････････････････････77
胞子虫類････････････････････80
胞子嚢････････････････････････70
胞子嚢胞子････････････････････70
放線菌････････････････････242、248
放射線照射滅菌法････････････171
紡錘菌････････････････････････59
蜂巣炎････････････････････208
封入体････････････････････101
保菌････････････････････････205
保菌者････････････････････110
母子感染････････････････324、325
補体･･････････････････131、132
補体結合反応････････････････182
発疹････････････････････････177
発疹チフス･･････････････････250
発疹チフスリケッチア････････････250
発疹熱リケッチア･･････････････250
母乳感染････････････････････116
香港かぜ････････････････････303
翻訳････････････････････････90

ま

MERSコロナウイルス･･･98、309、311、
　312
マールブルグウイルス････････312、313
マールブルグ出血熱････････313、314
マイコトキシン･････････････71、73
マイコバクテリウム属････････････243
マイコプラズマ･･･16、59、113、160、249
マイコプラズマ肺炎････････････249

索引│341

和文索引

マクロファージ… 122、125、127、136、139
マクロライド系抗菌薬…153、189、240、249、253
マスト細胞……………… 124、132、142
マストミス………………………… 317
マダニ……………………………… 316
マチュポウイルス………………… 317
マトナウイルス科………………… 293
マヤロウイルス……………………98
マラセチア・フルフル…………… 258
マラセチア属……………………… 258
マラリア……… 82、150、158、274
マラリア原虫… 76、78、80、274
マルネッフィ型ペニシリウム症 …… 264
マレーバレー脳炎ウイルス………98
膜侵襲複合体……………………… 132
麻疹……………………………166、306
麻疹ウイルス……… 26、99、306
麻疹ワクチン……………………… 306
慢性肝炎…………………………… 324
慢性感染症………………………… 109
慢性 C 型肝炎 …………………… 326

み

ミアズマ説…………………………22
ミエロイド系樹状細胞…………… 127
ミカファンギン…………………… 192
ミクロスポルム…………………… 256
ミクロスポルム・カニス………… 256
ミトコンドリア………………18、39
ミノサイクリン…………………… 190
三日熱マラリア原虫……………… 274
水いぼ……………………………… 279
三日はしか………………………… 294

む

ムーコル……………………259、261
ムンプスウイルス………… 99、305
ムンプス難聴……………………… 305
ムンプスワクチン………………… 305
無隔菌糸……………………………68
無芽胞桿菌………………………… 235
無酸素状態…………………………49
無症候性キャリア………………… 320
無性生殖……………………… 69、78
無性胞子……………………… 69、70
無毒化毒素………………………… 167
無毛菌………………………………41

め

メソソーム…………………………38
メチシリン…… 31、153、187、205
メチシリン耐性黄色ブドウ球菌…31、152、205
メトロニダゾール…………235、238
メフロキン…………………275、276
メロゾイト…………………… 78、267
滅菌………………………… 30、169
免疫…………………………… 27、122
免疫応答………… 123、138、165
免疫学………………………………32
免疫グロブリン……………129、169

免疫原性…………………………… 123
免疫反応…………………………… 208
免疫複合体……………………143、144

も

モノカイン………………………… 133
モノバクタム系抗菌薬…………… 188
モラクセラ・カタラーリス……… 215
モラクセラ属……………………… 215
毛瘡………………………………… 256
毛包炎……………………………… 258

や

薬剤アレルギー…………………… 186
薬剤感受性………………………… 185
薬剤耐性………… 31、40、67、185
薬剤耐性菌…………31、153、219
薬剤耐性変異株……………………92
薬剤耐性マラリア………………… 274
野兎病……………………………… 212
野兎病菌…………………………… 212

ゆ

有隔菌糸……………………………68
有芽胞桿菌………………………… 231
有糸分裂……………………… 67、69
有性生殖……………………… 69、78
雄性生殖母体………………………78
有性胞子……………………… 69、70
誘導期………………………………47
遊離芽胞……………………………42
輸入感染症………………157、158
輸入真菌症………………263、264
輸入マラリア……………………… 274

よ

ヨードホール……………………… 172
溶菌現象……………………………28
溶菌反応……………………132、141
溶血環……………………………… 207
溶血性尿毒症症候群……………… 217
溶血性貧血………………………… 143
溶血毒………………………204、207
ヨウ素化合物……………………… 172
溶レン菌…………………………… 207
四日熱マラリア原虫……………… 274
予防接種………… 159、167、168
四連球菌……………………………36

ら

らい球……………………………… 247
らい菌………………………… 38、247
らせん菌………… 36、58、237
らせん対称形………………………87
ラ・クロスウイルス………………99
ライ症候群………………………… 302
ライノウイルス………98、288、290
ライム病ボレリア………………… 240
ラッサウイルス…………… 99、317
ラッサムアレナウイルス………… 317
ラッサ熱…………………………… 317
ラブドウイルス科………… 85、306
ラミブジン…………………194、326

ランソプラゾール………………… 238
ランブル鞭毛虫………… 76、80、267
卵嚢子………………………… 77、267

り

りんご病…………………………… 286
リーシュマニア原虫……… 76、81、273
リーシュマニア症…82、273、274
リウマチ熱………………………… 208
リケッチア……… 16、224、249-250
リケッチア‐プロワツェキイ …… 250
リケッチア・ジャポニカ………… 250
リケッチア・チフィ……………… 250
リステリア・モノサイトゲネス …… 235
リソソーム…………………………90
リゾプス…………………………… 261
リゾプス・オリザエ……………… 261
リゾムーコル……………………… 261
リッサウイルス…………………… 307
リバビリン…………………199、327
リピド A ……………………… 39、55
リファンピシン……… 190、213、245
リフトバレー熱ウイルス………… 100
リボソーム…………………18、39、40
リボ多糖体…………………………55
リンコサミド系抗菌薬…………… 190
リンコマイシン…………………… 190
リンデンマン………………………31
リンパ球…………………………… 125
リンパ球系樹状細胞……………… 127
リンパ球性脈絡髄膜炎ウイルス
………………………………99、317
リンフォカイン…………………… 133
リンホトキシン…………………… 137
立方対称形…………………………87
流行……………………………… 106
流行性角結膜炎…………………… 185
流行性筋痛症……………………… 289
流行性腎症………………………… 315
流行性耳下腺炎……………166、305
両性石鹸…………………………… 173
両毛菌………………………………41
緑膿菌…45、56、59、152、153、161、210
緑膿菌エクソトキシン A …………57
淋菌…………45、53、54、113、213

る・れ

ルビウイルス属…………… 98、293
レオウイルス……… 86、98、293
レクチン経路………………131、132
レジオネラ・ニューモフィラ…212、213
レジオネラ菌 …… 45、54、59、161、212
レジオネラ肺炎…………………… 213
レセプター……………………………88
レトロウイルス…………………102、318
レプトスピラ……………… 59、241
レプトスピラ・インタロガンス …… 241
レプトスピラ症…………………… 241
レプトスピラ属……………37、239、241
レンサ球菌………36、55、56、162、207
レンサ球菌性毒素性ショック症候群
………………………………… 208
レンチウイルス属………………… 318

ろ

ロイエシジン‥‥‥‥‥‥‥‥‥‥‥‥ 204
ロイコトリエン‥‥‥‥‥‥‥‥‥‥‥ 128
ロシア春夏脳炎ウイルス‥‥‥‥‥‥‥98
ロスリバーウイルス‥‥‥‥‥‥ 98、293
ロタウイルス‥33、98、101、102、290、
　291
ロタウイルス下痢症‥‥‥‥‥‥‥‥ 290
ロタウイルスワクチン‥‥‥‥‥‥‥ 291
ロッキー山紅斑熱‥‥‥‥‥‥‥‥‥ 251
ローデシアトリパノソーマ原虫‥‥‥ 272
濾過性病原体‥‥‥‥‥‥‥‥‥ 26、249

わ

ワイル・フェリックス反応‥‥‥‥‥ 181
ワイル病‥‥‥‥‥‥‥‥‥‥‥166、241
ワイル病レプトスピラ‥‥‥‥‥‥‥25
ワクシニアウイルス‥‥‥‥‥‥ 97、278
ワクチン‥‥‥‥‥‥‥ 27、140、165-168

欧文索引

略語

ACV ···································· 196、282
AIDS ···························· 20、147、319
BCG ································ 166、245
BSE································· 330、331
CJD································· 331
COVID-19 ·········21、31、98、149、167、196、309、310
EBV ································ 283、284
ELISA ············182、292、294、317、321
FAT ································· 181
HAART ······························ 198
HAM ································· 318
HCMV ································ 283
HIV ················· 20、147、198、318-321
HPV ································· 285
HSV ································ 280-282
HTLV-1 ························102、318、319
IFN ····························· 135、137
IFN-γ ······························· 141
IL ································· 134-137
INH································· 245-247
KSHV ······························· 98、284
MERS············· 98、149、157、160、311
MDCK ································ 304
MHC ································· 127
MRSA ················· 31、153、187、188、205
PBP································· 187
PML ································· 286
PZA ································· 245
RFP································· 245、246
SARS ······················ 21、149、310
SFTS ········ 100、113、114、149、313、316
SPE································· 207
SRSV ································ 291
STEC································· 217
TDH································· 227
TNF································· 135
TORCH ······························ 116
TSE ································· 330
TSST-1 ······························ 205
VRE ································· 153
VTEC································· 217
VZV ································ 282、283

A

Absidia（アブシジア属）···················261
absidia corymbifera ·····················261
acid-fast bacteria（抗酸菌）················244
acquired immunity（獲得免疫）···············123
acquired immunodeficiency syndrome（後天性免疫 不全症候群）·················· 147、315

Actinomyces（放線菌属）···················248
Actinomycetes（放線菌類）·················248
Adenoviridae（アデノウイルス科）·········86、284
adsorption（吸着）······················· 88
adult T-cell leukemia（成人 T 細胞白血病）······· 318、319
aerial hypha（空中菌糸）··················· 68
Aeromonas（エロモナス属）·················227
aeromonas hydrophila····················227
aeromonas sobria·······················227
aflatoxin（アフラトキシン）················· 73
agglutination（凝集反応）···················181
air-borne infection（空気感染）··············111
allergy（アレルギー）·····················142
alphavirus ····························292
alternative pathway（別経路）···············131
anabolism（細菌の同化作用）················ 49
anaphylaxis（全身アナフィラキシー）··········142
animalcule（微小動物）···················· 22
antibacterial spectrum（抗菌スペクトル）·······184
antibiotics ····························184
antibody（抗体）························· 28
antibody-dependent enhancement（抗体依存性感染増強）···296
antigen（抗原）·························123
antigen presenting cell（抗原提示細胞）·········125
antigen-antibody reaction（抗原抗体反応）·······140
antigenic drift（連続変異）·················302
antigenic shift（不連続変異）···············302
antitoxic serotherapy（抗毒素血清療法）······· 28
apparent infection（顕性感染）···············108
arbovirus ·······················96、314
Archaebacteria（古細菌）·················· 18
Arenaviridae（アレナウイルス科）···········317
arthropod-borne virus（節足動物媒介ウイルス）···· 96
Ascomycota（子嚢菌門）·················· 72
aseptate hypha（無隔菌糸）················· 68
asexual reproduction（無性生殖）············· 69
asexual spore（無性胞子）·················· 69
Aspergillus（アスペルギルス属）·············260
Aspergillus flavus·······················260
Aspergillus fumigatus····················260
Aspergillus niger ·······················260
Aspergillus terreus······················260
assembly（組み立て）··················88、91
asymptomatic carrier（無症候性保菌者）·········110
atypical pneumonia（異型肺炎）··············249
autoclaving（高圧蒸気滅菌法）···············170
autotrophic bacteria（独立栄養細菌）·········· 44

B

B virus ······························284
bacille Calmette-Guerin（BCG ワクチン）·······245
bacillus（桿菌）························· 36

Bacillus（バシラス属） ……………………231
Bacillus anthracis（炭疽菌） ……………231
Bacillus cereus ……………………………231
Bacillus subtilis …………………………231
Bacteroides fragilis ………………………229
Bacteroides vulgatus ………………………229
bactericidal action（殺菌作用） …………184
bacteriology（細菌学） ……………………19
Bacteriomycota（細菌門） ………………58
bacteriophage（バクテリオファージ） …52
bacteriostatic action（静菌作用） ………184
bacterium（細菌） …………………………16
Bacteroides（バクテロイデス属） ……229
Balantidium coli ……………………80、269
Baltonella bacilliformis …………………211
Bartonella henselae ………………………211
basic microbiology（基礎微生物学） ……20
Basidiomycota（担子菌門） ………………72
bioaerosol（バイオエアロゾル）…………111
biochemistry（生化学） ……………………20
biofilm（バイオフィルム） …………………41
biovar（生物型） ……………………………59
birthcanal infection（産道感染） ………116
Blastomyces（ブラストミセス属） ……263
Blastomyces dermatitidis …………………264
bone marrow-derived cell（骨髄由来細胞） ……124
Bordetella（ボルデテラ属） ……………210
Bordetella pertussis ………………………210
Borrelia（ボレリア属） …………………240
Borrelia burgdorferi（ライム病ボレリア） ……240
Borrelia recurrentis ………………………240
botulinum toxin（ボツリヌス毒素） ……233
bovine spongiform encephalopathy（ウシ海綿状脳症）… 330
Brucella（ブルセラ属） …………………211
Brucella melitensis ………………………211
breastfeeding infection（母乳感染）……116
budding（出芽） …………………………65、91
Bunyavirales（ブニヤウイルス目） ……314
Burkholderia cepacia ……………………210

C

Caliciviridae（カリシウイルス科）……291
Campylobactor（カンピロバクター属） ……37、237
Campylobacter fitus ………………………237
Campylobacter jejuni ……………………237
Candida（カンジダ属） …………257、260
Candida albicans …………………………70、257
Candida glabrata …………………………257
Candida parapsilosis ……………………257
Candida tropicalis …………………………257
capsid（カプシド） …………………………87
capsomer（カプソメア） ……………………87

capsule（莢膜） ……………………………107
catabolism（異化作用） ……………………48
cellular immunity（細胞性免疫） ………123
chemotherapeutic agent（化学療法薬） ……184
chemotherapy（化学療法）…………………184
Chlamydia trachomatis …………………252
Chlamydiaceae ……………………………252
cholera toxin（コレラ毒素）……………225
chromomycosis（クロモミコーシス） ……259
Citrobacter（シトロバクター属）………224
Citrobacter diversus ………………………224
Citrobacter freundii ……………………224
classical pathway（古典的経路）………131
Clostridium（クロストリジウム属） ……41、232
Clostridium botulinum ……………………233
Clostridium difficile …………………186、235
Clostridium novyi …………………………234
Clostridium perfringens …………………234
Clostridium septicum ……………………234
Clostridium tetani ………………………232
coaglase（コアグラーゼ） …………………204
Coccidioides（コクシジオイデス属） ……263
Coccidioides immitis …………………66、263
coccus（球菌） ………………………………36
colonization（定着）………………………106
colonization factor（定着因子） ……………53
colony（コロニー集落） ……………………24、46
communicable disease（伝染病）………106
community infection（市中感染）………152
complement（補体） ………………………131
complement fixation（補体結合反応） ……182
complete antigen（完全抗原）…………123
compromised host（易感染性宿主）……152
conditional lethal mutant（条件致死性変異株）……93
conidium（分生子） …………………………70
contact infection（接触感染）……………112
contamination（汚染）……………………106
convalescent carrier（病後保菌者）………110
Coronaviridae（コロナウイルス科）……308
coronavirus disease 2019（新型コロナウイルス感染症）
 ……………………………………21、309
Corynebacterium（コリネバクテリウム属） ……242
Corynebacterium diphtheriae……………242
Coxiella（コクシエラ属） ………………212
Coxiella burnetii …………………………212
coxsackie virus……………………………289
Creutzfeldt-Jakob disease（クロイツフェルト・ヤコブ病）
 ……………………………………………331
cross-resistant（交差耐性）………………185
Cryptococcus（クリプトコックス属） ……261
Cryptococcus gattii ………………………264
Cryptococcus neoformans ………………261

索引 | 345

欧文索引

Cryptosporidium species（クリプトスポリジウム原虫）… 80
Cryptosporidium parvum … 146、267
cubic symmetry（立方対称形）……………… 87
culture medium（培地）……………………… 46
cytopathic effect（細胞変性効果）…………101
cytoplasm（細胞質）………………………… 40
cytoplasmic membrane（細胞質膜）………… 40
cytotoxic reaction（細胞傷害反応）…………143

D

deep-seated mycosis（深在性真菌症）……… 72
dematiaceous fungus（黒色真菌）…………259
dendritic cell（樹状細胞）…………………127
dengue virus …………………………………295
Dermatophyte（皮膚糸状菌）………………256
Deuteromycota（不完全菌門）……………… 72
diaplacental infection（経胎盤感染）………116
dimorphic fungi（二形性真菌）……………… 66
diphtheria toxin（ジフテリア毒素）………242
diplococcus（双球菌）………………………… 36
direct transmission（直接伝播）……………111
disinfection（消毒）…………………………169
disseminated intravascular coagulation（播種性血管内凝固症候群）……………………………………… 55
Dobrava virus ………………………………315
droplet infection（飛沫感染）………………111
drug sensitivity test（薬剤感受性試験）……185
drug-resistant mutant（薬剤耐性変異株）… 92
dry heat sterilization（乾熱滅菌法）………170

E

ebolavirus …………………………… 146、312
ebola hemorrhagic fever（エボラ出血熱）…313
echovirus ……………………………………289
emerging infectious disease（新興感染症）…20、146
endemia（地方的流行）………………………106
endogenous infection（内因感染）…………110
endotoxin（エンドトキシン）…………40、55、107
Entamoeba histolytica ………………76、80、266
enteroaggregative E. coli（腸管凝集付着性大腸菌）………217
Enterobacter（エンテロバクター属）………224
Enterobacteraceae（腸内細菌科）…………216
Enterococcus（腸球菌属）…………………209
enterohemorrhagic E. coli（腸管出血性大腸菌）…………217
enteroinvasive E. coli（腸管組織侵入性大腸菌）………216
enteropathogenic E. coli（腸管病原性大腸菌）………216
enterotoxigenic E. coli（腸管毒素原性大腸菌）………217
enterotoxin（エンテロトキシン）…………204
enterovirus …………………………………289
envelope（エンベロープ）…………………… 87
enzyme immunoassay（酵素免疫法）………181
epidemia（地域的流行）……………………106

Epidermophyton（エピデルモフィトン属）………257
Epidermophyton floccosum …………………256
Epstein-Barr virus …………………………283
Escherichia（エシェリキア属）……………216
Escherichia coli ……………………………216
Escherichia coli O157:H7 …………………147
Eubacteria（真性細菌）……………………… 18
Eucaryote（真核生物）……………………… 17
exfoliative toxin（表皮剥脱性毒素）………205
exogenous infection（外因感染）……………110
exotoxin（外毒素）…………………………55、107
extracellular enzyme（菌体外酵素）………… 54
extrathymus-derived cell（胸腺外由来細胞）…124

F

facultative anaerobic bacteria（通性嫌気性菌）…………… 45
fatal familial insomnia（致死性家族性不眠症）……………331
fermentation（発酵）………………………45、49
filamentous fungi（糸状菌）………………… 65
Filoviridae（フィロウイルス科）…………85、312
filterable microorganism（濾過性病原体）… 26
fimbriae（線毛）……………………………… 41
flagella（鞭毛）……………………………… 41
flagellin（フラジェリン）…………………… 41
flame sterilization（火炎滅菌法）…………169
Flaviviridae（フラビウイルス科）………294、326
Flavivirus（フラビウイルス属）……………294
fluorescent antibody technique（蛍光抗体法）…181
food-borne infection（食物感染）…………112
Francisella（フランシセラ属）……………212
Francisella tularensis ………………………212
fungus（真菌）………………………………16、64
Fusobacterium（フソバクテリウム属）……230
Fusobacterium necrophorum ………………230
Fusobacterium nucleatum …………………230

G

genetic reactivation（遺伝的再活性化）…… 93
genetic reassortment（遺伝子再集）……… 93
genetic recombination（遺伝子組換え）…… 93
genital herpes（性器ヘルペス）……………282
genus（属）…………………………………58、95
germination（発芽）………………………42、68
Giardia lamblia …………………………76、80、267
glycocalyx（グリコカリックス）…………41、77
glycolysis（解糖）…………………………… 48
glycosyltransferase（グリコシルトランスフェラーゼ）… 187
growth factor（増殖因子）…………………… 54

H

Haemophilus（ヘモフィルス属）…………227
Haemophilus ducreyi ………………………228

Haemophilus influenzae ················228
halophilic bacteria（好塩性菌）···············46
Hansen's disease（ハンセン病）···············247
Hantaan virus ··················315
Hantaviridae（ハンタウイルス科）·······147、314
Hantavirus pulmonary syndrome（ハンタウイルス肺症候群）
··················149、315
heat-stable enterotoxin（耐熱性腸管毒）········217
helical symmetry（らせん対称形）···············87
Helicobacter（ヘリコバクター属）··········37、238
Helocobacter heilmannii ··············238
Helocobacter pylori ·················238
hemagglutination inhibition assay（赤血球凝集抑制 反応）181
hemagglutinin（赤血球凝集素）···············300
hemolysin（溶血毒）···············204、207
hemorrhagic fever with renal syndrome（腎症候性出血熱）
··················147、315
hemorrhagic uremic syndrome（溶血性尿毒症候群）······217
Hepacivirus（ヘパシウイルス属）·········294、326
Hepadnaviridae（ヘパドナウイルス科）···········323
hepatitis A virus ···············322
hepatitis B virus ···············323
hepatitis C virus ···············326
hepatitis E virus ···············327
Hepatovirus（ヘパトウイルス属）·······288、322
Hepeviridae（ヘペウイルス科）···············327
herpangina（ヘルパンギーナ）···············289
herpes encephalitis（ヘルペス脳炎）···········282
herpes simplex virus ·············280
herpes zoster（帯状疱疹）···············282
Herpesviridae（ヘルペスウイルス科）···········279
heterotrophic bacteria（従属栄養細菌）··········44
hexon（ヘキソン）··················87
high efficiency particulate air filter（HEPA フィルター）···171
highly active anti-retroviral therapy（HAART 療法）······321
Histoplasma（ヒストプラズマ属）···········263
Histoplasma capsulatum···········66、264
horizontal infection（水平感染）···············111
hospital infection（院内感染）···············20
host（宿主）··················88、106
HTLV-1-associated myelopathy（HTLV-1 関連脊髄症）
··················318
human cytomegalovirus ···········283
human herpesvirus-6 ···········284
human herpesvirus-7 ···········280
human herpesvirus-8 ···········284
human immunodeficiency virus ·······147、319
human immunoglobulin（ヒト免疫グロブリン製剤）······169
human metapneumovirus ···········307
human papillomavirus ···········286
human parvovirus B19 ···········286
human respiratory coronavirus ········309

human T-cell leukamia virus type 1 ········318
human T-lymphotropic virus type 1 ········318
human tetanus immunoglobulin（ヒト破傷風免疫グロブリン）··················169
humoral immunity（液性免疫）···············123
hybridization（ハイブリダイゼーション）·········183
hypersensitive reaction（過敏性反応）···········142
hypha（菌糸）··················65

I

identification（同定）···············59
immune complex（免疫複合体）···············143
immune response（免疫応答）···············138
immune serum（免疫血清）···············169
immunity（免疫）··················27、122
immunocompromised host（免疫不全者）·······21、108
immunogenicity（免疫原性）···············123
immunoglobulin（免疫グロブリン）···········129
immunological memory（免疫学的記憶）·········165
immunology（免疫学）···············20
inapparent carrier〔不顕性感染者（潜伏感染）〕······110
inapparent infection（不顕性感染）···········108
incomplete antigen（不完全抗原）···········123
incubatory carrier（保菌者）···············110
indirect transmission（間接伝播）···········111
infection（感染）··················106
infectious disease（感染症）···············106
influenza virus ··················300
innate immunity（自然免疫）···············122
interferon（インターフェロン）········31、119、135
interleukin（インターロイキン）···············134
intramolecular recombination（分子内組換え）······93
invasive factor（侵入因子）···············54
invasiveness（組織侵入性）···············107
isolation culture（分離培養）···············46

J・K

Japanese encephalitis virus ···········297
JC polyomavirus ··················286
Kaposi's sarcoma-associated herpesvirus ·······280、284
Klebsiella（クレブシェラ属）···············223
Klebsiella pneumoniae ·················223
Kuru（クールー）··················330

L

Lactobacillus（乳酸桿菌属）···············235
Lassa mammarenavirus ·················317
latent infection（潜伏感染）···············108
lectin pathway（レクチン経路）···············132
Legionella（レジオネラ属）···············212
Legionella pneumophila ···········212、213
Leishmania braziliensis ·················274

索引 347

欧文索引

Leishmania donovani ························273
Leishmania species（リーシュマニア原虫）···273
Leishmania tropica ·····················273
Leptospira（レプトスピラ属）···········37, 241
Leptospira interrogans·················241
Leptospira interrogans serovar icterohaemorrhagiae········241
leucocidin（毒素ロイコシジン）············204
lipopolysaccharide（リポ多糖体）··········· 55
liquid medium（液体培地）················· 46
Listeria（リステリア属）················235
Listeria monocytogenes ···············235
lymphocyte（リンパ球）·················125
lymphotoxin（リンホトキシン）············137
lyssavirus（リッサウイルス属）···········306

M

Malassezia（マラセチア属）··············258
Malassezia furfur ····················258
marburg marburg virus·················313
marburgvirus disease（マールブルグウイルス病）···314
Matonaviridae（マトナウイルス科）········293
measles virus ························306
medical microbiology（医科微生物学）······· 20
membrane attach complex（膜侵襲複合体）···132
MERS coronavirus ················309、311
mesophilic bacteria（中温細菌）··········· 44
methicillin-resistant *Staphylococcus aureus*（メチシリン耐性黄色ブドウ球菌）···········153、205
microaerophilic bacteria（微好気性菌）······ 45
microbial substitution（菌交代現象）·········153
microbiology（微生物学）················· 19
microorganism（微生物）················· 16
Microsporum（ミクロスポルム属）·········256
Microsporum canis ···················256
Middle East respiratory syndrome ·······311
minimal bactericidal concentration（最小殺菌濃度）······185
minimal inhibitory concentration（最小発育阻止濃度）···185
molecular biology（分子生物学）··········· 20
molluscum contagiosum virus ···········279
monocyte chemoattractant protein-1（単球遊走因子）······135
Moraxella（モラクセラ属）··············215
Moraxella catarrharis ·················215
mpox virus ·····················149、279
Mucor（ムーコル属）··················261
Mucoraceae（ムーコル科）··············261
mucormycosis（ムーコル症）·············261
multiple-drug-resistant（多剤耐性）·········185
mumps virus·····················95、305
mutagens（変異原物質）················· 50
mutation（突然変異）················50、92
mycelial fungi（菌糸状真菌）·············· 65
mycelium（菌糸体）··················· 65

Mycobacterium（マイコバクテリウム属）·····243
Mycobacterium avium·················244
Mycobacterium fortuitum ··············244
Mycobacterium intracellulare ···········244
Mycobacterium kansasii ···············244
Mycobacterium leprae ·················247
Mycobacterium marinum ···············244
Mycobacterium tuberculosis ············244
Mycobacterium ulcerans ···············244
mycology（真菌学）··················· 19
Mycoplasma（マイコプラズマ）··········249
Mycoplasma pneumoniae ··············249
mycotoxin（マイコトキシン）·············773

N

Naegleria fowleri ····················274
Nairoviridae（ナイロウイルス科）·········315
Neisseria（ナイセリア属）···············213
Neisseria gonorrhoeae ·············213、214
Neisseria meningitides ················214
neonatal herpes（新生児ヘルペス）·········282
Neorickettsia sennetsu ················251
neuraminidase（ノイラミニダーゼ）········300
neutralization escape mutant（中和抵抗性変異株）········ 92
Nocardia（ノカルジア属）··············248
normal bacterial flora（常在細菌叢）·······107
norovirus ··························291
norwalk virus ·······················291
norwalk-like virus ····················282
non-tuberculosis mycobacterium（非結核性抗酸菌）······247
nosocomial infection（院内感染）······152、159
nucleocapsid（ヌクレオカプシド）········· 87

O

obligate aerobic bacteria（偏性好気性菌）······· 45
obligate anaerobic bacteria（偏性嫌気性菌）······ 45
one-step growth curve（一段増殖曲線）········· 91
oocyst（オーシスト）··················· 77
opportunistic infection（日和見感染）·········20、108、152
opportunistic pathogen（日和見病原体）·······152
optimal pH（増殖至適pH）··············· 45
optimal temperature（増殖至適温度域）······· 44
Order（目）························· 95
Orientia（オリエンチア属）··············250
Orientia tsutsugamushi ············250、251
Orthohepevirus（オルソヘペウイルス属）·····327
Orthomyxoviridae（オルソミクソウイルス科）···300
Orthoreovirus（オルソレオウイルス属）······291

P

paired serum（ペア血清）················181
pandimia（世界的流行）·················106

Papillomaviridae（パピローマウイルス科）⋯⋯⋯⋯⋯⋯286

Paracoccidioides（パラコクシジオイデス属）⋯⋯⋯⋯⋯263

Paracoccidioides brasilliensis ⋯⋯⋯⋯⋯⋯⋯⋯⋯264

parainfluenza virus ⋯⋯⋯⋯⋯⋯⋯⋯⋯⋯⋯⋯⋯⋯305

Paramyxoviridae（パラミクソウイルス科）⋯⋯⋯⋯⋯305

parasite（寄生虫）⋯⋯⋯⋯⋯⋯⋯⋯⋯⋯⋯⋯⋯⋯ 76

Parvoviridae（パルボウイルス科）⋯⋯⋯⋯⋯85、285

passive hemagglutination（受身赤血球凝集反応）⋯⋯⋯181

pathogenic fungi（病原真菌）⋯⋯⋯⋯⋯⋯⋯⋯⋯ 64

pathogenic microbes（病原微生物）⋯⋯⋯⋯⋯⋯⋯ 20

pathogenic microbiology（病原微生物学）⋯⋯⋯⋯⋯ 20

pathogenicity（病原性）⋯⋯⋯⋯⋯⋯⋯⋯⋯⋯⋯ 20

pathover（病原型）⋯⋯⋯⋯⋯⋯⋯⋯⋯⋯⋯⋯⋯ 59

penetration（侵入）⋯⋯⋯⋯⋯⋯⋯⋯⋯⋯ 88、89

penicillin-resistant *Streptococcus pneumoniae*（ペニシリン耐性肺炎球菌）⋯⋯⋯⋯⋯⋯⋯⋯⋯⋯⋯⋯⋯⋯209

penicillin-binding protein（ペニシリン結合タンパク質）⋯⋯⋯⋯⋯⋯⋯⋯⋯⋯⋯⋯⋯⋯⋯⋯⋯⋯⋯⋯187

Penicillium（ペニシリウム属）⋯⋯⋯⋯⋯⋯⋯⋯⋯263

Penicillium marneffei ⋯⋯⋯⋯⋯⋯⋯⋯⋯⋯⋯⋯264

penton（ペントン）⋯⋯⋯⋯⋯⋯⋯⋯⋯⋯⋯⋯⋯ 87

Pestivirus（ペスチウイルス属）⋯⋯⋯⋯⋯⋯⋯⋯294

Phaeohyphomycosis（フェオヒフォミコーシス）⋯⋯⋯259

phagovar（ファージ型）⋯⋯⋯⋯⋯⋯⋯⋯⋯⋯⋯ 59

Phenuiviridae（フェヌイウイルス科）⋯⋯⋯⋯⋯⋯316

Phleboviridae（フレボウイルス科）⋯⋯⋯⋯⋯⋯⋯314

Picornaviridae（ピコルナウイルス科）⋯⋯⋯ 85、288、322

pili（線毛）⋯⋯⋯⋯⋯⋯⋯⋯⋯⋯⋯⋯⋯⋯⋯ 41

Plasmodium falciparum ⋯⋯⋯⋯⋯⋯⋯⋯⋯81、274

Plasmodium malariae ⋯⋯⋯⋯⋯⋯⋯⋯⋯⋯⋯274

Plasmodium species（プラスモジウム原虫）⋯⋯ 76、80、27

Plasmodium ovale ⋯⋯⋯⋯⋯⋯⋯⋯⋯⋯⋯⋯274

Plasmodium vivax ⋯⋯⋯⋯⋯⋯⋯⋯⋯⋯⋯⋯274

Plesiomonas shigelloides⋯⋯⋯⋯⋯⋯⋯⋯⋯⋯227

Pneumocystis（ニューモシスチス属）⋯⋯⋯⋯⋯262

Pneumocystis carinii ⋯⋯⋯⋯⋯⋯⋯⋯⋯⋯⋯ 80

Pneumocystis jirovecii⋯⋯⋯⋯⋯⋯⋯⋯80、191、262

poliovirus ⋯⋯⋯⋯⋯⋯⋯⋯⋯⋯⋯⋯⋯⋯⋯⋯288

polymerase chain reaction（ポリメラーゼ連鎖反応）⋯183

Polyomaviridae（ポリオーマウイルス科）⋯⋯⋯⋯286

Porphyromonas（ポルフィロモナス属）⋯⋯⋯⋯⋯230

Porphyromonas gingivalis⋯⋯⋯⋯⋯⋯⋯⋯⋯⋯230

Poxviridae（ポックスウイルス科）⋯⋯⋯⋯⋯⋯⋯278

Prevotella（プレボテラ属）⋯⋯⋯⋯⋯⋯⋯⋯⋯229

Prevotella intermedia ⋯⋯⋯⋯⋯⋯⋯⋯⋯⋯⋯229

Prevotella melaninogenica ⋯⋯⋯⋯⋯⋯⋯⋯⋯229

primary atypical pneumonia（原発性非定型肺炎）⋯⋯⋯249

primary immune response（一次免疫応答）⋯⋯⋯⋯138

primary lymphoid organs（一次リンパ器官）⋯⋯⋯125

prion（プリオン）⋯⋯⋯⋯⋯⋯⋯⋯⋯⋯⋯⋯⋯330

prion protein（プリオンタンパク質）⋯⋯⋯⋯⋯⋯330

prokaryote（原核生物）⋯⋯⋯⋯⋯⋯⋯⋯⋯⋯⋯ 17

progressive multifocal leukoencephalopathy（進行性多巣白質脳症）⋯⋯⋯⋯⋯⋯⋯⋯⋯⋯⋯⋯⋯⋯⋯⋯287

protective immunity（感染防御免疫）⋯⋯⋯⋯⋯⋯109

proteinaceous infectious particle（感染性のタンパク質粒子）⋯⋯⋯⋯⋯⋯⋯⋯⋯⋯⋯⋯⋯⋯⋯⋯⋯18、330

Proteus（プロテウス属）⋯⋯⋯⋯⋯⋯⋯⋯⋯⋯224

Proteus mirabilis ⋯⋯⋯⋯⋯⋯⋯⋯⋯⋯⋯⋯⋯224

Proteus vulgaris ⋯⋯⋯⋯⋯⋯⋯⋯⋯⋯⋯⋯⋯224

protozoa（原虫）⋯⋯⋯⋯⋯⋯⋯⋯⋯⋯⋯ 16、76

protozoology（原虫学）⋯⋯⋯⋯⋯⋯⋯⋯⋯⋯⋯ 19

pseudohypha（仮性菌糸）⋯⋯⋯⋯⋯⋯⋯⋯⋯⋯ 66

Pseudomonas（シュードモナス属）⋯⋯⋯⋯⋯⋯210

Pseudomonas aeruginosa⋯⋯⋯⋯⋯⋯⋯⋯⋯⋯210

psychrophilic bacteria（低温細菌）⋯⋯⋯⋯⋯⋯⋯ 44

pure culture（純粋培養）⋯⋯⋯⋯⋯⋯⋯⋯ 24、46

Puumala virus ⋯⋯⋯⋯⋯⋯⋯⋯⋯⋯⋯⋯⋯⋯315

R

rabies virus ⋯⋯⋯⋯⋯⋯⋯⋯⋯⋯⋯⋯⋯⋯⋯307

re-emerging infectious disease（再興感染症）⋯⋯20、150

reactivation（再活性化）⋯⋯⋯⋯⋯⋯⋯108、281

recurrence（回帰発症）⋯⋯⋯⋯⋯⋯⋯⋯⋯⋯⋯281

Reoviridae（レオウイルス科）⋯⋯⋯⋯⋯⋯86、290

Reye syndrome（ライ症候群）⋯⋯⋯⋯⋯⋯⋯⋯302

replication（ゲノム複製）⋯⋯⋯⋯⋯⋯⋯⋯ 88、90

reproductive hypha（生殖菌糸）⋯⋯⋯⋯⋯⋯⋯ 68

release（放出）⋯⋯⋯⋯⋯⋯⋯⋯⋯⋯⋯⋯ 88、91

resistant（耐性）⋯⋯⋯⋯⋯⋯⋯⋯⋯⋯⋯⋯⋯185

respiratory syncytial virus ⋯⋯⋯⋯⋯⋯⋯⋯⋯306

Retroviridae（レトロウイルス科）⋯⋯⋯⋯⋯⋯⋯318

reverse transcriptase（逆転写酵素）⋯⋯⋯ 318、320

Rhabdoviridae（ラブドウイルス科）⋯⋯⋯⋯85、307

Phenuiviridea（フェヌイウイルス科）⋯⋯⋯⋯⋯⋯316

Rhinovirus（ライノウイルス属）⋯⋯⋯⋯⋯ 288、290

Rhizomucor（リゾムーコル属）⋯⋯⋯⋯⋯⋯⋯261

Rhizopus（リゾプス属）⋯⋯⋯⋯⋯⋯⋯⋯⋯⋯261

Rhizopus oryzae ⋯⋯⋯⋯⋯⋯⋯⋯⋯⋯⋯⋯⋯261

Rickettsia（リケッチア属）⋯⋯⋯⋯⋯⋯⋯⋯⋯250

Rickettsia japonica ⋯⋯⋯⋯⋯⋯⋯⋯⋯⋯⋯⋯250

Rickettsia prowazekii ⋯⋯⋯⋯⋯⋯⋯⋯⋯⋯⋯250

Rickettsia rickettsii ⋯⋯⋯⋯⋯⋯⋯⋯⋯⋯⋯⋯251

Rickettsia typhi ⋯⋯⋯⋯⋯⋯⋯⋯⋯⋯⋯⋯⋯250

Rickettsiaceae（リケッチア）⋯⋯⋯⋯⋯⋯⋯⋯⋯250

rotavirus ⋯⋯⋯⋯⋯⋯⋯⋯⋯⋯⋯⋯⋯⋯⋯⋯290

rubella virus ⋯⋯⋯⋯⋯⋯⋯⋯⋯⋯⋯⋯⋯⋯⋯293

Rubivirus（ルビウイルス属）⋯⋯⋯⋯⋯⋯⋯⋯⋯293

S

Salmonella（サルモネラ属）⋯⋯⋯⋯⋯⋯⋯⋯⋯219

Salmonella enterica serovar Enteritidis ⋯⋯⋯⋯⋯221

Salmonella enterica serovar Paratyphi A ⋯⋯⋯⋯220

Salmonella enterica serovar Typhi ⋯⋯⋯⋯⋯⋯220

欧文索引

Salmonella enterica serovar Typhimurium ·················221

salt tolerant bacteria（耐塩性菌）················· 46

sapporo virus ······································292

saprophyte（腐生菌）························· 64

SARS coronavirus-1 ··················· 149、309

SARS coronavirus-2 ··················· 149、309

scientific name（学名）····················· 58

scrapie（スクレイピー）··················330

secondary immune response（二次免疫応答）···139

secondary lymphoid tissues and organs（二次リンパ組織および器官）·············125

selective toxicity（選択毒性）·············184

Seoul virus ·····································315

septate hypha（有隔菌糸）················· 68

septum（隔壁）···························· 68

serovar（血清型）························· 59

Serratia（セラチア属）··················224

Serratia marcescens·····················224

severe acute respiratory syndrome（重症急性呼吸器症候群）················· 21、149、309

severe fever with thrombocytopenia syndrome（重症熱性血小板減少症候群）········· 313、316

sexual reproduction（有性生殖）········· 69

sexual spore（有性胞子）················· 69

shiga toxin-producting E. coli（志賀毒素産生性大腸菌）···217

Shigella（シゲラ属）················25、218

Shigella boydii ·························218

Shigella dysenteriae ····················218

Shigella flexneri ·························218

Shigella sonnei ·························218

sin nombre virus ·························149

small round structured virus ············292

solid medium（固形培地）················· 46

species（種名）···························· 58

Spirillaceae（スピリルム科）·············237

Spirillum（らせん菌）····················· 36

Spirillum（スピリルム属）···············237

Spirillum minus ························237

Spirochaeta（スピロヘータ属）············· 37

Spirochaetaceae（スピロヘータ科）·········239

sporadic outbreak（散発の流行）·········106

sporangiospore（胞子嚢胞子）············· 70

spore（芽胞）························· 65、68

Sporothrix（スポロトリックス属）·········259

Sporothrix schenckii····················259

Staphylococcus aureus················58、204

Staphylococcus epidermidis ·············206

standard precaution（標準感染予防策）··· 153、162

Staphylococcus（ブドウ球菌属）·······58、204

staphylococcus toxic shock syndrome（黄色ブドウ球菌性毒素性ショック症候群）·············205

staphylokinase（スタフィロキナーゼ）·······204

sterilization（滅菌）······················169

Streptococcus agalactiae ·········· 207、208

Streptococcus pneumoniae ··············209

Streptococcus pyogenes ·················207

streptococcal pyrogenic exotoxin（発熱毒素）··········207

streptococcal toxic shock syndrome（レンサ球菌性毒素性ショック症候群）·············208

streptococcus（レンサ球菌）············36、207

Streptomyces orientalis ·················188

Streptococcus pyogenes ·················207

subcutaneous mycosis（深部皮膚真菌症）····· 72

subacute sclerosing panencephalitis（亜急性硬化性全脳炎）·············306

subfamily（亜科）························· 95

substrate hypha（基質菌糸）··············· 68

superficial mycosis（表在性真菌症）········· 72

surveillance〔サーベイランス（感染症発生動向調査）〕···155

T

temperature-sensitive mutant（温度感受性変異株）········· 93

tetanospasmin（テタノスパスミン）·········233

tetragena（四連球菌）····················· 36

thermophilic bacteria（高温細菌）········· 44

thermostable direct homolysin（耐熱性溶血毒）···········227

thymus-derived cell（胸腺由来細胞）·······124

tick-borne encephalitis virus ············298

tinea（白癬）···························257

Togaviridae（トガウイルス科）············292

toll-like receptor（TLR）·········· 138、139

Toreponema（トレポネーマ属）·········37、239

toxigenicity（毒素産生性）················107

toxoid（トキソイド）····················· 55

toxic shock syndrome toxin-1（毒素性ショック症候群毒素 -1）·············205

Toxoplasma gondii ·····················271

Toxoplasma species（トキソプラズマ原虫）····· 77

transcription（遺伝子発現）··········· 88、90

transmittable spongiform encephalopathy（伝達性海綿状脳症）·············330

transpeptidase（トランスペプチダーゼ）·······187

Treponema（トレポネーマ属）············239

Treponema pallidum ····················239

Treponema pallidum subsp. pallidum ·······239

Trichomonas vaginalis ·············80、270

Trichophyton（トリコフィトン属）·········256

Trichophyton mentagrophytes ············256

Trichophyton rubrum ···················256

Trichophyton tonsurans ·················256

Trichosporon（トリコスポロン属）·········262

Trichosporon asahii ····················262

Trichosporon mucoides ·················262

Trophozoite（栄養型）····················· 76

Trypanosoma species（トリパノソーマ原虫）·················272
Trypanosoma brucei gambiense ·················272
Trypanosoma brucei rhodesiene ·················272
Trypanosoma cruzi ·················76、273
tumor necrosis factor（腫瘍壊死因子）·················135
tumor virus ·················102
type species（基準種） ·················59
type strain（基準株）·················59

U・V

uncoating（脱殻）·················88
Ureaplasma urealyticum（ウレアプラズマ）·················249
vaccination（ワクチネーション）·················27
vaccine（ワクチン）·················27
vaccinia virus ·················278
vacuolating cytotoxin（空胞化致死毒素）·················56
vancomycin-resistant enterococci ·················153
varicella（水痘）·················282
varicella-zoster virus ·················282
variant CJD（変異型 CJD）·················331
variola virus ·················278
vector-borne infection（ベクター媒介性感染）·················114
vegetative hypha（栄養菌糸）·················68
vehicle-borne infection（媒介物感染）·················111
Veillonella（ベイヨネラ属）·················230
Vero toxin（ベロ毒素）·················56、217
Vero toxin-producing E. coli（ベロ毒素産生性大腸菌）···217
vertical infection（垂直感染）·················116
Vibrio（ビブリオ属）·················224、237
Vibrio cholerae·················37、58、224
Vibrio fitus ·················227
Vibrio fulvialis ·················227
Vibrio mimicus·················227
Vibrio parahaemolyticus·················37、58、226
Vibrio vulnificus ·················227
Vibrionaceae（ビブリオ科）·················225
vidaravin（ビダラビン）·················198
virology（ウイルス学）·················19
virulence factor（病原因子）·················53、107
virus（ウイルス）·················16、26、84

W・Y・Z

water-borne infection（水系感染）·················112
West Nile virus ·················150、298
yeast-like fungi〔酵母様（状）真菌〕·················65
yeasts（酵母）·················65
yellow fever virus ·················296
Yersinia（エルシニア属）·················222
Yersinia enterocolitica·················223
Yersinia pestis ·················25、222
Yersinia pseudotubrculosis（仮性結核菌）·················223
Zika virus ·················151

Zygomycetes（接合菌類）·················261
Zygomycota（接合菌門）·················72

新訂版
クイックマスター微生物学
第2版

著　者	さいじょうまさゆき 西條政幸
発行所	株式会社サイオ出版 〒101-0054 東京都千代田区神田錦町 3-6　錦町スクウェアビル7階 TEL 03-3518-9434 https://www.scio-pub.co.jp/
発売所	丸善出版株式会社 〒101-0051 東京都千代田区神田神保町 2-17 TEL 03-3512-3256 https://www.maruzen-publishing.co.jp/
カバーデザイン	Anjelico
DTP	株式会社メデューム
本文イラスト	井出三佐雄、日本グラフィックス
印刷・製本	株式会社朝陽会

2015 年 3 月 10 日　第 1 版第 1 刷発行
2019 年 9 月 20 日　第 1 版第 3 刷発行
2025 年 2 月 10 日　第 2 版第 1 刷発行

ISBN 978-4-86749-028-0　　ⒸMasayuki Saijo
●ショメイ：シンテイバンクイックマスタービセイブツガクダイ 2 ハン
乱丁本、落丁本はお取り替えします。

本書の無断転載、複製、頒布、公衆送信、翻訳、翻案などを
禁じます。本書に掲載する著者物の複製権、翻訳権、上映
権、譲渡権、公衆送信権、通信可能化権は、株式会社サイ
オ出版が管理します。本書を代行業者など第三者に依頼
し、スキャニングやデジタル化することは、個人や家庭
内利用であっても、著作権上、認められておりません。

JCOPY ＜（社）出版者著作権管理機構　委託出版物＞
本書の無断複写は著作権法上での例外を除き禁じられています。複写される
場合は、そのつど事前に、（社）出版者著作権管理機構（電話 03-5244-5088、FAX
03-5244-5089、e-mail: info@jcopy.or.jp）の許諾を得てください。